2018年年度国家重点研发计划『基于中美对比和对接的重大慢病临床研究数据标准及应用研究』（项目编号：2018YFC1315400）资助

医学伦理学术语集

——基于中美文献对比的概念范畴分析

主　编　崇雨田

副主编　王晓鹰　韩晓燕　刘　迅

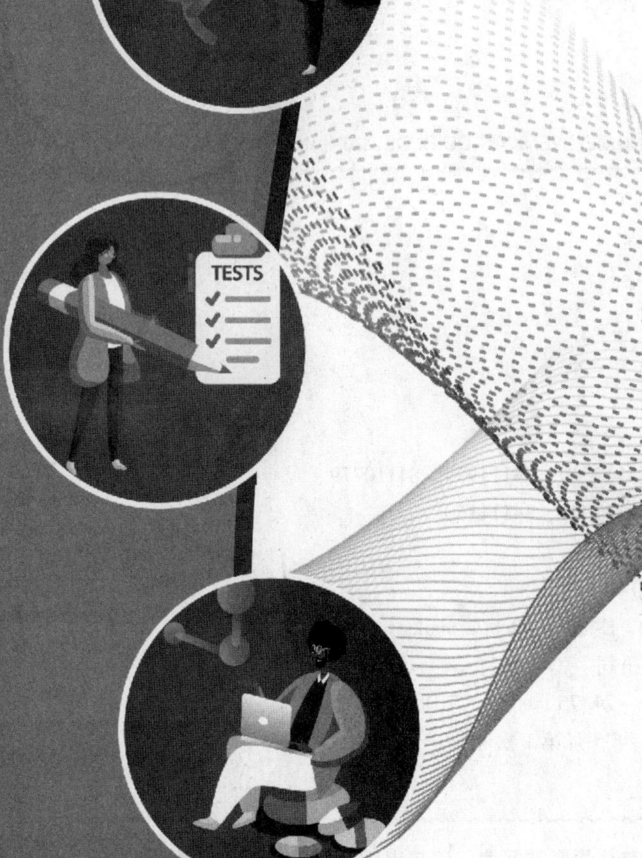

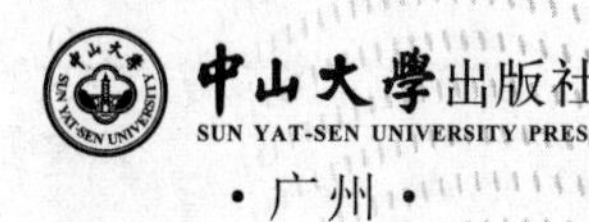

中山大學出版社
SUN YAT-SEN UNIVERSITY PRESS
·广州·

图书在版编目（CIP）数据

医学伦理学术语集：基于中美文献对比的概念范畴分析／崇雨田主编．—广州：中山大学出版社，2021.5

ISBN 978－7－306－07146－0

Ⅰ.①医…　Ⅱ.①崇…　Ⅲ.①医学伦理学—名词术语　Ⅳ.①R－052

中国版本图书馆 CIP 数据核字（2021）第 039425 号

YIXUE LUNLIXUE SHUYU JI：JIYU ZHONGMEI WENXIAN DUIBI DE GAINIAN FANCHOU FENXI

出 版 人：王天琪
策划编辑：徐　劲　邓子华
责任编辑：邓子华
封面设计：曾　斌
责任校对：张　蕊
责任技编：何雅涛
出版发行：中山大学出版社
电　　话：编辑部 020－84111996，84113349，84111997，84110779
　　　　　发行部 020－84111998，84111981，84111160
地　　址：广州市新港西路 135 号
邮　　编：510275　　传　　真：020－84036565
网　　址：http：//www.zsup.com.cn　E-mail：zdcbs@mail.sysu.edu.cn
印 刷 者：佛山市浩文彩色印刷有限公司
规　　格：787mm×1092mm　1/16　　21.75 印张　　701 千字
版次印次：2021 年 5 月第 1 版　2021 年 5 月第 1 次印刷
定　　价：98.00 元

本书编委会

主　编　崇雨田

副主编　王晓鹰　韩晓燕　刘　迅

编　者　（按姓氏汉语拼音排列）

崇雨田　方引超　韩晓燕　何　虹

黄桂珍　黄凯琪　黄小慧　揭育胜

刘　迅　刘子锋　马兴华　王晓鹰

吴晓琦　谢冬英　余　菁　袁联雄

主编简介

崇雨田，医学博士，传染病学教授，主任医师，博士研究生导师。现任中山大学附属第三医院副院长。擅长终末期肝病，尤其是肝衰竭、肝癌的诊治。研究方向为：①肝衰竭及肝癌的早期预警及发生发展机制。②医疗大数据挖掘及精准医学平台建设。主持国家重点研发计划、广东省重点领域研发计划及国家自然科学基金等多项，在 *Lancet Oncology*、*Hepatology International* 等国际期刊发表 SCI 收录的论著 40 余篇。

内 容 简 介

本书由2018年年度国家重点研发计划“基于中美对比和对接的重大慢病临床研究数据标准及应用研究”（项目编号：2018YFC1315400）资助，以医学伦理学为试验对象，对中美文献进行挖掘、分析、对比，筛选出1 000余条医学伦理学中英对照术语，并以半自动的方式进行范畴概念分析。在范畴概念系统中，对伦理学的研究分支进行细分，大致涵盖了中美医学伦理学术语的共性和个性。在中美文献对比研究中，内容以美国文献为主，也吸收了世界卫生组织、英国和其他英语国家的文献资料。为了凸显术语的数据库特征，本书列举四种国际通用的术语编码：Pubmed的MeSH-Tree number和MeSH-Unique ID、SNOMED编码及ICD-11编码，以便同行知悉该术语的数据库收录特征和语用参数。

前　言

随着大数据时代和人工智能浪潮的到来，医学术语研究的热点已经从单纯的医学语言学研究转变为文献数据挖掘。如何利用网络文献储存的海量医学文献数据，将医学术语转变成特定的信息形式，使之为医学术语研究提供优化和决策服务，这成为文献对比学越来越关注的内容。

根据2018年年度国家重点研发计划“基于中美对比和对接的重大慢病临床研究数据标准及应用研究”（项目编号：2018YFC1315400）的要求，我们开发了人工智能（artificial intelligence，AI）循证系统，以医学伦理学为试验对象，对中美文献进行挖掘、分析、对比，筛选出1 041条医学伦理学中英对照术语，并以半自动的方式进行范畴概念分析。

在范畴概念系统中，我们对基因技术伦理、临床医学伦理、伦理学学派、普通伦理学、器官移植伦理、社会医学、生殖医学伦理、死亡伦理学、卫生法学、卫生政策、心理学伦理学、性医学伦理学、医患关系、医疗卫生组织、医学道德人物、医学科研伦理学、医学伦理事件、医学伦理学概念、医学伦理学文献、医院管理、优生学伦理、预防医学伦理、中医学伦理、宗教等的研究分支进行细分，大致涵盖中美医学伦理学术语的共性和个性。

在中美文献对比研究中，我们以美国文献为主，也吸收了世界卫生组织、英国和其他英语国家的文献资料。我们采用语义聚类分析技术，挖掘了术语在外延和内涵上意义最接近的文献。

为了凸显术语的数据库特征，我们列举四种国际通用的术语编码：Pubmed的MeSH-Tree number和MeSH-Unique ID、SNOMED编码及ICD-11编码，以便医学术语研究同行知悉这些术语的数据库收录特征和语用参数。

参考文献方面，我们除了在第一章给出中美对比文献，在第五章单独列出中国政府卫生管理部门的相关文件。

本书是文献挖掘、语义分析、语境对比的探索性研究成果。囿于时间，我们的挖掘精度和匹配准确度还有待提高。不足之处请广大读者不吝指正。

崇雨田

2021年2月18日

目　　录

第一章　英汉部分

英汉部分的术语见表 1－1。

表 1－1　英汉部分的术语

英文术语	缩略语	中文术语	概念范畴	四种编码	中文文献	英文文献
A Patient's Bill of Rights, the American Hospital Association	—	美国医院协会《病人权利议案》	医学伦理学文献	—	朱清. 病人的权利[J]. 中国医院管理，1984，4(12)：62.	PAASCHE-ORLOW M K, JACOB D M, HOCHHAUSER M, et al. National survey of patients' bill of rights statutes[J]. International journal of clinical and experimental medicine, 2009, 24(4): 489－494.
A Survey of Past and Contemporary Medical Treatments	—	《古今医鉴》	医学伦理学文献	—	苗萌，刘建，王米渠.《古今医鉴》七情五郁的心理学思想探讨[J]. 现代中西医结合杂志，2006，15(13)：1713－1714.	SEMSARIAN C, INGLES J, MARON M S, et al. New perspectives on the prevalence of hypertrophic cardiomyopathy [J]. Journal of the American college of cardiology, 2015, 65(12): 1249－1254.
abandonment	—	抛弃	普通伦理学	{ICD-11} XE42R	吴林田. 抛弃审美的收藏是对艺术要流氓[J]. 新民周刊，2018，9(23)：94.	XU D, DENG X, GUO S, et al. Labor migration and farmland abandonment in rural China: empirical results and policy implications[J]. Journal of environmental management, 2019, 232(15): 738－750.
abortion	—	堕胎	优生学伦理	{SNOMED} F31600; {ICD-11} JA00	周汪兰. 女性堕胎权与胎儿生命权研究[J]. 长春师范大学学报(人文社会科学版)，2020，39(3)：38－41.	HALLGARTEN L. Abortion narratives: moving from statistics to stories[J]. Lancet, 2018, 391(10134): 1988－1989.

续表 1-1

英文术语	缩略语	中文术语	概念范畴	四种编码	中文文献	英文文献
abortive contraceptive	—	堕胎避孕药	优生学伦理	—	窗敲雨. 紧急避孕药：能堕胎的限制级药品？[J]. 健康之家，2015，7(9)：87.	KOKANALI D, KUNTAY KOKANALI M, AYHAN S, et al. Contraceptive choices of adolescents before and after the voluntary termination of pregnancy[J]. Journal of obstetrics and gynaecology, 2019, 39(6): 822-826.
abuse	—	虐待	临床医学伦理	{ICD-11} XE5J3	栾添. 关于老年人虐待问题的社会学解读[J]. 吉林工程技术师范学院学报，2019，35(10)：90-92.	BLANCO-PRESAS L, MORENOALCÁZAR A, ALONSO-LANA S, et al. Cognitive impairment associated with cocaine use: the role of co-existent alcohol abuse/dependence[J]. Drug and alcohol dependence, 2018, 189(1): 70-75.
abuse of medical technology	—	医学技术的滥用	医学伦理学概念	—	余晓燕. 医学化的技术轨迹：云南乡村抗生素滥用现象考察[J]. 思想战线，2014，40(5)：29-35.	CANDIDO F J, DE SOUZA R D, STUMPF M A, et al. The use of drugs and medical students: a literature review[J]. Revista da associacao medica Brasileira (1992), 2018, 64(5): 462-468.
accidental death	—	意外死亡	死亡伦理	{SNOMED} FY3100	潘怡雯，刘成，刘兰娟，等. 我国高校大学生校内非创伤性运动意外死亡事件诱因识别研究[J]. 首都体育学院学报，2019，31(3)：281-288.	HEATH K J, CALA A D, BYARD R W. Metal railing fences and accidental death[J]. Journal of forensic sciences, 2018, 63(3): 972-975.

续表 1-1

英文术语	缩略语	中文术语	概念范畴	四种编码	中文文献	英文文献
acquired immune deficiency syndrome	AIDS	艾滋病	医学伦理学概念	{Tree number} C02. 782. 815. 616. 400. 040; {Unique ID} D000163	李太生. 艾滋病诊疗指南[J]. 中国感染与化疗杂志, 2006, 6(4): 265-279.	FAUCI A S. The acquired immune deficiency syndrome: the ever-broadening clinical spectrum [J]. Journal of the American Medical Association, 2016, 316(2): 230.
active euthanasia	—	主动安乐死	死亡伦理	—	王德顺. 医生协助自杀与主动安乐死的差别[J]. 医学与哲学(A), 2000, 21(4): 54-56.	JULESZ M. Active euthanasia, or assisted suicide? [J]. Orvosi hetilap, 2016, 157(40): 1595-1600.
addiction	—	成瘾	医学伦理学概念	{SNOMED} F90060	陶然. 网络成瘾探析与干预[M]. 上海: 上海人民出版社, 2007.	PANOVA T, CARBONELL X. Is smartphone addiction really an addiction? [J]. Journal of behavioral addictions, 2018, 7(2): 252-259.
addiction to controlled substances	—	吸毒	预防医学伦理	—	王登峰, 崔红. 吸毒者的人格特点分析[J]. 中国药物依赖性杂志, 2003, 12(3): 215-218, 223.	BOULAND D T, WITHERS D. Controlled substances and prescribers[J]. Journal of addiction medicine, 2016, 10(2): 135.
admonition	—	戒	普通伦理学	—	国家药品不良反应监测中心. 药物警戒快讯[J]. 中国药物警戒, 2020, 17(9): 647-648.	THORUP O A. Jefferson's admonition[J]. Mayo clinic proceedings, 1972, 47(3): 199-201.
adoption	—	收养	优生学伦理	{Tree number} I01. 880. 853. 150. 140; {Unique ID} D000300	蒋新苗. 收养法比较研究[M]. 北京: 北京大学出版社, 2005.	NAIR M K. Adoption[J]. Indian journal of pediatrics, 2004, 41(7): 653-655.

续表 1－1

英文术语	缩略语	中文术语	概念范畴	四种编码	中文文献	英文文献
aeromedicine	—	航天医学	医学伦理学概念	—	王玮，安德华．航天医学工程科技档案的发展基石［J］．兰台内外，2019(22)：29－30.	HELLER M B. Aeromedicine and trauma arrest：a question of perspective［J］. Annals of emergency medicine，1989，18（7）：791－792.
agile in thoughts and firm in actions	—	智圆行方	中医学伦理	—	曹奇敏．浅谈紫砂“智圆行方壶”的处世智慧［J］．江苏陶瓷，2017，50(5)：43，45.	—
alcoholism	—	酗酒	预防医学伦理	{Tree number} C25. 775. 100. 250；{Unique ID} D000437	岳靓，郑雪倩．我国酗酒者监护相关法律问题的思考［J］．中国卫生法制，2019，27(6)：30－33.	DIAMOND I，MESSING R O. Neurologic effects of alcoholism［J］. Western journal of emergency medicine，1994，161(3)：279－287.
Alexander Fleming	—	亚历山大·弗莱明	医学道德人物	—	季良．弗莱明发现青霉素［J］．实验教学与仪器（高中版），2005，22(7)：34.	DEFRONZO R，FLEMING G A，CHEN K，et al. Metformin-associated lactic acidosis：current perspectives on causes and risk［J］. Metabolism，2016，65(2)：20－29.
allocation of health care resources	—	卫生资源配置	卫生政策	—	郑继承．我国医疗卫生资源配置的均衡性研究［J］．中国卫生资源，2019，22(5)：362－366.	KEDZIORA D J，STUART R M，PEARSON J，et al. Optimal allocation of HIV resources among geographical regions［J］. Biomed Central public health，2019，19(1)：1509.

续表 1 - 1

英文术语	缩略语	中文术语	概念范畴	四种编码	中文文献	英文文献
alternative medicine	—	另类医学	医学伦理学概念	—	刘岩，陈红玲，何有琴. 另类医学期刊的调研与思考[J]. 中华医学科研管理杂志，2005，18(6)：368 - 369.	BURTON M S. Complementary and alternative medicine in rehabilitation[J]. Current sports medicine reports，2019，18(8)：283 - 284.
altruism	—	利他主义	伦理学学派	{Tree number} F01. 145. 813. 090；{Unique ID} D000533	王现伟. 利他主义：生态伦理的精神实质[J]. 洛阳师范学院学报，2018，37(12)：17 - 21.	GILBERT O M. Altruism or association? [J]. Proceedings of the national academy of sciences of the United States of America，2018，115(14)：e3069 - e3070.
American Catholic Code of Medical Ethics	—	《美国天主教医学伦理准则》	医学伦理学文献	—	—	SCANLON C. A professional code of ethics provides guidance for genetic nursing practice[J]. Nursing ethics，2000，7(3)：262 - 268.
American Medical Association	—	美国医学会	医疗卫生组织	—	钟紫红. 从《美国医学会杂志》看美国医学期刊的编辑出版与质量控制[J]. 编辑学报，1999，11(4)：231 - 234.	McLELLAN F. Patrice Harris，president of the American Medical Association[J]. Lancet，2019，394(10198)：555.
An Outline of Japanese Medical Ethics	—	《日本医德纲要》	医学伦理学文献	—	—	KOSHIMICHI H，ISHIBASHI T，KAWAGUCHI N，et al. Safety，tolerability，and pharmacokinetics of the novel anti-influenza agent baloxavir marboxil in healthy adults：phase I study findings[J]. Clinical drug investigation，2018，38(12)：1189 - 1196.

续表 1-1

英文术语	缩略语	中文术语	概念范畴	四种编码	中文文献	英文文献
Andreas Vesalius	—	安德雷亚斯·维萨里	医学道德人物	—	顾凡及. 近代解剖学之父：维萨里[J]. 自然杂志，2016，38(6)：461-466.	AFSHAR A，STEENSMA D P，KYLE R A. Andreas Vesalius and De Fabrica[J]. Mayo clinic proceedings，2019，94(5)：e67-e68.
anencephalic donor for organ transplantation	—	无脑儿供体移植	器官移植伦理	—	—	HARRISON M R. Organ procurement for children：the anencephalic fetus as donor[J]. Lancet，1986，2(8520)：1383-1386.
anencephalic neonate	—	无脑儿	优生学伦理	—	陈孝立，贺军，翁细金. 无脑儿的产前超声诊断[J]. 中国优生与遗传杂志，2013，21(10)：90-91.	RADFORD K，TAYLOR R C，HALL J G，et al. Aerodigestive and communicative behaviors in anencephalic and hydranencephalic infants[J]. Birth defects research，2019，111(2)：41-52.
anesthesia	—	麻醉	医学伦理学概念	{SNOMED} P1X00；{Tree number} E03.155；{Unique ID} D000758	杭燕南. 当代麻醉学[M]. 上海：上海科学技术出版社，2002.	HANSEN T G. Editorial：pediatric anesthesia research：*Quo Vadis?*[J]. Current opinion of anaesthesiology，2019，32(3)：325-326.
anesthetic accident	—	麻醉意外	医学伦理学概念	—	顾亚军，郭琪. 麻醉意外的常见原因与预防[J]. 中国医药导报，2009，6(17)：162.	NICKERSON J W，CHIKUMBA E. Access to medicines for improving access to safe anesthetic care[J]. Anesthesia and analgesia，2018，126(4)：1405-1408.

续表 1－1

英文术语	缩略语	中文术语	概念范畴	四种编码	中文文献	英文文献
animal experimentation	—	动物实验	医学科研伦理	—	唐道林，肖献忠．动物实验面临的伦理问题[J]．中国医学伦理学，2003，16(5)：29－30.	KOLAR R. Animal experimentation[J]. Science and engineering ethics，2006，12(1)：111－122.
animal's rights	—	动物的权利	医学科研伦理	—	尹生．关于动物权利的法学思考：兼论中国动物保护法的构建[J]．湖北民族学院学报(哲学社会科学版)，2005，23(5)：125－129.	BROSCO J P. Child rights and clinical bioethics：historical reflections on modern medicine and ethics[J]. Perspectives in biology and medicine，2016，58(3)：356－364.
anxiety	—	焦虑	心理学伦理	{SNOMED} F90840；{ICD-11} MB24. 3；{Tree number} F01. 470. 132；{Unique ID} D001007	徐起岭．焦虑症表现及对自身与社会的影响[J]．中国保健营养，2020，30(26)：303－304.	CROCQ M A. A history of anxiety：from Hippocrates to DSM[J]. Dialogues in clinical neuroscience，2015，17(3)：319－325.
apparent death	—	假死	医学伦理学概念	—	杨安顺，张志鑫．假死的检验1例[J]．广东公安科技，2018，26(2)：73－74.	OBLADEN M. From"apparent death" to "birth asphyxia"：a history of blame[J]. Pediatric research，2018，83(2)：403－411.
applied ethics	—	应用伦理学	伦理学学派	—	李凌松，王莉．胚胎干细胞[J]．生命科学，2006，18(4)：318－322.	HOFFMASTER B. From applied ethics to empirical ethics to contextual ethics[J]. Bioethics，2018，32(2)：119－125.

续表 1-1

英文术语	缩略语	中文术语	概念范畴	四种编码	中文文献	英文文献
artificial insemination	—	人工授精	生殖医学伦理	{SNOMED} P1290; {Tree number} E02. 875. 800. 937; {Unique ID} D007315	刘振晓. 人工授精技术运用的伦理思考[D]. 苏州：苏州大学, 2009.	MASON S J. Current review of artificial insemination in dogs[J]. Veterinary clinics of North America: small animal practice, 2018, 48(4): 567-580.
artificial insemination homologous	AIH	夫精人工授精	生殖医学伦理	—	李永乐，李爱香，张丽，等. 夫精人工授精促排卵治疗的妊娠结局影响因素分析[J]. 中国实用医刊, 2020, 47(16): 24-27.	OLSHANSKY E F, SAMMONS L N. Artificial insemination: an overview[J]. Jognn: Journal of obstetric gynecologic and neonatal nursing, 1985, 14(Suppl 6): 49s-54s.
artificial organ implantation	—	人工器官植入术	器官移植伦理	—	—	RAGUIN T, DUPRETBORIES A, DEBRY C. Artificial organs[J]. Medical science, 2017, 33(1): 66-72.
artificial reproduction	—	非自然生殖	生殖医学伦理	—	—	YESTE M. Introduction to the special issue on swine reproduction[J]. Theriogenology, 2016, 85(1): 2-3.
artificial uterus	—	人工子宫	生殖医学伦理	—	张娟，刘凤英. 浅谈“人工子宫”[J]. 医学与哲学(临床决策论坛版), 2006, 27(7): 64-65.	COHEN I G. Artificial wombs and abortion rights[J]. Hastings center report, 2017, 47(4): inside back cover.

续表 1－1

英文术语	缩略语	中文术语	概念范畴	四种编码	中文文献	英文文献
asceticism	—	禁欲主义	伦理学学派	—	戴茂堂，方德志. 道德禁欲主义影响下的中西传统审美形态之比较[J]. 湖北大学学报(哲学社会科学版)，2007，34(2)：1－5.	GILBERG A L. Asceticism and the analysis of a nun[J]. Journal of the American psychoanalytic association，1974，22(2)：381－393.
asexual reproduction	—	无性生殖	生殖医学伦理	{Tree number} G08. 686. 784. 830；{Unique ID} D012100	汪安泰，章东生，田梦溪. 水螅的无性生殖[J]. 生物学通报，2011，46(4)：15－17，64.	CARUANA J C，SITTMANN J W，WANG W，et al. Suppressor of runnerless encodes a della protein that controls runner formation for asexual reproduction in strawberry [J]. Molecular plant，2018，11(1)：230－233.
attempted suicide	—	自杀未遂	死亡伦理	{Tree number} F01. 145. 126. 980. 875. 600；{Unique ID} D013406	马长锁，方明昭. 自杀未遂者的社会心理因素及临床特点[J]. 国外医学(精神病学分册)，2000，27(4)：207－211.	HAWTON K，SUTTON L，HAW C，et al. Suicide and attempted suicide in bipolar disorder：a systematic review of risk factors[J]. Journal of clinical psychiatry，2005，66(6)：693－704.
autonomy	—	自律	普通伦理学	—	党员领导干部廉洁自律初探[J]. 胜利油田党校学报，2019，32(6)：26－28.	MAVRINAC M A. Vocation，autonomy，agency，and meaning[J]. Family medicine，2018，50(1)：73.
autopsy ethics	—	尸检伦理	医学科研伦理	—	—	GROß D，WILHELMY S. Clinical autopsies from a medical ethics perspective [J]. Der Pathologe，2017，38(5)：396－401.

续表 1-1

英文术语	缩略语	中文术语	概念范畴	四种编码	中文文献	英文文献
Avicenna	—	阿维森纳	医学道德人物	—	朱明，王伟东．中医西传的历史脉络：阿维森纳《医典》之研究[J]．北京中医药大学学报，2004，27(1)：18－20.	ANSARIPOUR M，NASERI M，ESFAHANI M M，et al. Periconceptional care and offspring health at birth and long term，from the perspective of Avicenna [J]. Journal of integrative medicine，2019，17(2)：80－86.
basic health care insurance	—	基本医疗保险	卫生政策	—	李国庆，李明玥．我国基本医疗保险骗保法律问题研究[J]．华北水利水电大学学报(社会科学版)，2020，36(3)：70－74.	WILLEMSE-DUIJMELINCK D M I D，VAN DE VEN WPMM W P M M，MOSCA I. Supplementary insurance as a switching cost for basic health insurance：empirical results from the Netherlands [J]. Health policy，2017，121(10)：1085－1092.
basic medical care	—	基本医疗	预防医学伦理	—	夏丛旺．推动社区基本医疗与基本公共卫生协调发展的思考[J]．河南预防医学杂志，2020，31(1)：84－86.	BECKER H J，BECHTEL K. Recognizing victims of human trafficking in the pediatric emergency department [J]. Pediatric emergency care，2015，31(2)：144－150.
basic medication	—	基本药物	医学伦理学概念	—	包彧雯，詹祥．供需视角下国家基本药物的可及性研究[J]．产业与科技论坛，2020，19(14)：78－79.	ALMAZROO O A，MIAH M K，VENKATARAMANAN R. Drug metabolism in the liver [J]. Clinics in liver disease，2017，21(1)：1－20.
basic principles of medical ethics	—	医学伦理学基本原则	医学伦理学概念	—	王燕，阎景红，王晓荣，等．应用医学伦理学基本原则对超声介入患者满意度的影响[J]．新疆医科大学学报，2016，39(10)：1319－1321.	GILLON R. Defending the four principles approach as a good basis for good medical practice and therefore for good medical ethics[J]. Journal of medical ethics，2015，41(1)：111－116.

续表 1－1

英文术语	缩略语	中文术语	概念范畴	四种编码	中文文献	英文文献
basic principles of socialist medical ethics	—	社会主义医德基本原则	医学伦理学概念	—	杨喜林，李桂梅，原伟俊，等. 医疗服务中必须坚持社会主义医德基本原则［J］. 中国医院管理，2003，23(6)：60.	RUBIN R P. The evolution of the discipline of pharmacology amid an era of global turbulence: the unique contributions of Otto Krayer (1899－1982)［J］. Journal of medical biography，2014，22(3)：127－135.
beginning of life	—	生命开始	生殖医学伦理	—	邹荣. 养生从生命的原点形成前开始［J］. 中国保健营养(上旬刊)，2013，23(7)：4012－4013.	ZIELINSKA A P，SCHUH M. Double trouble at the beginning of life［J］. Science，2018，361(6398)：128－129.
behavioral genetics	—	行为遗传学	心理学伦理	{Tree number} F04. 096. 276；{Unique ID} D005824	刘晓陵，金瑜. 行为遗传学研究之新进展［J］. 心理学探新，2005，25(2)：17－21.	BALTER M. Behavioral genetics. Can epigenetics explain homosexuality puzzle?［J］. Science，2015，350(6257)：148.
behavioral medicine	—	行为医学	心理学伦理	{Tree number} F04. 096. 080；{Unique ID} D001524	高昶. 行为决定健康行为：医学分会勇战疫情［J］. 中华医学信息导报，2020，35(3)：10.	FREEDLAND K E. The behavioral medicine research council: its origins，mission，and methods［J］. Health psychology: official journal of the Division of Health Psychology，American Psychological Association，2019，38(4)：277－289.
behavioral science	—	行为科学	心理学伦理	{Tree number} F04. 096；{Unique ID} D001525	康健. 行为科学理论指导下的高校大学生网络学习行为分析［J］. 卷宗，2020，10(6)：311.	McCLURE K A，McGUIRE K L，CHAPAN D M. Translating behavioral science into practice: a framework to determine science quality and applicability for police organizations［J］. Journal of forensic sciences，2019，64(1)：16－22.

续表 1 – 1

英文术语	缩略语	中文术语	概念范畴	四种编码	中文文献	英文文献
behavioral therapy	—	行为治疗	心理学伦理	{SNOMED} P9220	李践一，杨海燕，王海棠. 整合家庭成员认知行为治疗对老年慢性失眠的干预[J]. 山西医药杂志，2020，49(13)：1677 – 1681.	THOMA N，PILECKI B，McKAY D. Contemporary cognitive behavior therapy：a review of theory，history，and evidence[J]. Psychodynamic psychiatry，2015，43(3)：423 – 461.
behaviorism	—	行为主义	心理学伦理	{Tree number} F02. 739. 138；{Unique ID} D001527	王慧. 高职教育中的课堂教学刍议：基于行为主义课程观[J]. 岳阳职业技术学院学报，2020，35(3)：68 – 72.	CLARK K R. Learning theories：behaviorism[J]. Radiology technology，2018，90(2)：172 – 175.
beneficence	—	仁爱	普通伦理学	{Tree number} K01. 752. 566. 479. 830. 500；{Unique ID} D026686	薄克礼. 孔子仁爱思想的基本阐释[J]. 山西青年，2020(4)：103 – 104.	PIPIEN I. Beneficence and nonmaleficence in care[J]. Soins，2018，63(824)：51 – 54.
beneficent lie	—	善意谎言	普通伦理学	—	杨廷旭. 医生要巧用“善意的谎言”治疗抑郁症[J]. 饮食保健，2019，6(8)：113.	—
benefit	—	利益	普通伦理学	—	廖绮霞，刘俊荣. 药物临床试验中的利益冲突及其防范[J]. 中国医学伦理学，2020，33(6)：716 – 720.	MARQUART J，CHEN E Y，PRASAD V. Estimation of the percentage of US patients with cancer who benefit from genome-driven oncology[J]. Oncology，2018，4(8)：1093 – 1098.

续表 1－1

英文术语	缩略语	中文术语	概念范畴	四种编码	中文文献	英文文献
benevolence	—	仁慈	普通伦理学	{Tree number} K01. 752. 566. 479. 830. 500；{Unique ID} D026686	史光华，李麟辉，吕龙宝，等．实验动物仁慈终点及安乐死的法规现状与思考［J］．实验动物科学，2019，36（2）：72－75.	PUDDY W C，BLANKINSHIP L A，BERNSTEIN J，et al. Revisiting desmond doss（1919－2006）：merging combat medicine and benevolence on the battlefield［J］．Journal of emergency medicine，2019，56(1)：114－119.
benevolent gentleman	—	仁爱之士	中医学伦理	—	陈浩．夫医者，非仁爱之士不可托也：记同仁医院眼科医生黄瑶的一天［J］．中国卫生画报，2019，10(1)：52－57.	—
bestiality	—	兽性	普通伦理学	{SNOMED} F99730	张敦福．从兽性到人性：人对自身行为的再认识［M］．济南：山东人民出版社，2004.	HOLOYDA B，SORRENTINO R，FRIEDMAN S H，et al. Bestiality：an introduction for legal and mental health professionals［J］．Behavioral sciences and the law，2018，36（6）：687－697.
Bianque	—	扁鹊	医学道德人物	—	扁鹊．黄帝八十一难经［M］．呼和浩特：远方出版社，2005.	—
bioethics	—	生命伦理学	医学伦理学概念	{Tree number} K01. 752. 566. 479. 045；{Unique ID} D001675	邱仁宗．促进负责任的研究，使科学研究成果服务于人民：在联合国教科文组织总部授奖典礼上的演说［J］．中国医学伦理学，2010，23(2)：3－7.	BRAZIER M，DEVANEY S，MULLOCK A. Editorial：reflections on bioethics and law：yesterday，today and tomorrow［J］．Medical law review，2018，26(2)：179－182.

续表 1 - 1

英文术语	缩略语	中文术语	概念范畴	四种编码	中文文献	英文文献
Bioethics Committee of United Nations Educational, Scientific and Cultural Organization	—	联合国教科文组织生命伦理学委员会	医疗卫生组织	—	—	SNEAD O C. Bioethics and self-governance: the lessons of the universal declaration on bioethics and human rights [J]. The journal of medicine and philosophy, 2009, 34 (3): 204 - 222.
bioethics	—	生命伦理学	医学伦理学概念	—	—	BANDURA A. Toward a psychology of human agency: pathways and reflections[J]. Perspectives on psychology scicence, 2018, 13(2): 130 - 136.
biomedical engineering	—	生物医学工程学	医学伦理学概念	{Tree number} H02. 070; {Unique ID} D001698	王向华. 黄家驷教授与中国生物医学工程学[J]. 基础医学与临床, 2020, 40(5): 733 - 736.	POGUE B W. Biomedical engineering or biomedical optics: will the real discipline please stand up? [J]. Journal of biomedical optics, 2019, 24(4): 1 - 2.
biomedicine	—	生物医学	医学伦理学概念	—	李玉宝. 生物医学材料[M]. 北京: 化学工业出版社, 2003.	BORGIA F, GIUFFRIDA R, GUARNERI F, et al. Relapsing polychondritis: an updated review [J]. Biomedicines, 2018, 6(3): 84.
biopsychosocial model of medicine	—	生物 - 心理 - 社会医学模式	医学伦理学概念	—	—	ENGEL G L. The clinical application of the biopsychosocial model [J]. American journal of psychiatry, 1980, 137(5): 535 - 544.

续表 1-1

英文术语	缩略语	中文术语	概念范畴	四种编码	中文文献	英文文献
birth control	—	出生控制	优生学伦理	{Tree number} E02. 875. 194；{Unique ID} D003267	梁秋生，李哲夫. 中国人口出生控制成效的比较分析[J]. 人口研究，2003，27(1)：5-10.	BOUTIN A，EWING C. Overview of various birth control options[J]. Connecticut medicine，2017，81(3)：173-179.
birth defect	—	出生缺陷	优生学伦理	{Tree number} C16. 131；{Unique ID} D000013	朱军. 出生缺陷及其监测[J]. 中国实用妇科与产科杂志，2002，18(9)：513-514.	AGOPIAN A J，EVANS J A，LUPO P J. Analytic methods for evaluating patterns of multiple congenital anomalies in birth defect registries[J]. Birth defects research，2018，110(1)：5-11.
birth rate	—	出生率	优生学伦理	{Tree number} E05. 318. 308. 985. 775. 500；{Unique ID} D001723	刘方，李正彪. 人口出生率、年龄结构与金融发展[J]. 审计与经济研究，2019，34(3)：117-126，封3.	BRONSTEIN J M，WINGATE M S，BRISENDINE A E. Why is the U. S. preterm birth rate so much higher than the rates in Canada，Great Britain，and Western Europe？[J]. International journal of health services. 2018，48(4)：622-640.
bitter	—	苦	普通伦理学	—	—	MAEHASHI K，HUANG L. Bitter peptides and bitter taste receptors[J]. Cellular and molecular life sciences，2009，66(10)：1661-1671.
blindness in research	—	盲法	医学科研伦理	—	吴泰相，刘关键. 隐蔽分组(分配隐藏)和盲法的概念、实施与报告[J]. 中国循证医学杂志，2007，7(3)：222-225.	ROSKA B，SAHEL J A. Restoring vision[J]. Nature，2018，557(7705)：359-367.

续表 1－1

英文术语	缩略语	中文术语	概念范畴	四种编码	中文文献	英文文献
blood donation	—	献血	医学伦理学概念	{Tree number} M01. 898. 313；{Unique ID} D001782	陈莉，赵莉华，王玉珍，等. 心理学知识在无偿献血工作中的应用［J］. 中国输血杂志，2003，16(2)：138－139.	CHELL K，DAVISON T E，MASSER B，et al. A systematic review of incentives in blood donation［J］. Transfusion，2018，58(1)：242－254.
blood relationship identification	—	亲子鉴定	基因技术伦理	—	霍振义，刘雅诚，唐晖，等. 2718例亲子鉴定结果的分析［J］. 中国法医学杂志，2003，18(1)：31－32.	BOZZALLA CASSIONE E，STONE J H. IgG4-related disease［J］. Current opinion in rheumatology，2017，29(3)：223－227.
blood transfusion	—	输血	医学伦理学概念	{Tree number} E02. 095. 135；{Unique ID} D001803	刘雅珺，于建设. 恶性肿瘤患者围术期输血管理研究进展［J］. 中国医药，2020，15(7)：1129－1132.	MURPHY M F. The epidemiology of transfusion：where blood goes and why we should care about it［J］. Transfusion，2017，57(12)：2821－2823.
brain death	—	脑死亡	器官移植伦理	{ICD-11} MH10	盛慧球. 脑死亡的诊断［J］. 中国急救医学，1999，19(9)：572－573.	GANAPATHY K. Brain death revisited［J］. Neurology India，2018，66(2)：308－315.
Brain Death Standard of U. S. President's Committee	—	《美国总统委员会关于脑死亡的标准》	医学伦理学文献	—	谢蜀生. 死亡的判定［J］. 医学与哲学，2004，24(7)：41－42.	ALOSCO M L，STEIN T D，TRIPODIS Y，et al. Association of white matter rarefaction，arteriolosclerosis，and tau with dementia in chronic traumatic encephalopathy［J］. Journal of the American Medical Association neurology，2019，76(11)：1298－1308.

续表 1-1

英文术语	缩略语	中文术语	概念范畴	四种编码	中文文献	英文文献
brain-stem injury	—	脑干损伤	器官移植伦理	—	郑强. 原发性脑干损伤的诊断和治疗[J]. 中国保健营养, 2019, 29(29): 65.	BOLSTER F, ALI Z, DALY B. The "pseudo-CT myelogram sign": an aid to the diagnosis of underlying brain stem and spinal cord trauma in the presence of major craniocervical region injury on post-mortem CT[J]. Clincalradiology, 2017, 72(12): 1085. e11 – 1085. e15.
Braunstein's physician-patient relationship model	—	布朗斯坦医患模式	医患关系	—	谢素军, 贺田露. 医患关系的科学构建: 从临床治疗到生命伦理[M]//中国卫生法学会. 卫生法学与生命伦理国际研讨会论文集. 北京: 中国卫生法学会, 2014.	—
Buddhism	—	佛教	宗教	{Tree number} K01. 844. 117; {Unique ID} D002016	夏广兴, 鲍静怡. 佛教八关斋与中古文人精神世界[J]. 西南民族大学学报(人文社科版), 2020, 41(7): 67 – 72.	XU J. Buddhism-as-a-meaning-system for coping with late-life stress: a conceptual framework [J]. Aging and mental health, 2018, 22(1): 100 – 108.
burden of proof	—	举证责任	卫生法学	—	刘鑫, 郑谢畅. 医疗侵权赔偿案件举证责任分配的变与不变[J]. 中华医学信息导报, 2020, 35(11): 8.	ROCCO G. The burden of proof[J]. Journal of thoracic and cardiovascular surgery, 2018, 155(1): 431 – 432.
cadaver organ transplantation	—	尸体器官移植	器官移植伦理	—	贺珊. 遗体器官移植中供体的知情同意权保护[D]. 曲阜: 曲阜师范大学, 2015.	GRENVIK A. Ethical dilemmas in organ donation and transplantation[J]. Critical care medicine, 1988, 16(10): 1012 – 1018.

续表 1 - 1

英文术语	缩略语	中文术语	概念范畴	四种编码	中文文献	英文文献
cadaver, postmortem phenomena	—	尸体、尸体现象	医学伦理学概念	—	高云贵，陈飞，陈璟．一例特殊尸体现象分析[J]．广东公安科技，2013，21(1)：65－66.	—
Canggong	—	淳于意	医学道德人物	—	卫机．仓公蒙难[J]．青年文学家，2019，24(8)：101.	—
capacity for growth	—	发育能力	优生学伦理	—	华再东，郭帅，肖伟，等．细胞松弛素B对猪孤雌胚胎和体外克隆胚胎发育能力的影响[J]．中国畜牧兽医，2020，47(2)：524－530.	RENNER M, LANCASTER M A, BIAN S, et al. Self-organized developmental patterning and differentiation in cerebral organoids[J]. EMBO journal, 2017, 36(10): 1316－1329.
carcinogenic	—	致癌	医学伦理学概念	—	加拿大警示龙胆紫潜在致癌风险[J]．中国医药导刊，2019，21(9)：542.	GREIM H, SALTMIRAS D, MOSTERT V, et al. Evaluation of carcinogenic potential of the herbicide glyphosate, drawing on tumor incidence data from fourteen chronic/carcinogenicity rodent studies[J]. Critical reviews in toxicology. 2015, 45(3): 185－208.
carnalism	—	纵欲主义	伦理学学派	—	刘明宇．试论《古诗十九首》中的纵欲主义[J]．中华文化论坛，2018，2(2)：173－176.	TOBALDI F, PARCA A, MARTINO G, et al. Extra-anatomic bypass[J]. Minerva chirurgica, 1994, 49(9): 819－821.

续表 1 – 1

英文术语	缩略语	中文术语	概念范畴	四种编码	中文文献	英文文献
castration	—	阉割	优生学伦理	{Tree number} E04. 270. 282; {Unique ID} D002369	曾明江，谭强. 仔猪阉割首免的操作规程[J]. 畜禽业，2019，30(9)：39.	COMINO F, GIUSTO G, CARAMELLO V, et al. Do different characteristics of two emasculators make a difference in equine castration? [J]. Equine veterinary journal, 2018, 50(1): 141 – 144.
Catholicism	—	天主教	宗教	{Tree number} K01. 844. 188. 250; {Unique ID} D002410	袁传明，李洁. 纽曼倡导专业教育的原因考述：以爱尔兰天主教大学办学实践为例[J]. 成都师范学院学报，2020，36(4)：120 – 124.	ZANINI G. Jesus is in favor: Catholicism and assisted reproduction in Italy[J]. Medical anthropology, 2019, 38(4): 356 – 369.
cause of death	—	致死	死亡伦理	{Tree number} E05. 318. 308. 985. 550. 250; {Unique ID} D002423	李进京. 换个角度看遗传学习中的致死现象[J]. 招生考试之友，2019，(23)：43 – 48.	DIEZ ROUX A V. Despair as a cause of death: more complex than it first appears[J]. American journal of public health. 2017, 107(10): 1566 – 1567.
celestial burial	—	天葬	死亡伦理	{Tree number} E05. 481. 500. 311; {Unique ID} D060846	格桑本. 天葬：藏族丧葬文化[M]. 兰州：甘肃民族出版社，2000.	ZHANG J, JIANG F, LI G, et al. Maxent modeling for predicting the spatial distribution of three raptors in the Sanjiangyuan national park, China[J]. Ecology and evolution, 2019, 9(11): 6643 – 6654.
cell engineering	—	细胞工程	基因技术伦理	{Tree number} E05. 481. 500. 311; {Unique ID} D060846	刘颖，徐文娟，何平. 中医药院校细胞工程实验课程改革的探索[J]. 中国当代医药，2020，27(12)：192 – 195.	THEMELI M, RIVIÈRE I, SADELAIN M. New cell sources for T cell engineering and adoptive immunotherapy[J]. Cell stem cell, 2015, 16(4): 357 – 366.

续表 1 - 1

英文术语	缩略语	中文术语	概念范畴	四种编码	中文文献	英文文献
cell transplantation	—	细胞移植	器官移植伦理	{Tree number} E02. 095. 147. 500；{Unique ID} D017690	张建，谷涌泉，李建新，等. 干细胞移植治疗糖尿病足[J]. 中国实用内科杂志，2007，27(7)：499 - 501.	ATKINS H. Stem cell transplantation to treat multiple sclerosis[J]. Journal of the American Medical Association，2019，321(2)：153 - 155.
cellular enhancement genetic engineering	—	增强细胞基因工程	基因技术伦理	—	高下，王锦玲，杨安钢，等. NT3 基因工程细胞经脑脊液途径的耳蜗内生物学效应的初步证明[J]. 听力学及言语疾病杂志，2002，10(4)：255 - 257，279.	CUNNINGHAM F J，GOH N S，DEMIRER G S，et al. Nanoparticlemediated delivery towards advancing plant genetic engineering[J]. Trends in biotechnology，2018，36(9)：882 - 897.
cerebral apoplexy	—	脑卒中	医学伦理学概念	—	王婷婷，刘汝茜，韩敬哲，等. 脑卒中单元综合治疗对脑卒中后抑郁患者运动能力及不良情绪的影响[J]. 中国老年学杂志，2020，40(16)：3555 - 3558.	HARA Y. Brain plasticity and rehabilitation in stroke patients[J]. Journal of nippon medical school，2015，82(1)：4 - 13.
cesarean section or birth	—	剖宫产	优生学伦理	—	黄醒华. 对剖宫产术的思考[J]. 中国实用妇科与产科杂志，2003，19(7)：385 - 388.	EIDE K T，MORKEN N H，Bærøe K. Maternal reasons for requesting planned cesarean section in Norway：a qualitative study[J]. Biomed Central pregnancy childbirth，2019，19(1)：102.
character	—	性格	心理学伦理	{Tree number} F01. 752. 190；{Unique ID} D002605	李玉强，黄瑜，孙念，等. 基于性格情绪特征的改进主题情感模型[J]. 中文信息学报，2020，34(7)：96 - 104.	DUNKEL C S，VAN DER LINDEN D. The general factor of personality and character：a reanalysis[J]. The journal of genetic psychology，2017，178(6)：334 - 338.

续表 1-1

英文术语	缩略语	中文术语	概念范畴	四种编码	中文文献	英文文献
charity	—	施舍	普通伦理学	{Tree number} I01.880.787.190；{Unique ID} D002608	赵蒙成. 从施舍到赋权：农民工子女教育权利济贫的理念与方略[J]. 徐州工程学院学报（社会科学版），2014，29(4)：99-102，108.	MEHTA A. Charity focus：our social responsibility[J]. British dental journal，2016，220(7)：326.
cheat	—	欺骗	普通伦理学	—	王硕，王建华，裴庆祺，等. 基于动态伪装网络的主动欺骗防御方法[J]. 通信学报，2020，41(2)：97-111.	ZINK A G，EADIE J M. When cooperators cheat[J]. Nature，2019，567(7746)：34-35.
chemotherapy	—	化学治疗	医学伦理学概念	{SNOMED} P5110；{Tree number} E02.319；{Unique ID} D004358	赵静，苏春霞. 肿瘤免疫治疗联合化学治疗的现状与未来[J]. 医药导报，2020，39(8)：1084-1088.	MEHRLING T. Chemotherapy is getting "smarter"[J]. Future oncology，2015，11(4)：549-552.
Chen Shigong	—	陈实功	医学道德人物	—	刘淑珍，王纯，武亦阁，等. 陈实功《外科正宗》之针法探析[J]. 中医文献杂志，2019，37(5)：14-18.	—
Chinese Red Cross	CRC	中国红十字会	医疗卫生组织	—	时立荣，常亮. 公共应急体系下中国红十字会组织力建设研究[J]. 上海行政学院学报，2020，21(3)：68-74.	MICHAILIDOU K，LINDSTRÖM S，DENNIS J，et al. Association analysis identifies 65 new breast cancer risk loci[J]. Nature，2017，551(7678)：92-94.

续表 1 - 1

英文术语	缩略语	中文术语	概念范畴	四种编码	中文文献	英文文献
Christian medical ethics	—	基督教医学伦理学	医学伦理学概念	—	—	SAUNDERS J. Doing good medical ethics: a Christian perspective [J]. Journal of medical ethics, 2015, 41(1): 117 – 120.
Christianity	—	基督教	宗教	{Tree number} K01. 844. 188; {Unique ID} D002835	费尔巴哈. 基督教的本质[M]. 北京: 商务印书馆, 2011.	NICOLAIDIS E, DELLI E, LIVANOS N, et al. Science and orthodox christianity: an overview[J]. Isis, 2016, 107(3): 542 – 566.
Christoph Wilhelm Hufeland	—	胡弗兰德	医学道德人物	—	—	HANSEN W. Natural Science as a kind of natural poetry: a statement by christoph wilhelm hufeland (1762 – 1832) against natural philosophical medicine[J]. Deutsche medizinische wochenschrift, 2019, 144(25): 1784 – 1788.
chromosome	—	染色体	基因技术伦理	{SNOMED} TYX100; {Tree number} A11. 284. 187; {Unique ID} D002875	刘鑫, 张东, 林听听, 等. 灰海马染色体制备及核型分析[J]. 水产学报, 2020, 44(6): 907 – 914.	ARNOLD A P. Y chromosome's roles in sex differences in disease[J]. Proceedings of the national academy of sciences of the United States of America, 2017, 114(15): 3787 – 3789.
chromosome disorder	—	染色体病	基因技术伦理	{Tree number} C16. 131. 260; {Unique ID} D025063	谌立军, 田艾军, 蒋晓光, 等. 胎儿染色体病的超声筛选分析[J]. 医学临床研究, 2006, 23(2): 234 – 236.	SZCZEPURA A, WYNN S, SEARLE B, et al. UK families with children with rare chromosome disorders: changing experiences of diagnosis and counselling (2003 – 2013)[J]. Clinical genetics, 2018, 93(5): 972 – 981.

续表 1－1

英文术语	缩略语	中文术语	概念范畴	四种编码	中文文献	英文文献
chromosome mutation	—	染色体异常	基因技术伦理	—	卢丽丽，葛丽芳，刘远惠，等. 超声指标异常对孕中期染色体异常胎儿的预测价值[J]. 中国妇幼健康研究，2020，31(8)：1077－1080.	HARRISON C J，SCHWAB C. Constitutional abnormalities of chromosome 21 predispose to iAMP21-acute lymphoblastic leukaemia [J]. European journal of medical genetics，2016，59(3)：162－165.
chronic fatigue syndrome	CFS	慢性疲劳综合征	医学伦理学概念	{Tree number} C02. 330；{Unique ID} D015673	蒙秀东，李昕，陈波，等. 慢性疲劳综合征发病机制的研究进展[J]. 医学综述，2020，26(2)：361－365.	MAXMEN A. A reboot for chronic fatigue syndrome research [J]. Nature，2018，553(7686)：14－17.
chronic non-infectious disease	—	慢性非感染性疾病	医学伦理学概念	—	孔灵芝. 慢性非传染性疾病流行现状、发展趋势及防治策略[J]. 中国慢性病预防与控制，2002，10(1)：1－2.	MENDENHALL E，KOHRT B A，NORRIS S A，et al. Non-communicable disease syndemics：poverty，depression，and diabetes among low-income populations [J]. Lancet，2017，389 (10072)：951－963.
Chunyu Yi	—	淳于意	医学道德人物	—	黄玉燕，翟双庆. 淳于意决死生方法探析[J]. 吉林中医药，2009，29(11)：1003－1005.	—
circumcision	—	割礼	性医学伦理	{SNOMED} P1100	—	ALKHENIZAN A，ELABD K. Non-therapeutic infant male circumcision. Evidence，ethics，and international law perspectives [J]. Saudi medical journal，2016，37(9)：941－947.

续表 1-1

英文术语	缩略语	中文术语	概念范畴	四种编码	中文文献	英文文献
civilization of death	—	死亡文明	死亡伦理	—	—	RYVLIN P, RHEIMS S, LHATOO S D. Risks and predictive biomarkers of sudden unexpected death in epilepsy patient[J]. Current opinion in neurology, 2019, 32(2): 205-212.
civilized death	—	文明死亡	死亡伦理	—	朱大可. 农业文明的死亡与投影文明的再生[J]. 同济大学学报(社会科学版), 2016, 27(1): 95-103.	RYVLIN P, RHEIMS S, LHATOO S D. Risks and predictive biomarkers of sudden unexpected death in epilepsy patient[J]. Current opinion in neurology, 2019, 32(2): 205-212.
Claudius Galen	—	克劳迪亚斯·盖仑	医学道德人物	—	张轩辞. 盖仑对亚里士多德"前提"思想的继承与发展[J]. 云南大学学报(社会科学版), 2010, 9(2): 84-93.	PAIDHUNGAT J V, PARIKH F. Claudius Galen (130-201 A. D.)[J]. Journal of association of physicians of India, 2015, 63(3): 21-22.
clinical judgement	—	临床评判	临床医学伦理	—	刘晓彦, 刘帅伟, 丁向春. 瞬时弹性测定对慢性乙型肝炎患者肝纤维化的临床评判价值[J]. 宁夏医科大学学报, 2015, 37(11): 1316-1317.	CHINYEE B, FULLER J. Clinical judgement: multidisciplinary perspectives[J]. Journal of evaluation in clinical practice, 2018, 24(3): 635-637.
clinical medical ethics	—	临床医学伦理学	临床医学伦理	—	王晓晔, 韩彤妍, 张树栋, 等. 临床医师和医学人文教师共同教授医学伦理学的研究[J]. 中华医学教育杂志, 2019, 39(7): 499-502.	DE L A GARZA S, PHUOC V, THRONEBERRY S, et al. Teaching medical ethics in graduate and undergraduate medical education: a systematic review of effectiveness[J]. Academic psychiatry, 2017, 41(4): 520-525.

续表 1 - 1

英文术语	缩略语	中文术语	概念范畴	四种编码	中文文献	英文文献
clinical trial	—	临床试验	医学科研伦理	{Tree number} V03. 175. 250；{Unique ID} D016430	何林健，张象麟．药物临床试验机构选择影响因素分析[J]．中国药事，2020，34(1)：5 - 16.	PACKER R J，FISHER M J，CUTTER G，et al. Neurofibromatosis clinical trial consortium [J]. Journal of child neurology，2018，33(1)：82 - 91.
clone，cloning	—	克隆	基因技术伦理	{Tree number} A11. 251. 353；{Unique ID} D002999	韩玲，杨科，薛征，等．通过阵列式标签高通量测序高效鉴定点突变单克隆细胞[J]．基础医学与临床，2020，40(7)：903 - 911.	HÄYRY M. Ethics and cloning [J]. British medical bulletin，2018，128(1)：15 - 21.
cloned organ transplantation	—	克隆器官移植	器官移植伦理	—	俞远京．转基因克隆猪与人类异种器官移植[J]．中国比较医学杂志，2004，14(1)：50 - 53.	AYALA F J. Cloning humans? Biological，ethical，and social considerations[J]. Proceedings of the national academy of sciences of the United States of America，2015，112(29)：8879 - 8886.
Code for Nurses	—	《护士伦理准则》	医学伦理学文献	—	张鸿，王楠，潘丛侠．《护士伦理准则》视角下对分级护理的思考[J]．中国医学伦理学，2017，30(11)：1404 - 1406，1414.	MCPHEE K. Deliberate practice mock codes for new graduate nurses[J]. Journal for nurses in professional development，2018，34(6)：348 - 351.
Code of Ethics of American Pharmaceutical Association	—	《美国药师联合会医德守则》	医学伦理学文献	—	—	HADDAD A M. Reflections on the pharmacist patient covenant[J]. American journal of pharmaceutical education，2018，82(7)：6806.

续表 1 – 1

英文术语	缩略语	中文术语	概念范畴	四种编码	中文文献	英文文献
Code of Ethics of British Medical Association	—	《英国医学会伦理准则》	医学伦理学文献	—	—	BORYSOWSKI J, EHNI H J, GÓRSKI A. Ethics codes and use of new and innovative drugs [J]. British journal of clinical pharmacology 2019, 85(3): 501 – 507.
Code of Ethics of Clinical Research, American Medical Association	—	《美国医学会临床研究道德准则》	医学伦理学文献	—	李伟. 美国医学会在医生职业道德建设中的作用[J]. 中华医学信息导报, 27(11): 4.	GEIS J R, BRADY A P, WU C C, et al. Ethics of artificial intelligence in radiology: summary of the joint European and North American multi-society statement[J]. Canadian association of radiologists journal, 2019, 70 (4): 329 – 334.
Code of Ethics of in Vitro Fertilization, British Medical Association	—	《英国医学会关于体外受精的道德准则》	医学伦理学文献	—	—	—
The Code of Experimentation on Human Subjects, U. K.	—	《英国人体实验研究的准则》	医学伦理学文献	—	—	—
Code of Hammurabi, France	—	《汉穆拉比法典》(法国)	医学伦理学文献	—	王明锁. 民商合一模式的演进及民法典编纂中的创新性选择[J]. 北方法学, 2018, 12(2): 65 – 78.	—

续表 1－1

英文术语	缩略语	中文术语	概念范畴	四种编码	中文文献	英文文献
Code of Medical Ethics in France	—	《法国医学伦理学法规》	医学伦理学文献	—	—	MONTANARI VERGALLO G, BU-SARDÒ F P, ZAAMI S, et al. The static evolution of the new Italian code of medical ethics[J]. European review for medical and pharmacological sciences, 2016, 20(3): 575－580.
codes of medical practice	—	医师执业规则	卫生法学	—	—	PIPER B J, BEALS M L, ABESS A T, et al. Chronic pain patients' perspectives of medical cannabis[J]. Pain, 2017, 158(7): 1373－1379.
cognition	—	认知	心理学伦理	{Tree number} F02. 463. 188; {Unique ID} D003071	—	BORZA L. Cognitive behavioral therapy for generalized anxiety[J]. Dialogues in clinical neuroscience, 2017, 19(2): 203－208.
coma	—	脑昏迷	器官移植伦理	{SNOMED} F85640; {ICD-11} MB20. 1; {Tree number} C10. 597. 606. 358. 800. 200; {Unique ID} D003128	薛克栋，夏迎雪，吐尔逊古丽，等. 纳洛酮对肺脑昏迷的快速催醒作用[J]. 中华结核和呼吸杂志，1996，19(2)：68.	RIZZO L F L, MANA D L, BRUNO O D, et al. Myxedema coma[J]. Medicina (B Aires), 2017, 77(4): 321－328.
comatose state	—	昏迷状态	医学伦理学概念	—	侯金霞. 醒脑静联合盐酸纳洛酮治疗脑出血昏迷状态患者的疗效观察[J]. 中国伤残医学，2014，22(8)：125－126.	BAUDEL J L, LECLERCQ D, LEWIN M, et al. A fluctuant comatose state[J]. Intensive care medicine, 2007, 33(5): 926－928.

续表 1-1

英文术语	缩略语	中文术语	概念范畴	四种编码	中文文献	英文文献
commiseration	—	恻隐	普通伦理学	—	王钰. 试比较叔本华的同情与孟子的恻隐[J]. 五邑大学学报(社会科学版), 2020, 22(3): 64-69.	SCOTT T. Compassion is a constant[J]. Emergency nurse, 2015, 23(7): 5.
Committee of Patriotic Health Campaign	—	爱国卫生运动委员会	医疗卫生组织	—	赵一帆. 北京市新一届爱国卫生运动委员会组成[J]. 首都食品与医药, 2014, 20(1): 29.	—
communist morality	—	共产主义道德	伦理学学派	—	高瑜励. 共产主义道德境界重构[D]. 太原: 太原理工大学, 2012.	TETREVOVA L, PATAK M. Web-based communication of socially responsible activities by gambling operators[J]. Journal of gambling studies, 2019, 35(4): 1441-1455.
community health care	—	社区卫生保健	预防医学伦理	—	张燕郦. 社区居民公共卫生预防保健服务需求及影响因素分析[J]. 饮食保健, 2019, 6(44): 286.	POTERA C. The new(ish) cadre in community health care: nonmedical workers[J]. American journal of nursing, 2016, 116(7): 14.
compensation	—	补偿	普通伦理学	{SNOMED} F04430; {Tree number} I01. 880. 604. 583. 050; {Unique ID} D035881	王松江, 姜杨尚. 基于演化博弈 PPP 准备期非过失情况下社会资本补偿策略研究[J]. 重庆理工大学学报(社会科学版), 2020, 34(7): 78-87.	FINCH J. Compensation for lifting accidents in community nursing[J]. British journal of community nursing, 2019, 24(6): 296-299.

续表 1－1

英文术语	缩略语	中文术语	概念范畴	四种编码	中文文献	英文文献
compensation for medical malpractice	—	医疗事故赔偿	医院管理	—	王者洁，李楠．论医疗事故民事损害的归责原则及赔偿范围[J]．天津法学，2015，31(4)：11－16．	ALKHENIZAN A H，SHAFIQ M R．The process of litigation for medical errors in Saudi Arabia and the United Kingdom[J]．Saudi medical journal，2018，39(11)：1075－1081．
complementary medicine	—	补充医学	医学伦理学概念	{Tree number} E02.190; {Unique ID} D000529	朱宏，李晓东，李永强，等．国外补充与替代医学推广对中国中医药发展的启示[J]．江西中医药大学学报，2018，30(5)：7－10．	MEIER B．Complementary medicine research：auch ein geschichtsbuch der SMGP[J]．Complementary medicine research，2018，25(1)：7－8．
compulsory contraception	—	强迫性避孕	优生学伦理	—	—	MAMILLA S，GOUNDLA S．Knowledge about menstrual hygiene，sexual health，and contraception in educated late adolescent age girls[J]．Journal family medical primatology，2019，8(2)：610－613．
compulsory treatment	—	强制治疗	医学伦理学概念	—	陈绍辉．论强制治疗行为的法律规制[J]．医学与法学，2020，12(4)：25－30．	CHEUNG D．Compulsory mental health treatment in Hong Kong：which way forward?[J]．East Asian archives of psychiatry，2019，29(2)：63－65．
confidentiality	—	保密	临床医学伦理	{Tree number} F04.096.544.335.240; {Unique ID} D003219	罗晓曙．混沌保密通信应用研究的进展[J]．广西师范大学学报(自然科学版)，2002，20(1)：6－18．	PETERSON J L H．Confidentiality in medicine：how far should doctors prioritise the confidentiality of the individual they are treating?[J]．Postgraduate medical journal，2018，94(1116)：596－600．

续表 1 - 1

英文术语	缩略语	中文术语	概念范畴	四种编码	中文文献	英文文献
Confucius	—	孔子	医学道德人物	—	庞贞艾. 孔子教育思想及对当代教育的启示[J]. 社会科学前沿，2020，9（5）：656 - 660.	—
congenital malformation	—	先天性畸形	优生学伦理	{SNOMED} M20000	胡秋云，陈常佩，邓小艳，等. 产前胎儿系统超声检查诊断胎儿先天性畸形[J]. 中国医学影像技术，2012，28(2)：343 - 346.	DADVAND P. Congenital anomalies：an under-evaluated risk of climate change[J]. Occupational and environmental medicine，2017，74(5)：313 - 314.
conjoined twins	—	连体婴儿	优生学伦理	{SNOMED} M28900；{ICD-11} LD2G；{Tree number} C16. 131. 085. 806；{Unique ID} D014428	杨春然. 论违法性与正当化事由缺失之间的规范缝隙及跨越：以英国连体婴儿案为例[J]. 中国刑事法杂志，2011(03)：30 - 37.	KATTEL P. Conjoined twins[J]. Journal of the Nepal medical association，2018，56(211)：708 - 710.
consanguineous marriage	—	近亲结婚	优生学伦理	{Tree number} G05. 090. 403. 180；{Unique ID} D003241	林淑梅，孙明珠，黄能琴，等. 乌鲁木齐地区维吾尔族回族汉族近亲结婚情况的调查[J]. 遗传，1983，5(1)：31 - 32.	SHAW A. Consanguineous marriage and the psychopathology of the progeny of first-cousin couples[J]. Journal of the American Medical Assciotion psychiatry，2018，75(5)：426 - 427.
conscience	—	良心	普通伦理学	{Tree number} F01. 829. 500. 359；{Unique ID} D003242	石中英，余清臣. 论良心及其可教性[J]. 集美大学学报(教育科学版)，2005，6(2)：3 - 7.	ERSTAD B L. The conscience of a pharmacist[J]. American journal of pharmaceutical education，2019，83(2)：7301.

续表 1－1

英文术语	缩略语	中文术语	概念范畴	四种编码	中文文献	英文文献
consequentialism	—	效果论	普通伦理学	{Tree number} K01. 752. 566. 479. 118; {Unique ID} D028663	张美川. 布迪厄的实践理论及其反思效果[J]. 北京工业大学学报（社会科学版），2006，6(2)：67－70，75.	ROACHE R. Making consequentialism more appealing[J]. Journal of medical ethics，2015，41(5)：359－360.
contraception	—	避孕	优生学伦理	{SNOMED} F98600; {Tree number} E02. 875. 194; {Unique ID} D003267	程利南. 人工流产后的避孕指导与服务[J]. 中国计划生育学杂志，2008，16(2)：126.	HSIA J K，CREININ M D. Intrauterine contraception[J]. Seminars in reproductive medicine，2016，34(3)：175－182.
contract	—	契约	普通伦理学	{Tree number} I01. 880. 604. 583. 090; {Unique ID} D032982	庞海云，叶永. 基于实物期权契约的应急物资政企联合储备模型[J]. 系统管理学报，2020，29(4)：733－741.	CARR S. Renegotiating the contract[J]. Lancet psychiatry，2017，4(10)：740－741.
contractual relation between physician and patient	—	医患契约关系	医患关系	—	曾日红. 医患关系的契约性[J]. 南京医科大学学报（社会科学版），2019，19(6)：439－443.	AIELLO F，DURGIN J，DANIEL V，et al. Surgeon leadership in the coding，billing，and contractual negotiations for fenestrated endovascular aortic aneurysm repair increases medical center contribution margin and physician reimbursement[J]. Journal of vascular surgery，2017，66(4)：997－1006.
control of death	—	死亡控制	死亡伦理	—	王晓升. 死亡控制与权力诞生：评鲍德里亚对权力产生根源的分析[J]. 苏州大学学报（哲学社会科学版），2013，34(4)：35－42.	SIMÕES T，QUEIRÓS A，MARUJO A T，et al. Prospective risk of intrauterine death of monochorionic twins：update[J]. Journal of perinatal medicine，2016，44(8)：871－874.

续表 1 - 1

英文术语	缩略语	中文术语	概念范畴	四种编码	中文文献	英文文献
costs of medicine	—	医疗成本	医院管理	—	赵云. 预付费方式下医疗机构降低医疗成本的策略研究[J]. 医学与哲学，2017，38(23)：50 - 53	SANDHU A T, DUDLEY R A, KAZI D S. Cost analysis of the American board of internal medicine's maintenance of certification program [J]. Annals of internal medicine, 2016, 164 (8): 571 - 572.
cowardice	—	怯懦	普通伦理学	—	魏风旗. 从怯懦到超越：论《红色的英勇标志》中弗莱明的心路历程[J]. 当代教育理论与实践，2013，5(1)：186 - 188.	CAUGHEY J E. The cowardice continues[J]. British medical journal, 1977, 2 (6085): 521.
cremation	—	火葬	死亡伦理	{Tree number} I01. 076. 201. 450. 550. 175；{Unique ID} D055700	姚海涛. 先秦典籍中的火葬探析[J]. 河北青年管理干部学院学报，2018，30(3)：99 - 102.	GILL J R, OLKO H G, DEJOSEPH M E. Medicolegal investigation for cremation clearance: how and why? [J]. American journal of forensic medicine and pathology, 2019, 40 (3): 238 - 241.
criteria for assessing medical morality	—	医学道德评价标准	医学伦理学概念	—	方杲，高鹏，郭董董. 理性与公平视角下的医务人员道德行为准则分析[J]. 医学与社会，2019，32(3)：18 - 22，29.	KWAN Y H, PNG K, PHANG J K, et al. A systematic review of the quality and utility of observer-based instruments for assessing medical professionalism [J]. Journal of graduate medical education, 2018, 10(6): 629 - 638.

续表 1 – 1

英文术语	缩略语	中文术语	概念范畴	四种编码	中文文献	英文文献
Criteria for Human Experimentation in U. S. A.	—	《美国人体试验准则》	医学伦理学文献	—	SURK M，钟友工. 美国甲状腺学会关于甲状腺疾病实验室试验应用的准则[J]. 美国医学会杂志(中文版)，1990，9(6)：370 – 374.	BACH M C. Still human：a call for increased focus on ethical standards in cadaver research [J]. HEC forum，2016，28(4)：355 – 367.
criteria of death	—	死亡标准	死亡伦理	—	李小杉，缪俊艳，胡迪，等. 公民对脑死亡标准立法态度的现状调查[J]. 器官移植，2020，11(1)：87 – 92.	SØRENSEN P，ANDERSEN H H. Death criteria now and in the future[J]. Ugeskr for laeger，2018，180(26)：V03180189.
Daoism	—	道教	宗教	—	乐爱国. 道教生态学[M]. 北京：社会科学文献出版社，2005.	CHUNG S，FITZSIMONS V. Nursing and Daoism：wading in the river of practice[J]. Creative nursing，2015，21(4)：245 – 249.
Darwinian medicine	—	达尔文医学	医学伦理学概念	—	颜青山. 达尔文医学：进化生物学的新发展[J]. 科学技术与辩证法，2001，18(1)：53 – 56，68.	ROMANÍ DE GABRIEL J. Darwinian medicine and psoriasis[J]. Actas dermosifiliogr，2015，106(3)：189 – 194.
death	—	死亡	死亡伦理	{SNOMED} FY1800；{Tree number} C23. 550. 260；{Unique ID} D003643	陈万青，张思维，曾红梅，等. 中国2010年恶性肿瘤发病与死亡[J]. 中国肿瘤，2014，23(1)：1 – 10.	GUIDI B，AQUARO G D，GESI M，et al. Postmortem cardiac magnetic resonance in sudden cardiac death[J]. Heart failure reviews，2018，23(5)：651 – 665.

续表 1-1

英文术语	缩略语	中文术语	概念范畴	四种编码	中文文献	英文文献
death education	—	死亡教育	死亡伦理	—	刘霖，袁长蓉，徐燕. 死亡教育与姑息护理[J]. 解放军护理杂志，2006(7)：48-49.	LIMA R，BERGOLD L B，SOUZA J D F，et al. Death education：sensibility for caregiving [J]. Revista Brasileira de enfermagem，2018，71(Suppl 4)：1779-1784.
death with dignity	—	尊严死	死亡伦理	—	章艳婷，钱新毅，李建军. 临终患者尊严死的研究进展[J]. 护理学杂志，2020，35(7)：15-18.	SOUTH J. Death with dignity[J]. American journal of nursing，2018，118(5)：13.
death-roll prisoner as organ donor	—	死刑犯器官供体	器官移植伦理	—	关健. 从法律和伦理角度看禁止死囚作为器官移植供体的意义和限制[J]. 中国医学伦理学，2019，32(4)：479.	—
debate concerning the research of the genetic basis of homosexuality	—	同性恋基因研究的争论	医学伦理事件	—	涂丹，许睿玮，赵广录，等. 男同性恋分子遗传学研究的进展[J]. 中华医学遗传学杂志，2016，33(4)：569-572.	—
debate of righteousness and benefit	—	义利之辩	普通伦理学	—	萧成勇. 儒墨义利之辩与传统道德教育的现代转型[J]. 教育理论与实践，2016，36(19)：45-48.	—

续表 1-1

英文术语	缩略语	中文术语	概念范畴	四种编码	中文文献	英文文献
decision-making and capacity of decision-making	—	做决定和做出决定的能力	医学伦理学概念	—	马臻. 做决定、做选择的哲理和心态[J]. 科技导报，2001，29(30)：84.	WENDLER D. The theory and practice of surrogate decision-making[J]. Hastings center report，2017，47(1)：29-31.
Declaration of Alma-Ata	—	《阿拉木图宣言》	医学伦理学文献	—	杨辉. 从《阿拉木图宣言》到《阿斯塔纳宣言》：全科医学发展是实现全民健康覆盖的重中之重[J]. 中国全科医学，2019，22(1)：1-4.	KIUGE H，KELLEY E，BIRTANOV Y，et al. International conference on primary health care. Declaration of Alma-ata[J]. WHO chronicle，1978，32(11)：428-430.
declaration of death	—	死亡宣布	死亡伦理	—	冯庚. 现场急救时针对可疑死亡及死亡患者的诊疗策略(二)：如何宣布死亡[J]. 中国全科医学，2012，15(4)：472-473.	HUSBAND E M. Speaking of death[J]. Philosophical transactions of the royal society of London. Series biological sciences，2018，373(1754)：20180172.
Declaration of Geneva	—	《日内瓦宣言》	医学伦理学文献	—	王旭. 日内瓦宣言[J]. 中国医学人文，2017，3(9)：24.	PRAVEEN G，AKKALOORI A. The revised declaration of Geneva，2017，and India's contradictory legal provisions[J]. Indian journal of medical ethics，2018，3(3)：254.
Declaration of Hawaii	—	《夏威夷宣言》	医学伦理学文献	—	李亚琼，谢侃侃，李艳，等. 从《夏威夷宣言》到《马德里宣言》[J]. 临床精神医学杂志，2011，21(5)：356-357.	SCHMIT K M，BROSTROM R，LARGEN A，et al. Higher rates of tuberculosis among Class B1 Filipino immigrants to Hawaii compared to nationwide，2010-2014[J]. Journal of immigrant and minority health，2019，21(6)：1300-1305.

续表 1-1

英文术语	缩略语	中文术语	概念范畴	四种编码	中文文献	英文文献
Declaration of Health for All in 2000	—	《2000 年人人享有卫生保健的决定》	医学伦理学文献	—	俞观文. 推行国家基本药物制度，实现“人人享有初级卫生保健”的目标[J]. 上海医药，2007，28(3)：103－105.	SEBBAG E, FELTEN R, SAGEZ F, et al. The worldwide burden of musculoskeletal diseases: a systematic analysis of the World Health Organization Burden of Diseases Database [J]. Annals of the rheumatic diseases, 2019, 78 (6): 844－848.
Declaration of Helsinki	—	《赫尔辛基宣言》	医学伦理学文献	—	张咸伟.《赫尔辛基宣言》涉及人类受试者医学研究伦理原则的解读[J]. 实用疼痛学杂志，2020，16(2)：96－101.	WORLD MEDICAL ASSOCIATION. Issue information Declaration of Helsinki [J]. Journal of bone and mineral research, 2019, 34(1): BM i－BM ii.
Declaration of Oslo	—	《奥斯陆宣言》	社会医学	—	何国忠，马敬东，肖嵩. 外交政策与卫生外交[J]. 医学与社会，2010，23(10)：8－10.	BORGES G, BAGGE C L, CHERPITEL C J, et al. A meta-analysis of acute use of alcohol and the risk of suicide attempt[J]. Psychological medicine, 2017, 47(5): 949－957.
Declaration of Rights for the Mentally Retarded	—	《智力迟钝者权利宣言》	医学伦理学文献	—	李霞. 成年监护制度研究[D]. 济南市：山东大学，2007.	SCHOLTEN M, GATHER J. Adverse consequences of article 12 of the UN convention on the rights of persons with disabilities for persons with mental disabilities and an alternative way forward[J]. Journal of medical ethics, 2018, 44(4): 226－233.

续表 1 - 1

英文术语	缩略语	中文术语	概念范畴	四种编码	中文文献	英文文献
Declaration of Sydney	—	《悉尼宣言》	医学伦理学文献	—	王慧.《悉尼宣言》与气候变化：中国的挑战与机遇[J]. 资源与人居环境，2007，7(21)：36 - 37.	MACHADO C，KOREIN J，FERRER Y，et al. The declaration of Sydney on human death[J]. Journal of medical ethics，2007，33 (12)：699 - 703.
Declaration of Tokyo	—	《东京宣言》	医学伦理学文献	—	李春华，朱江，钟鼎文，等. 关于《2011 日本针灸东京宣言》[J]. 中国针灸，2012，32(12)：1117 - 1120.	Tokyo declaration[J]. Asia-Pacific journal of public health，2017，29(1)：83.
defensive medicine	—	防御性医疗	医患关系	{Tree number} I01. 880. 604. 583. 524. 300；{Unique ID} D003675	周晓莹，黎莉，姚卫光. 基于广州市某三甲医院医生视角的医患关系及防御性医疗行为研究[J]. 医学与社会，2020，33(4)：109 - 113.	BERLIN L. Medical errors，malpractice，and defensive medicine：an ill-fated triad[J]. Diagnosis，2017，4(3)：133 - 139.
dementia	—	痴呆	医学伦理学概念	{SNOMED} D8540；{Tree number} C10. 228. 140. 380；{Unique ID} D003704	袁锦楣. 痴呆诊疗学[M]. 北京：北京科学技术出版社，1998.	GALE S A，ACAR D，DAFFNER K R. Dementia [J]. American journal of medical，2018，131(10)：1161 - 1169.
Deng Jiadong	—	邓家栋	医学道德人物	—	高旺，高成发，潘树国，等. 基于部分固定策略的多系统长距离基准站间模糊度快速解算[J]. 武汉大学学报(信息科学版)，2017，42 (04)：558 - 562.	—

续表 1-1

英文术语	缩略语	中文术语	概念范畴	四种编码	中文文献	英文文献
deontology	—	道义论	普通伦理学	—	魏传光. 混合道义论的马克思正义理论批判[J]. 上海交通大学学报(哲学社会科学版), 2019, 27(2): 6-16.	FARILL L. Deontology [J]. Administration, 1963, 20(6): 671-679.
depersonalization	—	非人格化	心理学伦理	{Tree number} F01. 145. 126. 300; {Unique ID} D003861	刘凤. 非人格化在公共行政中的理论流变[J]. 燕山大学学报(哲学社会科学版), 2016, 17(3): 47-52.	CHOI K R, SENG J S, BRIGGS E C, et al. The dissociative subtype of posttraumatic stress disorder (PTSD) among adolescents: co-occurring PTSD, depersonalization/derealization, and other dissociation symptoms[J]. Journal of the American academy of child and adolescent psychiatry, 2017, 56(12): 1062-1072.
depression	—	抑郁	心理学伦理	{SNOMED} F90820; {Tree number} F01. 145. 126. 350; {Unique ID} D003863	陈燕杰, 钟友彬. 产后抑郁症[J]. 实用妇产科杂志, 2000, 16(1): 13-15.	SMITH K. Mental health: a world of depression [J]. Nature, 2014, 515(7526): 181.
descriptive ethics	—	描述伦理学	伦理学学派	—	邓安庆. 何谓"做中国伦理学"?——兼论海德格尔为何"不做伦理学"[J]. 华东师范大学学报(哲学社会科学版), 2019, 51(1): 11-17.	ATALLAH D, MOUBARAK M, EL KASSIS N, et al. Clinical research ethics review process in Lebanon: efficiency and functions of research ethics committees: results from a descriptive questionnaire-based study [J]. Trials, 2018, 19(1): 27.

续表 1－1

英文术语	缩略语	中文术语	概念范畴	四种编码	中文文献	英文文献
desire	—	欲望	普通伦理学	—	陈思和. 欲望：时代与人性的另一面：试论张炜小说中的恶魔性因素[J]. 文学评论，2002(06)：62－71.	TERRY J，WILLEY A. Foreword：biology/embodiment/desire[J]. Journal of lesbian studies，2018，22(2)：129－135.
determination of medical technique malpractice	—	医疗事故技术鉴定	医院管理	—	郑桂茹，文立平，陈虹竹，等. 医疗事故技术鉴定标准化建设实现路径[J]. 吉林医药学院学报，2020，41(1)：45－46.	—
determinism	—	决定论	伦理学学派	—	鲁鹏. 制度与历史决定论[J]. 东岳论丛，2020，41(6)：47－53.	COMFORT N. Genetic determinism rides again[J]. Nature，2018，561(7724)：461－463.
diabetes mellitus	—	糖尿病	医学伦理学概念	{SNOMED} D2381；{Tree number} C18. 452. 394. 750；{Unique ID} D003920	田晨霏，唐乐，曾璐，等. 个案管理优势模式在糖尿病视网膜病变患者中的应用效果[J]. 贵州医药，2020，44(8)：1330－1331.	SEN S，CHAKRABORTY R. Treatment and diagnosis of diabetes mellitus and its complication：advanced approaches[J]. Minireviews in medicinal chemistry，2015，15(14)：1132－1133.
dictatorship	—	独裁主义	临床医学伦理	—	王久高，李亚男. 蒋介石国民政府建立一党军事独裁统治的文化原因探析：以力行哲学为视角[J]. 北京科技大学学报(社会科学版)，2017，33(5)：86－91.	VIEIRASOUSA E. The impact factor dictatorship[J]. Acta reumatologica Portuguesa，2015，40(4)：322.

续表 1－1

英文术语	缩略语	中文术语	概念范畴	四种编码	中文文献	英文文献
dignity	—	尊严	普通伦理学	{Tree number} F01. 100. 907；{Unique ID} D000078682	王秋菊. 教育与人的尊严[D]. 福州：福建师范大学，2010.	CAUGHEY M. On dignity and psychiatry[J]. Psychiatric services，2018，69(9)：959－960.
disability	—	残疾	医学伦理学概念	{SNOMED} F00250	盛威威，李欣，邱卓英，等. 残疾儿童康复需求与康复服务发展研究[J]. 中国康复理论与实践，2020，26(5)：502－507.	AGARONNIK N. Musical chairs：using wheelchair ballroom dance in disability education[J]. JAMA，2018，320(1)：14－15.
disability-adjusted life years	DALYs	失能调整生命年	预防医学伦理	—	—	McGRATH R，AL SNIH S，MARKIDES K，et al. The burden of health conditions for middle-aged and older adults in the United States：disability-adjusted life years[J]. Biomed central geriatr，2019，19(1)：100.
discipline	—	纪律	普通伦理学	—	李昱. 论党的纪律文化及其建设方略[J]. 湖南科技大学学报(社会科学版)，2020，23(4)：121－126.	WERTZ J. Tracing effects of parental discipline on child psychopathology：the devil's in the detail[J]. Journal of the American academy of child and adolescent psychiatry，2019，58(1)：20－21.
discrimination	—	歧视	普通伦理学	{Tree number} F02. 463. 593. 257；{Unique ID} D004192	张成. 中国劳动力市场工资收入的户籍歧视[J]. 现代商贸工业，2020，41(27)：92－93.	INMAN R A，PEARCE J M. The discrimination of magnitude：a review and theoretical analysis[J]. Neurobiology of learning and memory，2018，153(Pt B)：118－130.

续表 1－1

英文术语	缩略语	中文术语	概念范畴	四种编码	中文文献	英文文献
disease	—	疾病	医学伦理学概念	{Tree number} C23. 550. 288；{Unique ID} D004194	郭鹞编. 人类疾病的动物模型［M］. 北京：人民卫生出版社，1982.	MENCHE J，SHARMA A，KITSAK M，et al. Disease networks. Uncovering disease-disease relationships through the incomplete interactome［J］. Science，2015，347(6224)：1257601.
disease states	—	病态	医患关系	—	党耀国，王正新，刘思峰. 灰色模型的病态问题研究［J］. 系统工程理论与实践，2008，28(1)：156－160.	MENCHE J，SHARMA A，KITSAK M，et al. Disease networks. Uncovering disease-disease relationships through the incomplete interactome［J］. Science，2015，347(6224)：1257601.
diving medicine	—	潜水医学	医学伦理学概念	—	张坤，徐伟刚. 潜水医学专业自携式潜水课的设计与实施［J］. 海军医学杂志，2020，41(2)：152－153.	FITZCLARKE J R. Breath-hold diving［J］. Comprehensive physiology，2018，8(2)：585－630.
DNA finger printing	—	DNA 指纹	基因技术伦理	—	明军，张启翔，晏晓兰，等. 应用 AFLP-DNA 指纹技术鉴定梅花品种的研究［J］. 北京林业大学学报，2003，25(S2)：17－22.	PRABHAKAR A R，SREEJA G，NAIK S V. DNA finger printing of S. mutans present in the saliva of caries active children and those associated with intellectual disability：an RAPD analysis［J］. The Saudi dental journal，2019，31(4)：424－430.
doctor	—	医生	医患关系	—	姜茂敏，卢妍言，郭佩佩，等. 社会信任对浙江省家庭医生职业高原的影响［J］. 医学与社会，2020，33(7)：98－101.	TORREMANTE E. No substitute for a doctor's intuition［J］. Deutsches Arzteblatt international，2018，115(7)：114.

续表 1-1

英文术语	缩略语	中文术语	概念范畴	四种编码	中文文献	英文文献
doctor and law-enforcement	—	医师与执法	卫生法学	—	战琪，王广雷．中医医疗机构不良执业行为及防范措施调查分析［J］．中国卫生法制，2014，22(5)：53-56.	BAKER E F，MOSKOP J C，GEIDERMAN J M，et al. Law enforcement and emergency medicine：an ethical analysis[J]. Annals of emergency medicine，2016，68(5)：599-607.
doctor's decision-making rights	—	医生的决定权	医患关系	—	鲍作臣．患者知情同意权与医生决定权的现实冲突与解决对策[J]．中国医院，2011，15(3)：9-10.	SOMMOVILLA J，KOPECKY K E，CAMPBELL T. Discussing prognosis and shared decision-making[J]. Surgical clinics of North America，2019，99(5)：849-858.
Doctor's Moral Duty of British National Health Service	—	《英国国民保健署医生的道德义务》	医学伦理学文献	—	潘景业，全世超，郭清．英国国民卫生保健(NHS)如何服务国民[J]．全科医学临床与教育，2006，4(1)：5-9.	RYUS C，BARUCH J. The duty of mind：ethical capacity in a time of crisis[J]. Disaster medicine and public health preparedness，2018，12(5)：657-662.
doctor's obligations	—	医生的义务	医患关系	—	曾苑．浅谈侵权法上违反“专家的注意义务”的判断标准：以医生的注意义务为例[J]．贵州警官职业学院学报，2015，27(5)：66-70.	PAVLISH C L，BROWNSALTZMAN K，RAHO J A，et al. A national survey on moral obligations in critical care[J]. American journal of critical care，2019，28(3)：183-192.
doctor's rights	—	医生的权利	医患关系	—	张慧．医生权利与义务的立法平衡：基于医疗公益性与医务人员积极性的矛盾化解[J]．湖南第一师范学院学报，2018，18(1)：81-85.	VILCHYK T B，SOKOLOVA A K. Areas for further improvement of legislative regulation of patients' rights in Ukraine[J]. Wiadomości lekarskie：Organ Polskiego Towarzystwa Lekarskiego，2019，72(7)：1324-1330.

续表 1 - 1

英文术语	缩略语	中文术语	概念范畴	四种编码	中文文献	英文文献
doctor's self-discipline	—	医生的自律	医患关系	—	赵新河. 中国医师自律维权行动特约稿：医生的执业风险[J]. 中国社区医师，2005，21(22)：7.	CONTI A A. The evolution of the Italian code of medical deontology：a historical-epistemological perspective[J]. La clinica terapeutica，2014，165(6)：315 - 318.
Dolly sheep	—	多莉羊	医学伦理事件	—	朱云林. 浅谈克隆羊"多莉"和细胞核移植[J]. 福建畜牧兽医，2003，25(6)：8 - 10.	CYRANOSKI D. First monkeys cloned with technique that made Dolly the sheep[J]. Nature，2018，553(7689)：387 - 388.
Dong Feng	—	董奉	医学道德人物	—	桂孝树. 庐山深处　追寻董奉的传说[J]. 中医健康养生，2018，4(7)：72 - 73.	—
Dong Zhongshu	—	董仲舒	医学道德人物	—	韩星. 董仲舒的批判精神与王道构建[J]. 衡水学院学报，2020，22(5)：1 - 13.	—
Down's syndrome	—	唐氏综合征	医学伦理学概念	—	王斌，陈英耀，石琦，等. 我国唐氏综合征的疾病经济负担研究[J]. 中国卫生经济，2006，25(3)：24 - 26.	CRAWFORD D，DEARMUN A. Down's syndrome[J]. Nursing children and young people，2016，28(9)：17.
drug abuse	—	药物滥用	医学伦理学概念	{SNOMED} FY0250；{Tree number} C25.775；{Unique ID} D019966	黄元，王成岗，吴世福，等. 我国医疗机构药物滥用监测模式需求调查[J]. 中国药物警戒，2020，17(9)：607 - 612.	O' NEILL M，JAGODA J，DOQUILE V. Barbiturates：drug abuse[J]. Australian family physician，1980，9(7)：458 - 459.

续表 1 - 1

英文术语	缩略语	中文术语	概念范畴	四种编码	中文文献	英文文献
Drug Administration Law of the People's Republic of China	—	《中华人民共和国药品管理法》	卫生法学	—	刘沛. 贯彻"四个最严"严守药品安全：新修订《中华人民共和国药品管理法》宣贯[J]. 中国药业，2019，28（24）：1 - 3.	GOU L，GAO J，YANG H，et al. The landscape of CAR T-cell therapy in the United States and China：a comparative analysis[J]. International journal of cancer，2019，144(8)：2043 - 2050.
drug experimentation	—	药物试验	医学科研伦理	—	裴高鑫，符一男，黄业明，等. 中国药物临床试验机构能力评价指标体系研究[J]. 中国临床药理学杂志，2020，36(15)：2354 - 2356.	DE GOOIJER M C，GUILLÉN NAVARRO M，BERNARDS R，et al. An experimenter's guide to glioblastoma invasion pathways[J]. Trends in molecular medicine，2018，24(9)：763 - 780.
drug therapy in mental disease	—	精神病的药物治疗	临床医学伦理	—	—	ISMAIL M F，LAVELLE C，CASSIDY E M. Steroid-induced mental disorders in cancer patients：a systematic review[J]. Future onco-lo-gy，2017，13(29)：2719 - 2731.
drug-induced disease	—	药源性疾病	医学伦理学概念	—	吕梅冰. 中药注射剂致药源性疾病及临床对策[J]. 广东药学院学报，2004，20(6)：674 - 675.	FISHMAN G I. Drug-induced arrhythmias，precision medicine，and small data[J]. Circulation，arrhythmia and electrophysiology，2017，10(4)：e005208.
Dwarkanath Shantaram Kotnis	—	柯棣华	医学道德人物	—	柯棣华，王建中，陈依妹. 实施孕期保健对妊娠期糖尿病孕妇妊娠结局及行为习惯的影响分析[J]. 糖尿病新世界，2018，21(22)：32 - 34.	—

续表 1-1

英文术语	缩略语	中文术语	概念范畴	四种编码	中文文献	英文文献
dying process	—	死亡过程	死亡伦理	—	齐华英，万晨光，冯学泉，等. 脑死亡过程中脑组织氧代谢变化的动物实验研究[J]. 中华危重病急救医学，2017，29(7)：640-643.	KALDAHL J. On life after death：a chaplain's view on the process of dying[J]. Journal of pastoral care and counseling，2019，73(1)：49-51.
easy sex	—	杯水主义	性医学伦理	—	—	FLAMENT S. Sex reversal in amphibians[J]. Sexual development，2016，10(5/6)：267-278.
ecological ethics	—	生态伦理学	伦理学学派	—	马宇颖，丁胜，荀晨. 从现代生态伦理学角度谈生态文明建设[J]. 热带农业工程，2020，44(1)：52-54.	WIMBERLY J M. Virtue ethics and the commitment to learn：overcoming disparities faced by transgender individuals[J]. Philosophy ethics and humanities in medicine，2019，14(1)：10.
economic efficiency of hospital operation	—	医院经营的经济效益	医院管理	—	刘振波，张明祥. 搞好医院经营　增加经济效益的体会[J]. 实用医药杂志，2005，22(4)：94-95.	LI B，MOHIUDDIN M，LIU Q. Determinants and differences of township hospital efficiency among Chinese provinces[J]. International journal of environmental research，2019，16(9)：1601.
Edward Jenner	—	爱德华·詹纳	医学道德人物	—	—	GLOBAISURG COLLABORATIVE. Pooled analysis of WHO surgical safety checklist use and mortality after emergency laparotomy[J]. British journal of surgery，2019，106(2)：e103-e112.

续表 1-1

英文术语	缩略语	中文术语	概念范畴	四种编码	中文文献	英文文献
efficiency and justice	—	效率与公平	卫生政策	—	郝云，贺然. 论我国基本经济制度建设的效率与公平[J]. 云梦学刊，2020，41(5)：43-50.	VIRTANEN M，ELOVAINIO M. Justice at the workplace：a review[J]. Cambridge quarterly of healthcare ethics，2018，27(2)：306-315.
egoism	—	利己主义	伦理学学派	{Tree number} K01. 752. 566. 479；{Unique ID} D004989	朱唯星，陶磊. 青年精神生活现代性的遭遇：基于精致的利己主义者的考察[J]. 兵团教育学院学报，2020，30(4)：41-46.	OAKLEY J. Editorial[J]. Monash bioethics review，2016，34(2)：99-100.
electric shock therapy	—	电击疗法	医学伦理学概念	—	吴红，谭洪育，黄章宇，等. 取石网篮联合普通电刀电击治疗胆管残石33例报告[J]. 山东医药，2008，48(47)：79.	AHMAD U，MACHUZAK M. Electric shock therapy for lung cancer：taking palliation to the next level[J]. Journal of thoracic and cardiovascular surgery，2018，155(5)：2160-2161.
Elementary Medicine	—	《医学入门》	医学伦理学文献	—	张亮. 论明代李梴《医学入门》中的中医人文学体系[J]. 亚太传统医药，2017，13(4)：7-8.	CHRISTIANSEN S N，ØSTERGAA R D M，TERSLEV L. Ultrasonography in gout：utility in diagnosis and monitoring[J]. Clinical and experimental rheumatology，2018，36 114(Suppl 5)：61-67.
eliminate pathogenic agents and restore health	—	祛邪扶正	中医学伦理	—	刘平，李雁，徐静，等. 扶正祛邪治则在大肠癌治疗中的应用[J]. 现代中西医结合杂志，2019，28(15)：1692-1696.	JHAJHARIA K，PAROLIA A，SHETTY K V，et al. Biofilm in endodontics：a review[J]. Journal of international society of preventive and community dentistry，2015，5(1)：1-12.

续表 1－1

英文术语	缩略语	中文术语	概念范畴	四种编码	中文文献	英文文献
embryo	—	胚胎	生殖医学伦理	{SNOMED} T89010；{ICD-11} XA3NA0；{Tree number} A16；{Unique ID} D004628	薛冰洁，殷燕云．从肾论治胚胎反复移植失败析微[J]．江苏中医药，2020，52(9)：46－48.	SOZEN B，AMADEI G，COX A，et al. Self-assembly of embryonic and two extra-embryonic stem cell types into gastrulating embryo-like structures[J]. Nature cell biology，2018，20(8)：979－989.
embryo cloning	—	胚胎克隆	基因技术伦理	{Tree number} E05. 393. 240；{Unique ID} D019976	徐少甫．山羊胚胎克隆的研究[J]．扬州大学学报（农业与生命科学版），1995，16(1)：51－55.	GAMBINI A，MASERATI M. A journey through horse cloning[J]. Reproduction fertility and development，2017，30(1)：8－17.
embryo experimentation	—	胚胎试验	生殖医学伦理	{Tree number} E05. 313；{Unique ID} D033041	符美玲，冯泽永，孙墨龙．人体胚胎试验的伦理问题[J]．医学与哲学（人文社会医学版），2011，32(7)：19－21.	Human embryo research policy update[J]. Nature biotechnology，2018，36(6)：477.
embryo manipulation	—	胚胎操纵	生殖医学伦理	—	曲彬，张映，周琪，等．人类胚胎基因编辑：科学与伦理[J]．科学与社会，2016，6(3)：22－31.	HERNÁNDEZ-MARTÍNEZ R，RAMKUMAR N，ANDERSON K V. P120-catenin regulates WNT signaling and EMT in the mouse embryo[J]. Proceedings of the national academy of sciences of the United States of America，2019，116(34)：16872－16881.

续表 1-1

英文术语	缩略语	中文术语	概念范畴	四种编码	中文文献	英文文献
embryo transfer	ET	胚胎转移	生殖医学伦理	{SNOMED} P9546；E02. 875. 800. 500；{Unique ID} D004624	高敏，伍琼芳，苏琼. 冷冻配子及胚胎转移伦理探讨 2 例[J]. 江西医药，2019，54(2)：149-151.	SCHOOLCRAFT W B. Importance of embryo transfer technique in maximizing assisted reproductive outcomes[J]. Fertility and sterility，2016，105(4)：855-860.
embryology	—	胚胎学	生殖医学伦理	{Tree number} H01. 158. 100. 529；{Unique ID} D004626	丁真志玛. 浅谈藏医胚胎学理论[J]. 饮食保健，2019，6(8)：295-296.	HOSSFELD U，PORGES K，LEVIT G S，et al. Ernst Haeckel's embryology in biology textbooks in the german democratic republic，1951-1988[J]. Theory in biosciences，2019，138(1)：31-48.
embryonic stem cell	—	胚胎干细胞	生殖医学伦理	{Tree number} A11. 872. 700. 250；{Unique ID} D053595	任玉兰，路璐，李盛林，等. 人胚胎干细胞源角质形成细胞用于药物毒理检测的探讨[J]. 上海口腔医学，2020，29(3)：257-261.	BOLLI R，WYSOCZYNSKI M. Human Embryonic stem cell-derived cardiomyocytes[J]. Circulation research，2019，124(8)：1157-1159.
embryonic therapy	—	使用胚胎作为治疗药物	生殖医学伦理	—	刘秀峰，秦叔逵，钱军，等. 重组人血管内皮抑制素和参一胶囊联合化疗药物治疗胚胎性横纹肌肉瘤[J]. 临床肿瘤学杂志，2009，14(1)：63-67.	SHIEH H F，TRACY S A，HONG C R，et al. Transamniotic stem cell therapy (TRASCET) in a rabbit model of spina bifida[J]. Journal of pediatric surgery，2019，54(2)：293-296.
Emil Adoif von Behring	—	埃米尔·阿道夫·冯·贝林	医学道德人物	—	—	—

续表 1－1

英文术语	缩略语	中文术语	概念范畴	四种编码	中文文献	英文文献
emotion	—	情绪	心理学伦理	{SNOMED} F90700；{Tree number} F01.470；{Unique ID} D004644	刘迎泽．情绪心理学［M］．北京：海潮出版社，2007.	LIEBERMAN M D. Boo! The consciousness problem in emotion［J］. Cognition and emotion, 2019, 33(1): 24－30.
emotionalism ethics	—	感情主义伦理学	伦理学学派	—	陈敏．儒家仁爱伦理与关怀伦理的相似性研究：兼论其中的差异性［D］．厦门：厦门大学，2014.	—
emotions in medical morality	—	医德情感	医学伦理学概念	—	薛金凤，张碧．新时期临床实习医学生医德情感培养的探讨［J］．西部素质教育，2018，4(18)：61.	VERKIEL S E. Amoral enhancement［J］. Journal of medical ethics, 2017, 43(1): 52－55.
empiricist	—	庸医	医患关系	—	刘墉．庸医与华佗［J］．医药与保健，2013，21(6)：1.	STANLEY M. The enlightened empiricist［J］. Science, 2017, 356(6345): 1341.
end and means	—	目的和手段	普通伦理学	—	胡俊．新闻采访目的和手段的冲突及平衡［J］．产业与科技论坛，2017，16(18)：274－275.	FLANAGAN J. A means to an end［J］. International journal of nursing knowledge, 2019, 30(4): 196.

续表 1 - 1

英文术语	缩略语	中文术语	概念范畴	四种编码	中文文献	英文文献
End of Life Treatment Decisions and Ethical Requirements for Chronically Ⅲ Patients, Medical Ethics Branch of Chinese Medical Association	—	《中华医学会医学伦理学分会关于慢性病患者生命末期治疗决策与伦理要求》	医学伦理学文献	—	—	—
epilepsy	—	癫痫症	医学伦理学概念	{SNOMED} F87000; {Tree number} C10. 228. 140. 490; {Unique ID} D004827	赵应勇. 癫痫病急症：癫痫持续状态[J]. 科学养生，2020，23(1)：30 - 31.	THIJS R D, SURGES R, O'BRIEN T J, et al. Epilepsy in adults [J]. Lancet, 2019, 393 (10172): 689 - 701.
equal treatment for all	—	普同一等	中医学伦理	—	余方才. 试论“普同一等”与“适当差别”[J]. 中国医学伦理学，2003，16(4)：50 - 51.	KARAGÜLLE M, KARAGÜLLE M Z. Effectiveness of balneotherapy and spa therapy for the treatment of chronic low back pain: a review on latest evidence[J]. Clinical rheumatology, 2015, 34(2): 207 - 214.
equality	—	平等	普通伦理学	—	奥肯，A M. 平等与效率：重大的权衡[M]. 成都：四川人民出版社，1987.	KIRCHHOFF R, LJUNGGREN B. Aspects of equality in mandatory partnerships: from the perspective of municipal care in Norway[J]. International journal of integrated care, 2016, 16(2): 6.

续表 1－1

英文术语	缩略语	中文术语	概念范畴	四种编码	中文文献	英文文献
equity	—	公平	普通伦理学	—	高瑞鹏. 作为公平的正义[D]. 南昌：江西师范大学，2006.	LAWSON W B. What is health equity? [J]. Journal of the national medical association, 2018, 110(1)：1.
erectile dysfunction	—	阳痿	性医学伦理	{Tree number} C12. 294. 644. 486；{Unique ID} D007172	李海松，韩亮. 阳痿从络论治[J]. 世界中医药，2013，8(2)：142－145.	NAJARI B B, KASHANIAN J A. Erectile dysfunction[J]. Journal of the American Medical Association, 2016, 316(17)：1838.
erotomania	—	色情狂	性医学伦理	{SNOMED} F91430	—	SIGNER S F. Erotomania[J]. American journal of psychiatry, 1991, 148(9)：1276－1277.
ethical absolutism	—	伦理绝对主义	伦理学学派	—	聂文军. 论伦理相对主义与伦理绝对主义[J]. 吉首大学学报（社会科学版），2012，33(5)：16－20.	LEONE L, GIACOMANTONIO M, LAURIOLA M. Moral foundations, worldviews, moral absolutism and belief in conspiracy theories[J]. International journal of psychoanalysis, 2019, 54(2)：197－204.
ethical council of hospital	—	医院伦理委员会	医院管理	—	—	TAKASCHIMA A K, SAKAE T M, TAKASCHIMA A K, et al. Ethical and legal duty of anesthesiologists regarding Jehovah's Witness patient：care protocol[J]. Brazilian journal of anesthesiology, 2016, 66(6)：637－641.

续表 1-1

英文术语	缩略语	中文术语	概念范畴	四种编码	中文文献	英文文献
Ethical Criteria for Organ Transplantation in U. S. A.	—	《美国器官移植伦理准则》	医学伦理学文献	—	—	MELLINGER J L, VOLK M L. Transplantation for alcohol related liver disease: is it fair? [J]. Alcohol and alcoholism, 2018, 53(2): 173-177.
ethical defence	—	伦理辩护	普通伦理学	—	—	MEMI F, NTOKOU A, PAPANGELI I. CRISPR/Cas9 gene-editing: research technologies, clinical applications and ethical considerations[J]. Seminars in perinatology, 2018, 42(8): 487-500.
ethical diagnosis and treatment of burned patients	—	烧伤患者诊治道德	临床医学伦理	—	杜恒. 烧伤诊治中的伦理问题[J]. 中国医学伦理学, 2001, 11(4): 28.	YANO J, SOBEL J D, NYIRJESY P, et al. Current patient perspectives of vulvovaginal candidiasis: incidence, symptoms, management and post-treatment outcomes[J]. Biomed Central women's health, 2019, 19(1): 48.
ethical diagnosis and treatment of end-stage cancer patients	—	晚期癌症病人救治道德	临床医学伦理	—	苏永刚. 中英临终关怀比较研究[D]. 济南: 山东大学, 2013.	QUACH H, WHITE D, SPENCER A, et al. Pharmacokinetics and safety of carfilzomib in patients with relapsed multiple myeloma and end-stage renal disease (ESRD): an open-label, single-arm, phase I study[J]. Cancer chemotherapy and pharmacology, 2017, 79(6): 1067-1076.

续表 1 - 1

英文术语	缩略语	中文术语	概念范畴	四种编码	中文文献	英文文献
ethical objectivism	—	伦理客观主义	伦理学学派	—	王志华. 历史叙述：从客观性到合理性[M]. 北京：中国政法大学出版社，2011.	GOODWIN G P, DARLEY J M. The psychology of meta ethics: exploring objectivism[J]. Cognition, 2008, 106(3): 1339 - 1366.
ethical prevention and treatment of AIDS	—	艾滋病防治道德	临床医学伦理	—	李士宝，李海涛，张庆伟. 浅谈艾滋病预防中的伦理道德问题[J]. 预防医学论坛，2005，11(3)：374 - 375.	HLONGWA P. Current ethical issues in HIV/AIDS research and HIV/AIDS care[J]. Oral diseases, 2016, 22(Suppl 1): 61 - 65.
Ethical Principles for Organ Transplant, Medical Ethics Branch of Chinese Medical Association	—	《中华医学会医学伦理学分会关于器官移植伦理原则》	医学伦理学文献	—	刘喜文，郭振霞，张京平. 影响器官捐献的伦理因素及对策探讨[J]. 中国医学伦理学，2013，26(6)：677 - 679.	—
Ethical Principles for the Practice of Human Assisted Reproductive Technology, Ministry of Health, P. R. China	—	中华人民共和国卫生部《实施人类辅助生殖技术的伦理原则》	医学伦理学文献	—	陈芬，纪金霞. 人工辅助生殖技术：从技术理性走向生命伦理[J]. 中国医学伦理学，2014，27(5)：625 - 627.	—

续表 1-1

英文术语	缩略语	中文术语	概念范畴	四种编码	中文文献	英文文献
ethical problems in sex therapy	—	性治疗中的伦理问题	性医学伦理	—	王东. 儒家"仁爱伦理"与女性主义"关怀伦理"的对话[D]. 哈尔滨：哈尔滨工业大学，2016.	HARRIS R M，CHAN Y M. Ethical issues with early genitoplasty in children with disorders of sex development[J]. Current opinion in endocrinology diabetes and obesity，2019，26(1)：49 – 53.
ethical relativism	—	伦理相对主义	伦理学学派	—	林璧属. 历史认识的客观性、真理性与合理性[J]. 哲学研究，2000(11)：33 – 40.	—
ethical subjectivism	—	伦理主观主义	伦理学学派	—	—	COLEMAN G D. Subjectivism，vitalism? Catholic teaching avoids extremes[J]. Health progress，2014，95(1)：32 – 38.
ethical theories-deontology，consequentialism and virtue theory	—	伦理学理论：义务论、后果论和美德论	医学伦理学概念	—	—	HUTCHISON C，McCONNELL P C. The ethics of treating family members[J]. Current opinion in anesthesiology，2019，32(2)：169 – 173.
Ethics Committee of the International Human Genome Organization	—	国际人类基因组组委会伦理委员会	医疗卫生组织	—	—	NURNBERGER JR J I，AUSTIN J，BERRETTINI W H，et al. What should a psychiatrist know about genetics? Review and recommendations from the residency education committee of the International Society of Psychiatric Genetics[J]. Journal of neuropsychiatry and clinical neurosciences，2018，80(1)：17nr12046.

续表 1-1

英文术语	缩略语	中文术语	概念范畴	四种编码	中文文献	英文文献
ethics of cesarean section	—	剖宫产道德	临床医学伦理	—	常英. 剖宫产术后护理质量的道德要求[J]. 工企医刊, 2001, 14(2): 91-92.	GLEZER A. The ethics of court-mandated Cesarean sections[J]. Journal of the American academy of psychiatry and the law, 2018, 46(3): 276-278.
ethics of cloning technique	—	克隆技术伦理	基因技术伦理	—	乔中东, 王莲芸. 克隆技术引发的伦理之争[J]. 生命科学, 2012, 24(11): 1302-1307.	SHEEHAN M. The role of emotion in ethics and bioethics: dealing with repugnance and disgust[J]. Journal of medical ethics, 2016, 42(1): 1-2.
ethics of emergency medicine	—	急症道德	临床医学伦理	—	王淑霞, 黄秀荣, 杨春香, 等. 急症手术中的护理道德[J]. 中国误诊学杂志, 2009, 9(11): 2594.	GEIDERMAN J M, ISERSON K V, MARCO C A, et al. Conflicts of interest in emergency medicine[J]. Academic emergency medicine, 2017, 24(12): 1517-1526.
ethics of gerontology	—	老年病诊治道德	临床医学伦理	—	李修英, 王桂杰, 叶杰. 老年病科医疗护理的基本伦理道德要求[J]. 中国老年学杂志, 2009, 29(24): 3294-3295.	GORDON J S. The ethics of ageing[J]. Bioethics, 2018, 32(4): 222.
ethics of aesthetic medicine	—	美容医学道德	临床医学伦理	—	刘彩风, 刘镇江. 过度整形美容的伦理探析[J]. 中国医学伦理学, 2019, 32(9): 1174-1178.	SPEAR M. The ethical dilemmas of aesthetic medicine: what every provider should consider[J]. Plastic surgical nursing, 2010, 30(3): 152-155.

续表 1-1

英文术语	缩略语	中文术语	概念范畴	四种编码	中文文献	英文文献
ethics of affair diagnosis of venereal disease	—	性病诊断道德	性医学伦理	—	李景华，蒋忠民，高艳红．性病患者的心理治疗与护理[J]．中国社区医师，2002，18(16)：15.	TORGERSEN J，SOARMAH K，FREIBERG M S，et al. Comparison of the prevalence，severity，and risk factors for hepatic steatosis in HIV-infected and uninfected people [J]. Biomed central gastroenterol，2019，19(1)：52.
ethics of anesthesiology	—	麻醉科道德	临床医学伦理	—	廖敏．麻醉科麻醉药品的安全管理探讨[J]．世界最新医学信息文摘，2018，18(2)：186.	HUTCHISON C，McCONNELL P C. The ethics of treating family members[J]. Current opinion in anesthesiology，2019，32(2)：169-173.
ethics of assisted reproductive technology	—	辅助生殖技术伦理	生殖医学伦理	—	朱蕾，唐蓉．辅助生殖技术相关生殖遗传咨询及生育选择引发的伦理思考[J]．中国医学伦理学，2020，33(1)：26-29.	PATRONE T. Kant's 'formula of humanity' and assisted reproductive technology：a case for duties to future children[J]. Monash bioethics review，2017，34(3/4)：206-225.
ethics of cardio-pulmonary resuscitation	—	心肺复苏伦理	临床医学伦理	—	—	DALLE AVE A L，GARDINER D，SHAW D M. Cardiopulmonary resuscitation of brain-dead organ donors：a literature review and suggestions for practice[J]. Transplant international，2016，29(1)：12-19.
ethics of defective neonates	—	缺陷新生儿伦理	临床医学伦理	—	—	CRESTI M，NAVE E，LALA R. Intersexual births：the epistemology of sex and ethics of sex assignment[J]. Journal of bioethical inquiry，2018，15(4)：557-568.

续表 1－1

英文术语	缩略语	中文术语	概念范畴	四种编码	中文文献	英文文献
ethics of drug advertisement	—	药品广告道德	卫生政策	—	吴志明，黄泰康．我国违法药品广告的表现形式与危害[J]．中国新药杂志，2013，22(2)：141－145.	HAGOPIAN C O. Ethical challenges with non-surgical medical aesthetic devices[J]. Plastic surgical nursing, 2019, 39(1): 5－9.
ethics of drug therapy	—	用药道德规范	临床医学伦理	—	陈贵娥．门诊药房调配差错分析与对策[J]．中国药业，2016，25(24)：92－94.	VEARRIER L. The value of harm reduction for injection drug use: a clinical and public health ethics analysis[J]. Disease-a-month series, 2019, 65(5): 119－141.
ethics of health care economics	—	卫生经济伦理学	卫生政策	—	李万才，张德春．重视对卫生经济伦理问题的研究[J]．中国卫生事业管理，2007(2)：81－82.	HURLEY J. Ethics, economics, and public financing of health care[J]. Journal of medical ethics, 2001, 27(4): 234－239.
ethics of health care for old people	—	老年保健伦理	预防医学伦理	—	王晓燕，杜金香．北京老年知识分子卫生保健问题的伦理分析[J]．中国医学伦理学，2002，16(3)：39－41.	NILSSON C, OLAFSDOTTIR O A, LUNDGREN I, et al. Midwives' care on a labour ward prior to the introduction of a midwifery model of care: a field of tension[J]. International journal of qualitative studies on health and well-being, 2019, 14(1): 1593037.
ethics of health care for women and children	—	妇幼保健伦理	优生学伦理	—	廖辉，兰礼吉，许跃忠．妇幼保健医学科研管理伦理问题归因及对策探析：以四川省妇幼保健院为例[J]．中国医学伦理学，2017，30(3)：323－327.	McDOUGALL R J, GILLAM L, DELANY C, et al. Ethics of fertility preservation for prepubertal children: should clinicians offer procedures where efficacy is largely unproven? [J]. Journal of medical ethics, 2018, 44(1): 27－31.

续表 1－1

英文术语	缩略语	中文术语	概念范畴	四种编码	中文文献	英文文献
ethics of health care policy	—	卫生保健政策伦理	卫生政策	—	李枞，赵明杰．医疗机构伦理的内涵、意义及挑战［J］．医学与哲学，2020，41(7)：1－5.	VEARRIER L. The value of harm reduction for injection drug use：a clinical and public health ethics analysis［J］. Disease-a-month series，2019，65(5)：119－141.
ethics of hospital administration	—	医院行政管理伦理	医院管理	—	吴正一．行政伦理学在公立医院管理中的界说［J］．中国医院管理，2008，28(11)：4－6.	COLACO K A，COURTRIGHT A，ANDREYCHUK S，et al. Ethics consultation in paediatric and adult emergency departments：an assessment of clinical，ethical，learning and resource needs［J］. Journal of medical ethics，2018，44(1)：13－20.
ethics of infectious disease	—	传染病科道德	临床医学伦理	—	—	JOHNSON S B，PARKER M. The ethics of sequencing infectious disease pathogens for clinical and public health［J］. Nature reviews genetics，2019，20(6)：313－315.
ethics of language analysis	—	语言分析伦理学	伦理学学派	—	江鹭欣．高中教师课堂评价语言的伦理学分析［J］．福建茶叶，2020，42(4)：412－414.	YOUNG P D，RUSHTON C H. A concept analysis of moral resilience［J］. Nursing outlook，2017，65(5)：579－587.
ethics of medical research writing publication	—	医学科研著作出版道德	医学科研伦理	—	陈锐锋．AMLC 检测结果之《著作权法》与科研道德分析［J］．编辑学报，2012，24(3)：219－222.	MUBEEN S M，QURRATULAIN，GHAYAS R，et al. Knowledge of scientific misconduct in publication among medical students［J］. Education for health，2017，30(2)：140－145.

续表 1－1

英文术语	缩略语	中文术语	概念范畴	四种编码	中文文献	英文文献
ethics of nursing	—	护理道德	临床医学伦理	—	艾玉萍. 护理道德与临床用药[J]. 护理学杂志，2000，15(8)：507－508.	O'CONNOR K. Nursing ethics and the 21st-century armed conflict：the example of Ciudad Juárez[J]. Journal of transcultural nursing，2017，28(1)：6－14.
ethics of organ transplantation	—	器官移植伦理学	器官移植伦理	—	黄伟，叶啟发，曾承. 中国器官移植伦理学问题现状及研究进展[J]. 武汉大学学报(医学版)，2017，38(6)：939－942.	PICOZZI M，ROGGI S，GASPARETTO A. Role of clinical ethics support services in end-of-life care and organ transplantation[J]. Transplantation proceedings，2019，51(9)：2899－2901.
ethics of pharmacists	—	药师道德	临床医学伦理	—	冯变玲. 英、美两国药师职业道德介绍[J]. 中国药师，2003，6(7)：411－412.	VUKOVIĆ RODRÍGUEZ J，JURIČIĆŽ. Perceptions and attitudes of community pharmacists toward professional ethics and ethical dilemmas in the workplace[J]. Research in social and administrative pharmacy，2018，14(5)：441－450.
ethics of plastic surgery	—	再造整形外科的道德	临床医学伦理	—	—	BENNETT K G，INGRAHAM J M，SCHNEIDER L F，et al. The teaching of ethics and professionalism in plastic surgery residency：a cross-sectional survey[J]. Annals of plastic surgery，2017，78(5)：552－556.

续表 1-1

英文术语	缩略语	中文术语	概念范畴	四种编码	中文文献	英文文献
ethics of radiotherapy	—	放射诊疗道德	临床医学伦理	—	倪蓉晖，王阁，单锦露，等. 晚期癌症患者姑息性放射治疗的伦理道德思考和人文关怀［J］. 中国医学伦理学，2008，21(6)：127.	DELPHINE A. Neurocognition: impact of radiotherapy[J]. Bulletin du cancer，2018，105(1)：126－131.
ethics of scientific research	—	医学科研道德	医学科研伦理	—	何俊凤，姚登福，王德丰，等. 医学科研中应遵循的道德原则［J］. 中国医疗前沿，2012，7(13)：89－90.	PAUL H. The scientific self: reclaiming its place in the history of research ethics[J]. Science and engineering ethics，2018，24(5)：1379－1392.
etiquette	—	礼	普通伦理学	—	梁娟，李维敏，王艳萍，等. 1996—2000年全国孕产妇死亡率变化趋势分析［J］. 中华妇产科杂志，2003，38(5)：257－260.	DEWANE M，WALDMAN R，WALDMAN S. Cell phone etiquette in the clinical arena: a professionalism imperative for healthcare［J］. Current problems in pediatric and adolescent health care，2019，49(4)：79－83.
eugenic abortion	—	优生堕胎	优生学伦理	{Tree number} E04. 520. 050. 050；{Unique ID} D000025	王贵松. 我国优生法制的合宪性调整［J］. 法商研究，2011，28(2)：34－43.	CHISHOLM C. The curious case of thalidomide and the absent eugenic clause in Canada's amended abortion law of 1969［J］. Canadian bulletin of medical history，2016，33(2)：493－516.

续表 1－1

英文术语	缩略语	中文术语	概念范畴	四种编码	中文文献	英文文献
eugenics	—	优生学	优生学伦理	｛Tree number｝K01. 400. 307；｛Unique ID｝D005053	王芳，周长文，郭晓慧. 医学高职高专《优生学》课程改革初探[J]. 菏泽医学专科学校学报，2019，31(3)：92－93.	APPLEMAN L I. Deviancy，dependency，and disability：the forgotten history of eugenics and mass incarceration [J]. Duke law journal，2018，68(3)：417－478.
eugenics law	—	优生法	优生学伦理	—	—	KEVLES D J. From eugenics to patents：genetics，law，and human rights[J]. Annals of human genetics，2011，75(3)：326－33.
euthanasia	—	安乐死	死亡伦理	｛SNOMED｝FY2770；｛Tree number｝E02. 760. 905. 199；｛Unique ID｝D005065	温静芳. 安乐死权研究[D]. 长春：吉林大学，2008.	SAAD T C. Euthanasia in Belgium：legal，historical and political review[J]. Issues in law and medicine，2017，2(2)：183－204.
euthanasia movement	—	安乐死运动	死亡伦理	—	梁根林. 争取人道死亡的权利：世界范围内的安乐死运动[J]. 比较法研究，2004，18(3)：16－28.	PRESTON R. Death on demand? An analysis of physician-administered euthanasia in the Netherlands[J]. British medical bulletin，2018，125(1)：145－155.
euthanasia of neonate	—	新生儿安乐死	优生学伦理	—	高华. 对缺陷新生儿安乐死问题的理性思考[J]. 医学与哲学，2012，33(10)：26－28.	MEILAENDER G. No to infant euthanasia[J]. The journal of thoracic and cardiovascular surgery，2015，149(2)：533－534.

续表 1-1

英文术语	缩略语	中文术语	概念范畴	四种编码	中文文献	英文文献
euthanasia without consent	—	没有表达意愿安乐死	死亡伦理	—	胡晓燕．安乐死在我国的现状和趋势[D]．上海：复旦大学，2005.	SPRUNG C L，SOMERVILLE M A，RADBRUCH L，et al．Physician-assisted suicide and euthanasia：emerging issues from a global perspective [J]．Journal of palliative care，2018，33(4)：197-203.
Evangelical Protestant Church	—	福音派新教会	宗教	—	—	MILLER D G．Considering weight loss programs and public health partnerships in American Evangelical protestant churches[J]．Journal of religion and health，2018，57 (3)：901-914.
evidence-based medicine	EBM	循证医学	医学伦理学概念	{Tree number} H02. 249. 750；{Unique ID} D019317	陈忠兰，谷波，王聪，等．从循证医学到循证科学：护理的探索[J]．中国循证医学杂志，2019，19(12)：1486-1491.	MILES A．Evidence-based medicine：2018. Quo vadis？[J]．Journal of evaluation in clinical practice，2018，24(1)：3-6.
evolutionary ethics	—	进化伦理学	伦理学学派	—	金冰．进化论文学批评与文学伦理学视阈下的理论之争[J]．外国文学研究，2018，40(6)：84-91.	STEWART I G，HOSSFELD U，LEVIT G S．Evolutionary ethics and haeckelian monism：the case of Heinrich Schmidt's harmonie (1931) [J]．Theory in biosciences，2019，138(1)：189-202.

续表 1－1

英文术语	缩略语	中文术语	概念范畴	四种编码	中文文献	英文文献
excellent physician with competence and integrity	—	大医精诚	医学伦理学概念	—	陈霞."大医精诚"中医德思想探究[J].医学与社会，2007，20(5)：20－21.	YU W K，MCNEIL J B，WICKERSHAM N E，et al. Vascular endothelial cadherin shedding is more severe in sepsis patients with severe acute kidney injury［J］. Critical care，2019，23(1)：18.
experience-based medicine	EBM	经验医学	医学伦理学概念	—	王曾礼，刘鸣.经验医学向循证医学转变的必然[J].华西医学，2000，15(1)：10－11.	YAN S，WUAN E K M，PEH A L H，et al. Impact of experience-based，longitudinal psychiatry training on family medicine residents' attitudes toward depression and psychiatry in Singapore：a prospective study[J]. Academic psychiatry，2019，43(1)：6－12.
experimental control	—	对照组试验	医学科研伦理	—	孙瑞朋，赵连魁，孙静.四肢深二度烧伤创面削痂术后应用 rh-aFGF 的前瞻性、平行随机对照组试验[J].中国美容医学，2014，23（12）：979－983.	LOHSE K R，PATHANIA A，WEGMAN R，et al. On the reporting of experimental and control therapies in stroke rehabilitation trials：a systematic review[J]. Archives of physical medicine and rehabilitation，2018，99(7)：1424－1432.
experimental medicine	—	实验医学	医学伦理学概念	{Tree number} H01. 770. 644. 145；{Unique ID} D035843	张乃烈.实验医学研究导论[M].北京：知识出版社，1985.	FINE L G. Have the principles of experimental medicine become obsolete in the era of big data?［J］. Kidney international，2017，92(3)：556－557.

续表 1－1

英文术语	缩略语	中文术语	概念范畴	四种编码	中文文献	英文文献
extra-marital affair	—	婚外恋	性医学伦理	—	肖晨光. 从西门庆说婚外恋[J]. 人间，2016，219(24)：119－120.	DARMON I，WARDE A. Habits and orders of everyday life：commensal adjustment in Anglo-French couples[J]. The British journal of sociology，2019，70(3)：1025－1042.
faith therapy	—	信仰疗法	医学伦理学概念	—	王艳丽. 中华传统文化：国学信仰疗法在癌痛患者综合护理应用中的研究[J]. 临床医药文献电子杂志，2018，5(62)：197－198.	OLSON B，LI Y，LIN Y，et al. Mouse models for cancer immunotherapy research[J]. Cancer discover，2018，8(11)：1358－1365.
family medicine	—	家庭医学	预防医学伦理	—	韩川. 家庭医学全书[M]. 北京：中国纺织出版社，2010.	SAULTZ J. Ethics and family medicine[J]. Family medicine，2018，50(8)：577－578.
family physician	—	家庭医生	医患关系	{Tree number} M01. 526. 485. 810. 770；{Unique ID} D010821	张天晔. 上海家庭医生首诊制研究[D]. 上海：复旦大学，2012.	LADOUCEUR R. For the scholarly，free-thinking family physician[J]. Canadian family physician，2018，64(1)：6.
family planning	—	家庭计划	优生学伦理	{Tree number} N02. 421. 143. 401；{Unique ID} D005193	肖兴米，马燕，石英，等. 以家庭为中心的预立医疗照护计划在肿瘤终末期患者中的应用研究[J]. 中国护理管理，2020，20(2)：185－189.	LANCET T. Family planning：accelerating the way ahead[J]. Lancet，2017，390(10112)：2527.

续表 1－1

英文术语	缩略语	中文术语	概念范畴	四种编码	中文文献	英文文献
family violence	—	家庭暴力	性医学伦理	{Tree number} I01. 198. 240. 856. 350；{Unique ID} D017579	张亚林. 论家庭暴力[J]. 中华行为医学与脑科学杂志，2005，14(5)：385－387.	LADOUCEUR R. Domestic family violence [J]. Annals of emergency medicine，2019，74(3)：e32－e33.
fasting	—	斋戒	宗教	{Tree number} F01. 145. 407. 400；{Unique ID} D005215	王承文. 汉晋道教定期斋戒与佛教布萨制度关系论考[J]. 中山大学学报(社会科学版)，2017，57(1)：99－124.	SECOR S M，CAREY H V. Integrative physiology of fasting[J]. Comprehensive physiology，2016，6(2)：773－825.
fatalism	—	宿命论	普通伦理学	—	陈代波. 儒家命运观是消极宿命论吗[J]. 上海交通大学学报(哲学社会科学版)，2004，12(2)：59－64.	JONES R K. Is pregnancy fatalism normal? An attitudinal assessment among women trying to get pregnant and those not using contraception [J]. Contraception，2018，98(4)：255－259.
feeling	—	情感	普通伦理学	{Tree number} F01. 470；{Unique ID} D004644	谭卫华，李纯. 理性、道德与情感：民间信仰实践的礼物逻辑[J]. 原生态民族文化学刊，2020，12(5)：127－134.	LEWIS S. Rewarding gut feeling[J]. Nature reviews neuroscience，2018，19(11)：639.
female circumcision	—	女性割礼	性医学伦理	{Tree number} E02. 218. 085. 165；{Unique ID} D019093	邹礼跃. 女性割礼与缠足的跨文化比较研究[J]. 曲靖师范学院学报，2013，32(1)：80－83.	PIONTEK E A，ALBANI J M. Male Circumcision：the clinical implications are more than skin deep[J]. Missouri medicine，2019，116(1)：35－37.

续表 1 - 1

英文术语	缩略语	中文术语	概念范畴	四种编码	中文文献	英文文献
female homosexuality, lesbianism	FH	女同性恋	性医学伦理	{Tree number} F01. 145. 802. 975. 500. 400; {Unique ID} D018452	曾序春，张玲华，刘惠，等. 深圳市女同性恋者性行为特征和社会心理压力研究[J]. 中国计划生育学杂志，2009，17(9)：529 - 531.	BUSHE S, ROMERO I L. Lesbian pregnancy: care and considerations[J]. Seminars in reproductive medicine, 2017, 35(5): 420 - 425.
feminism	—	女权主义	伦理学学派	{Tree number} I01. 880. 604. 473. 374; {Unique ID} D019513	王雪皎. 后现代女权主义广告的三重话语批判[J]. 包装工程，2020，41(10)：306 - 310.	KHATAMI A. Feminism[J]. Journal of paediatrics and child health, 2019, 55(5): 610.
feminist ethics	—	女性主义伦理学	伦理学学派	—	姚丹丹，刘丹翎. 从女性主义伦理学角度论证弗吉尼亚·伍尔夫的生死观：对《达洛维夫人》的伦理分析[J]. 中国医学伦理学，2019，32(12)：1617 - 1621.	SKOWRONSKI G A. Pain relief in childbirth: changing historical and feminist perspectives [J]. Anaesthesia and intensive care, 2015, 43(Suppl): 25 - 28.
fertility control	—	节育	优生学伦理	{Tree number} E02. 875. 194; {Unique ID} D003267	周海燕. 计划生育节育手术后阴道出血的相关影响因素分析及对策[J]. 中国保健营养，2020，30(27)：160 - 161.	BARFIELD J P, NIESCHLAG E, COOPER T G. Fertility control in wildlife: humans as a model[J]. Contraception, 2006, 73(1): 6 - 22.

续表 1－1

英文术语	缩略语	中文术语	概念范畴	四种编码	中文文献	英文文献
fertility rate	—	生育率	生殖医学伦理	{Tree number} E05. 318. 308. 985. 775. 500；{Unique ID} D001723	朱峰. 台湾生育转变的政治经济学分析：生产力对生育率的影响作用[D]. 厦门：厦门大学，2009.	HAUER M，BAKER J，BROWN W. Indirect estimates of total fertility rate using child woman/ratio：a comparison with the Bogue-Palmore method [J]. Plos one，2013，8(6)：e67226.
fetal development	—	胎儿发育	生殖医学伦理	{Tree number} G07. 345. 500. 325. 235；{Unique ID} D047109	漆洪波. 妊娠期营养对胎儿生长发育的影响[J]. 实用妇产科杂志，2006，22(5)：257－258.	RUBARTH L B，VAN WOUDENBERG C D. Development of the gastrointestinal system：an embryonic and fetal review[J]. Neonatal network，2016，35(3)：156－158.
fetal ethics	—	胎儿伦理	生殖医学伦理	—	孟伊琳，刘彩霞. 胎儿疾病的咨询原则和伦理学要求[J]. 实用妇产科杂志，2020，36(3)：164－166.	CHERVENAK F A，McCULLOUGH L B. The ethics of maternal-fetal surgery[J]. Seminars in fetal and neonatal medicine，2018，23(1)：64－67.
fetal organ transplantation	—	胎儿器官移植	器官移植伦理	—	王亚兰. 流产胎儿器官移植的民事法律问题初探[D]. 济南：山东大学，2016.	CASALE J P，DOLIGALSKI C T. Pharmacologic considerations for solid organ transplant recipients who become pregnant[J]. Pharmacotherapy，2016，36(9)：971－982.
fetal rights	—	胎儿的权利	生殖医学伦理	—	中声. 胎儿的权利[J]. 现代班组，2016(8)：49.	RADHAKRISHNAN R，MERHAR S L，BURNS P，et al. Fetal brain morphometry on prenatal magnetic resonance imaging in congenital diaphragmatic hernia [J]. Pediatric radiology，2019，49(2)：217－223.

续表 1-1

英文术语	缩略语	中文术语	概念范畴	四种编码	中文文献	英文文献
fetal tissue transplantation	—	胎儿组织移植	器官移植伦理	—	张田勘. 胎儿组织移植与胚胎研究的现状与未来[J]. 科技进步与对策, 1991(5): 31-32.	MAXMEN A. Fetal tissue probe unsettles scientific community[J]. Nature biotechnology, 2016, 34(5): 447-448.
feticide	—	病胎淘汰	优生学伦理	—	—	TABAIE S. Stopping female feticide in India: the failure and unintended consequence of ultrasound restriction[J]. Journal of global health, 2017, 7(1): 010304.
fetus	—	胎儿	生殖医学伦理	{SNOMED} T89000; {Tree number} A16.378; {Unique ID} D005333	吕国荣, 姜立新. 胎儿超声心动图学[M]. 北京: 北京大学医学出版社, 2003.	BLEESER T, VAN DER VEEKEN L, FIEUWS S, et. al. Effects of general anaesthesia during pregnancy on neurocognitive development of the fetus: a systematic review and meta-analysis[J]. British journal of anaesthesia, 2021, S0007-0912(21)00144-6. (20): 1016-1019.
fiduciary relation between physician and patient	—	医患信托关系	医患关系	—	乔正荣, 邓兴宇. 从博弈到医患信托关系的确立[J]. 湖北民族学院学报(医学版), 2008, 25(2): 70-73.	RAKATANSKY H. Fiduciary considerations in the physician-patient relationship[J]. Rhode Island medical journal, 2016, 99(8): 11-12.
first order nursing	—	一级护理	医学伦理学概念	—	姜安丽. 高级护理实践和高级实践护士的现状及展望[J]. 解放军护理杂志, 2002, 19(4): 1-3.	MASON M C. Another first for nursing[J]. Nursing standard, 2014, 28(19): 25.

续表 1－1

英文术语	缩略语	中文术语	概念范畴	四种编码	中文文献	英文文献
five difficulties in medicine	—	治病五难	中医学伦理	—	—	GOSA M M, CARDEN H T, JACKS C C, et al. Evidence to support treatment options for children with swallowing and feeding disorders: a systematic review[J]. Journal of pediatric rehabilitation medicine, 2017, 10(2): 107－136.
Five Don'ts and Ten Do's	—	五戒十要	医学伦理学文献	—	孙永波. 对践行《希波克拉底誓言》和“医家五戒十要”的思考[J]. 医学与哲学，2012，33(21)：25－27.	—
flatter	—	奉承	普通伦理学	—	任立琴. 汉语奉承语的语用学研究[D]. 太原：山西大学，2010.	PAUGH J R, HILL R M. Is flatter and thinner always better? [J]. Journal of the American Optometric Association, 1982, 53(4): 303－304.
Florence Nightingale	—	弗罗伦斯·南丁格尔	医学道德人物	—	王春生. 弘扬南丁格尔精神树立新世纪护士职业道德新风尚[J]. 中华护理杂志，2001，36(5)：325.	NIGHTINGALE F. Florence nightingale and the war[J]. The hospital, 1916, 59(1550): 487－488.
folk medicine	—	民间医学	医学伦理学概念	{Tree number} E02. 190. 488；{Unique ID} D008519	黄煌. 我国民间医学的特色与发展趋向[J]. 中医药导报，2000：6－8.	HELTON L R. Folk medicine and health beliefs: an appalachian perspective[J]. Journal of cultural diversity, 1996, 3(4): 123－128.

续表 1－1

英文术语	缩略语	中文术语	概念范畴	四种编码	中文文献	英文文献
Food Hygiene Law of the People's Republic of China	—	《中华人民共和国食品卫生法》	卫生法学	—	孙长颢，赵秀娟．中国现代食品卫生学发展历程与成就［J］．中国公共卫生，2019，35(8)：929－932.	KLIONSKY D J，ABDELMOHSEN K，ABE A，et al．Guidelines for the use and interpretation of assays for monitoring autophagy (3rd edition)［J］．Autophagy，2016，12(1)：1－222.
Forethoughtfulness	—	审慎	普通伦理学	—	—	KRABBE M．Nursing care：thoughtfulness a commodity in short supply［J］．Sygeplejersken，1992，92(12)：26－27.
for-profit hospital	—	营利性医疗机构	医院管理	—	孙凯凯，叶安照．营利性医疗机构失信行为治理初探［J］．农村经济与科技，2019，30(3)：271－274.	BIRMINGHAM L E，OGLESBY W H．Readmission rates in not-for-profit vs．proprietary hospitals before and after the hospital readmission reduction program implementation［J］．Biomed central health services research，2018，18(1)：31.
foundling	—	弃婴	优生学伦理	—	毛威．进化心理学视角下的杀婴与弃婴犯罪［J］．湖南警察学院学报，2019，31(6)：43－51.	ELLIS H．Captain Thomas Coram：philanthropist who established the Foundling Hospital［J］．British journal of hospital medicine，2018，79(4)：229.
Francis Galton	—	弗朗西斯·高尔顿	医学道德人物	—	彭正梅．历史视野中的西方教育哲学［M］．北京：北京师范大学出版社，2008.	GALTON F．Feasible experiments on the possibility of transmitting acquired habits by means of inheritance［J］．International journal of epidemiology，2016，45(1)：13－15.

续表 1－1

英文术语	缩略语	中文术语	概念范畴	四种编码	中文文献	英文文献
freedom	—	自由	普通伦理学	{Tree number} I01. 880. 604. 473. 380；{Unique ID} D005610	胡丹丹，韩东屏．以发展旨向自由与以自由看待发展：马克思与阿玛蒂亚·森关于人的发展问题辨析［J］．湖北大学学报（哲学社会科学版），2014，41(3)：52－56.	RASS U. Freedom of movement［J］. Nature chemical biology，2019，15(3)：209－210.
Freudian moral theory	—	弗洛伊德道德理论	伦理学学派	—	—	CIVITARESE G. On Sublimation［J］. The international journal of psycho-analysis，2016，97(5)：1369－1392.
friendship	—	友谊	普通伦理学	{Tree number} M01. 252；{Unique ID} D033062	—	CLEARY M，LEES D，SAYERS J. Friendship and mental health［J］. Issues in mental health nursing，2018，39(3)：279－281.
Fu Lianzhang	—	傅连暲	医学道德人物	—	—	—
functional system nursing	—	功能制护理	医学伦理学概念	—	饶定芳，杜琼．二级医院实施功能制护理与责任制整体护理模式的效果比较［J］．中国保健营养，2020，30(1)：397－398.	LEE T T，MILLS M E，BAUSELL B，et al. Two-stage evaluation of the impact of a nursing information system in Taiwan［J］. International journal of medical informatics，2008，77(10)：698－707.

续表 1-1

英文术语	缩略语	中文术语	概念范畴	四种编码	中文文献	英文文献
funding of hospital	—	医院补偿机制	医院管理	—	许秀菊. 公立医院补偿机制演变的研究[J]. 中国医院, 2009, 13(6): 27-31.	BLOOM A L. The funding of private hospitals in Australia[J]. Australian clinical review, 2002, 25(1): 19-39.
futile treatment	—	无效治疗	临床医学伦理	{Tree number} E01. 789. 600; {Unique ID} D018447	郭永松, 何德梁. 面对临床无效治疗: 思考与抉择[J]. 医学与哲学, 2000, 21(12): 6-9.	ŠARIĆL, PRKIĆI, JUKIĆM. Futile treatment: a review[J]. Journal of bioethical inquiry, 2017, 14(3): 329-337.
Gamma knife radiotherapy	—	伽马刀放射治疗	医学伦理学概念	—	陈坚, 梅琪, 徐迎春, 等. 复方苦参注射液对恶性肿瘤患者伽马刀放射治疗后T淋巴细胞亚群的影响[J]. 中西医结合学报, 2006, 4(1): 78-79.	HIGUCHI Y, MATSUDA S, SERIZAWA T. Gamma knife radiosurgery in movement disorders: indications and limitations[J]. Movement disorders, 2017, 32(1): 28-35.
Ge Hong	—	葛洪	医学道德人物	—	葛洪. 肘后备急方[M]. 北京: 人民卫生出版社, 1982.	—
gene	—	基因	基因技术伦理	{Tree number} G05. 360. 340. 024. 340; {Unique ID} D005796	修志静, 管非凡, 诸葛祥林, 等. 毛果杨赤霉素氧化酶基因家族鉴定与功能分析[J]. 中南林业科技大学学报, 2020, 40(9): 137-146, 172.	D'AQUILA P, BELLIZZI D, PASSARINO G. rRNA-gene methylation and biological aging[J]. Aging, 2018, 10(1): 7-8.

续表 1 – 1

英文术语	缩略语	中文术语	概念范畴	四种编码	中文文献	英文文献
gene and behavior	—	基因与行为	基因 技术 伦理	—	刘微，冉柳毅，靳佳佳，等. 五羟色胺受体基因和五羟色胺转运体基因交互作用与青年人自杀未遂行为的关系[J]. 第三军医大学学报，2018，40(12)：1115 – 1119.	PFAFF D W. Hormones, genes, and behavior [J]. Proceedings of the national academy of sciences of the United States of America, 1997, 94(26)：14213 – 14216.
gene and freedom	—	基因与自由	基因 技术 伦理	—	宋唯一. 知识基因自由组合规律[J]. 科学学研究，2011，29(10)：1460 – 1464.	MOORE K, COLOMBO N, SCAMBIA G, et al. Maintenance olaparib in patients with newly diagnosed advanced ovarian cancer [J]. The New England journal of medicine, 2018, 379(26)：2495 – 2505.
gene decoration	—	基因修饰	基因 技术 伦理	—	陈柏龄，陈东平，张志坚，等. Ang-1 基因修饰的骨髓间质干细胞移植治疗脑梗死的实验研究[J]. 中国病理生理杂志，2009，25(2)：241 – 247.	HONG X, CHEN H D, GROISMAN E A. Gene expression kinetics governs stimulus-specific decoration of the *salmonella* outer membrane [J]. Science signaling, 2018, 11(529)：eaar7921.
gene determinism	—	基因决定论	基因 技术 伦理	—	邱仁宗. 基因决定论和基因本质论的证伪：人类外基因组计划的哲学意义[J]. 中国医学伦理学，2006，19(3)：5 – 6.	AURYLANDAS J, MARCELLI C, LECLERCQ S, et al. Genetic determinism of primary early-onset osteoarthritis [J]. Trends in molecular medicine, 2016, 22(1)：38 – 52.

续表 1-1

英文术语	缩略语	中文术语	概念范畴	四种编码	中文文献	英文文献
gene engineering	—	基因工程	基因技术伦理	—	刘乃芝，亓秀晔，郭杨丽，等. 基因工程重组乳酸菌防控动物疫病的研究进展[J]. 中国畜牧兽医，2020，47(4)：1199－1208.	LI L, JIANG W, LU Y. New strategies and approaches for engineering biosynthetic gene clusters of microbial natural products[J]. Biotechnology advances, 2017, 35(8)：936－949.
gene ethics	—	基因伦理	基因技术伦理	—	何怀宏. 基因工程的伦理动机与消极后果预防[J]. 武汉大学学报(哲学社会科学版)，2020，73(5)：44－52.	MEMI F, NTOKOU A, PAPANGELI I. CRISPR/Cas9 gene-editing: research technologies, clinical applications and ethical considerations[J]. Semin perinatol, 2018, 42(8)：487－500.
gene expression	—	基因表达	基因技术伦理	{Tree number} G05. 297；{Unique ID} D015870	李颖新，李建更，阮晓钢. 肿瘤基因表达谱分类特征基因选取问题及分析方法研究[J]. 计算机学报，2006，29(2)：324－330.	RODRIGUEZ J, REN G, DAY C R, et al. Intrinsic dynamics of a human gene reveal the basis of expression heterogeneity[J]. Cell, 2019, 176(1/2)：213－226.
gene identify	—	基因鉴定	基因技术伦理	—	陈倩，朱淑敏，屈三甫，等. 一株BK病毒的基因型鉴定[J]. 微生物前沿，2020，9(2)：17－21.	EICKBUSH M T, YOUNG J M, ZANDERS S E. Killer meiotic drive and dynamic evolution of the wtf gene family[J]. Molecular biology and evolution, 2019, 36(6)：1201－1214.

续表 1 - 1

英文术语	缩略语	中文术语	概念范畴	四种编码	中文文献	英文文献
gene library	—	基因文库	基因技术伦理	{Tree number} G05. 360. 325；{Unique ID} D015723	潘冰心，付汉江，郑晓飞. 利用 CRISPR/Cas9 全基因组文库筛选 HCT116 细胞增殖相关基因[J]. 军事医学，2018，42(11)：822 - 827.	LAGARDE J，JOHNSON R. Capturing a long look at our genetic library[J]. Cell systems，2018，6(2)：153 - 155.
gene map	—	基因图谱	基因技术伦理	—	苏玉虹，熊远著. 猪的基因图谱及数量性状位点定位[J]. 动物学杂志，2001，36(1)：55 - 59.	HAMMARLUND M，HOBERT O，MILLER D M 3RD，et al. The CeNGEN project：the complete gene expression map of an entire nervous system[J]. Neuron，2018，99(3)：430 - 433.
gene mutation	—	基因突变	基因技术伦理	—	戴朴，韩东一，冯勃，等. 大前庭水管综合征的基因诊断和 SLC26A4 基因突变分析[J]. 中国耳鼻咽喉头颈外科，2006，13(5)：303 - 307.	ANNA A，MONIKA G. Splicing mutations in human genetic disorders：examples，detection，and confirmation[J]. Journal of applied genetics，2018，59(3)：253 - 268.
gene recombination	—	基因重组	基因技术伦理	—	傅均星，周潇，曾铁兵. 基因重组抗原 ELISA 法在梅毒螺旋体抗体检测中的评价[J]. 南华大学学报(医学版)，2004，32(3)：305 - 306.	KITANI Y. Composition of eukaryotic gene loci regarding gene conversion units and the presence or the absence of intralocus reciprocal recombination[J]. Japanese journal of genetics，1989，64(4)：295 - 313.

续表 1－1

英文术语	缩略语	中文术语	概念范畴	四种编码	中文文献	英文文献
gene therapy	—	基因治疗	基因技术伦理	{Tree number} E02. 095. 301；{Unique ID} D015316	高越，张敬之. 临床基因治疗及其载体的研究进展[J]. 国际遗传学杂志，2014，37(1)：29－36.	PEDERSON T. Gene therapy now? [J]. Federation of American societies for experimental biology journal，2018，32(4)：1731－1732.
gene transfer	—	转基因	基因技术伦理	—	马启彬，卢翔，杨策，等. 转基因大豆及其安全性评价研究进展[J]. 安徽农业科学，2020，48(16)：20－24，51.	FISCHER A. Gene therapy：from birth to maturity requires commitment to science and ethics [J]. Human gene therapy，2017，28(11)：958.
general practice	—	全科医学	预防医学伦理	{Tree number} H02. 403. 340；{Unique ID} D058006	孟群. 国外全科医学发展与我国全科医学教育面临的问题及思考[J]. 中国全科医学，2001，4(3)：169－171.	ANDERSEN C A，HOLDEN S，VELA J，et al. Point-of-care ultrasound in general practice：a systematic review[J]. Annals of family medicine，2019，17(1)：61－69.
general practitioner	—	全科医生	预防医学伦理	{Tree number} M01. 526. 485. 810. 485；{Unique ID} D058005	张颖，李永辉. 国外全科医生的特点及启迪[J]. 中华医院管理杂志，2005，21(3)：213－215.	BRAY M，WOLFSON C，MOORE F，et al. General practitioner preferences in managing care of multiple sclerosis patients[J]. The Canadian journal of neurological sciences，2016，43(1)：142－148.

续表 1－1

英文术语	缩略语	中文术语	概念范畴	四种编码	中文文献	英文文献
genetic confusion	—	遗传紊乱	优生学伦理	—	董慧，杨艳玲．遗传性电解质紊乱与猝死［J］．中国实用儿科杂志，2019，34(7)：568－574.	VOS J，VAN ASPEREN C J，WIJNEN J T，et al. Disentangling the Babylonian speech confusion in genetic counseling：an analysis of the reliability and validity of the nomenclature for BRCA1/2 DNA-test results other than pathogenic［J］．Genetics in medicine，2009，11(10)：742－749.
genetic counseling	—	遗传咨询	优生学伦理	{SNOMED} P0705；{Tree number} H01.158.273.343.385.500.384；{Unique ID} D005817	曾燕飞．孕前优生遗传咨询在优生优育中的应用效果及对胎儿出生缺陷发生率的影响研究［J］．当代医学，2020，26(28)：150－151.	YANG M，KIM J W. Principles of genetic counseling in the era of next-generation sequencing［J］．Annals of laboratory medicine，2018，38(4)：291－295.
genetic counseling and confidentiality	—	遗传咨询与保密	优生学伦理	—	睢素利．关于遗传咨询及其相关伦理问题探讨［J］．中国医学伦理学，2012，25(2)：154－156.	FAUCETT W A，PEAY H，COUGHLIN C R 2ND. Genetic testing：consent and result disclosure for primary care providers［J］．The medical clinics of North America，2019，103(6)：967－976.
genetic defect	—	遗传缺陷	优生学伦理	—	唐建忠，朱昌来，邵义祥，等．遗传缺陷性小鼠角膜炎模型的超微病理观察［J］．临床与实验病理学杂志，2008，24(5)：593－595.	LINO C A，HARPER J C，CARNEY J P，et al. Delivering CRISPR：a review of the challenges and approaches［J］．Drug delivery，2018，25(1)：1234－1257.

续表 1-1

英文术语	缩略语	中文术语	概念范畴	四种编码	中文文献	英文文献
genetic diagnosis	—	基因诊断	基因技术伦理	—	方福德. 基因诊断技术及应用[M]. 北京：北京医科大学中国协和医科大学联合出版社，1992.	HORTON R H，LUCASSEN A M. Recent developments in genetic/genomic medicine[J]. Clinical science，2019，133(5)：697-708.
genetic discrimination	—	基因歧视	基因技术伦理	—	王康. 基因正义论：以民法典编纂与基因歧视司法个案为背景[J]. 法学评论，2019，37(6)：147-159.	JOLY Y，FEZE I N，SONG L，et al. Comparative approaches to genetic discrimination：chasing shadows? [J]. Trends genet，2017，33(5)：299-302.
genetic disorder	—	遗传病	基因技术伦理	{Tree number} C16. 320；{Unique ID} D030342	陆国辉. 产前遗传病诊断[M]. 广州：广东科技出版社，2002.	SANNACHERCHI S，WESTLAND R，GHIGGERI G M，et al. Genetic basis of human congenital anomalies of the kidney and urinary tract[J]. The journal of clinical investigation，2018，128(1)：4-15.
genetic prevention	—	基因预防	基因技术伦理	—	刘启功，陆再英. 血管内皮生长因子基因预防 PTCA 后再狭窄的前景[J]. 心血管病学进展，2000，21(1)：33-36.	ISHII T. The ethics of creating genetically modified children using genome editing[J]. Current opinion in endocrinology，diabetes，and obesity，2017，24(6)：418-423.
genetic privacy	—	遗传隐私	优生学伦理	{Tree number} I01. 880. 604. 473. 352. 500. 320；{Unique ID} D030661	张玉婷. Spark 框架下保护数据差分隐私的遗传聚类算法[J]. 电脑知识与技术，2019，15(4)：198-200.	GREYTAK E M，KAYE D H，BUDOWLE B，et al. Privacy and genetic genealogy data[J]. Science，2018，361(6405)：857.

续表 1-1

英文术语	缩略语	中文术语	概念范畴	四种编码	中文文献	英文文献
genetic screening	—	遗传普查	优生学伦理	{Tree number} E01. 370. 225. 562；{Unique ID} D005820	韩健. 遗传病普查及诊断(演讲提纲)[C]. //中国优生科学协会. '96 全国优生科学大会学术讲演与大会论文摘要汇编. 北京：1996.	SULLIVANPYKE C, DOKRAS A. Preimplantation genetic screening and preimplantation genetic diagnosis[J]. Obstetrics and gynecology, 2018, 45(1)：113-125.
George Hatem	—	马海德	医学道德人物	—	张国成. 牢记马老的谆谆教诲：纪念马海德顾问诞辰 100 周年[J]. 中国麻风皮肤病杂志, 2010, 26(9)：678.	JAILLETTE E, GIRAULT C, BRUNIN G, et al. French intensive care society, international congress：réanimation 2016[J]. Annals of intensive care, 2016, 6(Suppl 1)：50.
George L. Engel	—	乔治·恩格尔	医学道德人物	—	恩格尔. 结构体系与建筑造型[M]. 天津：天津大学出版社, 2002.	ENGEL G L. The need for a new medical model：a challenge for biomedicine[J]. Psychodyn psychiatry, 2012, 40(3)：377-396.
germline cell genetic engineering	—	生殖细胞基因工程	基因技术伦理	—	李奕莹, 陈晓英. 基因编辑技术应用于生殖细胞编辑引发的伦理问题探析[J]. 辽宁工业大学学报(社会科学版), 2020, 22(2)：12-14.	REN J, WU P, TRAMPE B, et al. Novel technologies in doubled haploid line development[J]. Plant biotechnology journal, 2017, 15(11)：1361-1370.
gerontology	—	老年医学	医学伦理学概念	{Tree number} H02. 403. 355；{Unique ID} D005853	高超, 石冰, 于普林. 老年医学伦理学的研究进展[J]. 中华老年医学杂志, 2020, 39(7)：853-856.	KRICHELDORFF C, KLOTT S. Educational gerontology and social work[J]. Zeitschrift für gerontologie and geriatrie, 2017, 50(5)：434-438.

续表 1-1

英文术语	缩略语	中文术语	概念范畴	四种编码	中文文献	英文文献
gifts from patient	—	病人酬谢	医患关系	—	—	EVANS H. To refuse gifts from patients would be rude and churlish [J]. Nursing standard, 2014, 28(19): 34.
give much and hoard little	—	乐施薄积	中医学伦理	—	—	—
goals of medicine	—	医学目的	医学伦理学概念	—	—	BRADFORD D E, FRONK G E, SANT'ANA S J, et al. The need for precise answers for the goals of precision medicine in alcohol dependence to succeed[J]. Neuropsychopharmacology offical publication of the American College of Neuropsychopharma cology, 2018, 43 (9): 1799-1800.
Gong Tingxian	—	龚廷贤	医学道德人物	—	胡晓菁，张明. 古代医家龚廷贤辨析情志疾病之病因病机探析[J]. 云南中医中药杂志，2020，41(4)：89-91.	—
good and evil	—	善与恶	普通伦理学	—	徐德玉. 人性的善与恶：对《红字》中主要人物的分析与评价[J]. 佳木斯大学社会科学学报，2004，22(5)：67-69.	MONTO A S, MALOSH R E, PETRIE J G, et al. The doctrine of original antigenic sin: separating good from evil[J]. The journal of infectious diseases, 2017, 215(12): 1782-1788.

续表 1－1

英文术语	缩略语	中文术语	概念范畴	四种编码	中文文献	英文文献
ground burial	—	土葬	死亡伦理	—	唐贵忠．土葬习俗与生育观念［J］．人口研究，2002，26(2)：80.	SLEPCHENKO S M，GUSEV A V，SVYATOVA E O，et al. Medieval mummies of Zeleny Yar burial ground in the arctic zone of Western Siberia［J］．Plos one，2019，14（1）：e0210718.
Guide for Human Multi-Potential Stem Cell Research of NIH，U. S. A.	—	《美国国立卫生研究所关于使用人类多能干细胞研究工作指南》	医学伦理学文献	—	—	—
Guidelines for Health Care	—	《卫生工作方针》	卫生政策	—	戴志澄．中国实施“预防为主”卫生工作方针的历史经验［J］．中国艾滋病性病，2003，9(5)：257－258.	PELTOKORPI A，LINNA M，MALMSTRÖM T，et al. Five focus strategies to organize health care delivery［J］．International journal of health care quality assurance. 2016，29(2)：177－191.
Guiding Principles of Human Organ Transplantation	—	《人体器官移植指导原则》	器官移植伦理	—	龚波．人体器官移植中的器官短缺问题研究：法理学的视角［D］．北京：中国人民大学，2011.	WORLD HEALTH ORGANIZATION. WHO guiding principles on human cell，tissue and organ transplantation［J］．Transplantation，2010，90(3)：229－233.

续表 1-1

英文术语	缩略语	中文术语	概念范畴	四种编码	中文文献	英文文献
gynecological ethics	—	妇科道德	临床医学伦理	—	耿艳华，刘盈．妇产科男性医生伦理道德培养初探[J]．中国医学伦理学，2010，23(1)：81-82.	CHERVENAK F A，MCCULLOUGH L B. The ethics of maternal-fetal surgery[J]. Seminars in fetal and neonatal medicine，2018，23(1)：64-67.
happiness	—	幸福	普通伦理学	{Tree number} F01. 470. 516；{Unique ID} D006240	张陆，佐斌．自我实现的幸福：心理幸福感研究述评[J]．心理科学进展，2007，15(1)：134-139.	BIRNBACHER D. Can happiness be "produced"? [J]. Psychiatrische Praxis，2018，45(S1)：S10-S14.
harm	—	伤害	普通伦理学	—	胡娟，黄燕．急诊儿童意外伤害1948例临床特点分析[J]．实用医院临床杂志，2020，17(4)：259-260.	DAGHER A，HANNAN N. Mouthwash：more harm than good? [J]. British dental journal，2019，226(4)：240.
Hayes-Bautista's physician-patient relationship model	—	海斯-鲍蒂斯塔医患关系模式	医患关系	—	夏志华．手术室临床护理路径对剖宫产产妇并发症与满意度的影响研究[J]．临床医药文献电子杂志，2018，5(22)：133-134.	TAN S S，GOONAWARDENE N. Internet health information seeking and the patient-physician relationship：a systematic review[J]. Journal of medical Internet research，2017，19(1)：e9.
health	—	健康	预防医学伦理	{Tree number} N01. 400；{Unique ID} D006262	尚越．农民工健康与城乡医疗保险分析：基于健康选择视角[J]．卫生软科学，2020，34(9)：88-91，102.	GAMACHE R，KHARRAZI H，WEINER J P. Public and population health informatics：the bridging of big data to benefit communities[J]. Yearbook of medical informatics，2018，27(1)：199-206.

续表 1－1

英文术语	缩略语	中文术语	概念范畴	四种编码	中文文献	英文文献
health care crisis	—	医疗危机	卫生政策	—	许志伟. 中国当前的医疗危机与医护人员的专业责任和使命[J]. 医学与哲学，2006，27(17)：1－6.	SILVERMAN M W. The crisis in health care: is it an optometric concern? [J]. Optometry, 2006, 77(4): 180－186.
health care economics	—	卫生经济学	卫生政策	—	袁杰. 现代卫生经济学[M]. 北京：科学出版社，2005.	BROWN M M. Health care economic analyses [J]. Current opinion in ophthalmology, 2003, 14(3): 117－121.
health care for all	—	人人享有卫生保健	预防医学伦理	—	高惠琦，乔磊，黄敬亨. 世界卫生组织人人享有卫生保健战略的由来和发展[J]. 中国初级卫生保健，2004，18(8)：3－5.	BURKI T. Health care in Turkey in the Erdogan era[J]. Lancet, 2017, 389(10081): 1786－1787.
health care for women and children	—	妇幼保健	优生学伦理	—	程志浩，周玉博，罗树生，等. 中国区县级妇幼保健水平综合评价研究[J]. 中国生育健康杂志，2020，31(4)：305－309.	STOHL H E, CHEN A. Oral health coverage options for pregnant adults and adolescents[J]. Maternal and child health journal, 2018, 22(1): 24－31.
health care law	—	卫生法学	卫生法学	—	吴崇其. 中国卫生法学[M]. 北京：中国协和医科大学出版社，2005.	HALL M A. Health care law versus constitutional law[J]. Journal of health politics, policy and law, 2013, 38(2): 267－272.

续表 1-1

英文术语	缩略语	中文术语	概念范畴	四种编码	中文文献	英文文献
health care of the disabled	—	残疾人保健	预防医学伦理	—	李广文，李卉，王军，等．中国残疾人口腔保健措施研究[J]．中外健康文摘，2011，8(23)：177-178.	TURK M A，McDERMOTT S. Knowledge translation and the health of people with disability[J]. Disability and health journal，2018，11(2)：169.
health care policy	—	卫生保健政策	卫生政策	—	恩格尔哈特，张殿增，刘聪．中国卫生保健政策：对北美和西欧失误的反思[J]．中国医学伦理学，2006，19(1)：10-15.	BERWICK D M. Politics and health care[J]. Journal of the American Medical Association 2018，320(14)：1437-1438.
health care provider registration	—	卫生保健服务准入制度	卫生政策	—	段玲．重庆市城区社区卫生服务中心准入标准与评审机制探讨[D]．重庆：重庆医科大学，2011.	SHEIKH S，QURESHI R N，KHOWAJA A R，et al. Health care provider knowledge and routine management of pre-eclampsia in Pakistan [J]. Reproductive health，2016，13(Suppl 2)：104.
health care rationing	—	医疗限额配给	卫生政策	—	—	BAUCHNER H. Rationing of health care in the United States：an inevitable consequence of increasing health care costs[J]. Journal of the American Medical Association，2019，321(8)：751-752.
health care reform	—	卫生保健体制改革	卫生政策	—	孟庆跃．中国卫生保健体制改革与健康公平[J]．中国卫生经济，2007，26(1)：9-14.	HOLDS J B. Is health care reform a gathering storm，for doctors？[J]. Missouri medicine，2016，113(2)：104-105.

续表 1－1

英文术语	缩略语	中文术语	概念范畴	四种编码	中文文献	英文文献
health care reform of United States	—	美国的卫生保健改革	卫生政策	—	—	HOLDS J B. Is health care reform a gathering storm, for doctors? [J]. Missouri medicine, 2016, 113(2): 104－105.
health care resource	—	卫生资源	卫生政策	—	侯梦云，石金楼，杨帆. 2008—2014 年中国卫生资源配置的公平性分析[J]. 南京医科大学学报（社会科学版），2018，18(2)：93－98.	ANELL A, WILLIS M. International comparison of health care systems using resource profiles[J]. Bulletin of the World Health Organization, 2000, 78(6): 770－778.
health care revolution	—	卫生革命	卫生政策	—	傅华，李洋，郑频频，等. 第三次公共卫生革命的提出与健康城市建设[J]. 环境与职业医学，2007，24(3)：353－356.	BURKI T. GP at hand: a digital revolution for health care provision? [J]. Lancet, 2019, 394(10197): 457－460.
health care rights of criminal	—	罪犯的医疗权	卫生法学	—	尚波. 罪犯医疗保健标准初探[J]. 河南司法警官职业学院学报，2006，4(3)：10－13.	GOSHIN L S, COLBERT A M, CAREY J F. An integrative review of nurse-authored research to improve health equity and human rights for criminal-justice-involved people[J]. Journal of forensic nursing, 2018, 14(2): 53－60.
health care service of Canada	—	加拿大卫生保健服务	卫生政策	—	郝艳华，刘来发. 加拿大卫生保健制度对中国的启示[J]. 中国计划生育学杂志，2009，17(6)：382－384.	MATHUMUJU K R, KONG X, BRANCATO C, et al. Utilization of community health workers in Canada's Children's Oral Health Initiative for indigenous communities [J]. Community dentistry and oral epidemiology, 2018, 46(2): 185－193.

续表 1-1

英文术语	缩略语	中文术语	概念范畴	四种编码	中文文献	英文文献
health care service of Sweden	—	瑞典卫生保健服务	卫生政策	—	吴文捷，吴小南．瑞典初级卫生保健及对我国的一些启示[J]．西北医学教育，2010，18(1)：94－97.	Hansson J，Øvretveit J，Brommels M. Case study of how successful coordination was achieved between a mental health and social care service in Sweden[J]. The international journal of health planning and management，2012，27(2)：e132－e145.
health care service of the United Kingdom	—	英国卫生保健服务	卫生政策	—	王芳，卢祖洵．英国卫生服务提供模式及卫生保健制度的主要特征[J]．国外医学(社会医学分册)，2005，22(4)：145－149.	BABETTE E，KATARIN J C，GERT-JAN V D P，et al. Needs in service provision for oral health care in older people：a comparison between greater Manchester (United Kingdom) and Utrecht (the Netherlands)[J]. International journal of health services：planning，administration，evaluation，2018，48(4)：663－684.
health care supervision	—	卫生监督	卫生政策	—	何翔，王冀，陈刚，等．我国卫生监督机构人力资源配置现状分析[J]．中国卫生监督杂志，2007，14(4)：311－313.	ISSEL L M. Health care reform implications for health care administration science and practice [J]. Health care management review，2010，35(2)：103－104.
health care system	—	卫生保健制度	卫生政策	—	王芳，卢祖洵．英国卫生服务提供模式及卫生保健制度的主要特征[J]．国外医学(社会医学分册)，2005，22(4)：145－149.	KRISTINSDOTTIR T. Weaknesses of the Icelandic health care system[J]. Laeknabladid，2018，104(12)：541.

续表 1－1

英文术语	缩略语	中文术语	概念范畴	四种编码	中文文献	英文文献
health education	—	健康教育	预防医学伦理	—	王杉．健康体检人群动脉粥样硬化知识健康教育需求现状调查研究[J]．护理实践与研究，2020，17(17)：35－37.	HOLT R I G. Diabetes education, education and education[J]. Diabetic medicine, 2017, 34(8): 1023－1024.
health ethics	—	健康伦理学	预防医学伦理	—	徐玉梅．基于健康中国战略的新时代医学伦理学[J]．中国医学伦理学，2018，31(10)：1237－1241.	VEARRIER L. The value of harm reduction for injection drug use: a clinical and public health ethics analysis[J]. Disease-a-month series, 2019, 65(5): 119－141.
health households registration	—	卫生户口	卫生政策	—	—	WODON Q, YEDAN A. Obstacles to birth registration in Niger: estimates from a recent household survey[J]. Journal of health, population, and nutrition, 2019, 38(Suppl 1): 26.
health information	—	健康咨询	预防医学伦理	—	王文良．健康咨询员指导手册[M]．上海：上海中医药大学出版社，2006.	GAMACHE R, KHARRAZI H, WEINER J P. Public and population health informatics: the bridging of big data to benefit communities[J]. Yearbook of medical informatics, 2018, 27(1): 199－206.
health insurance	—	健康保险	卫生政策	{Tree number} N03.219.521.576.343; {Unique ID} D007348	王汉亮．健康保险学[M]．北京：北京大学出版社，2006.	INTERNAL REVENUE SERVICE (IRS), TREASURY. Health insurance providers fee. Final and temporary regulations[J]. Federal register, 2015, 80(38): 10333－10335.

续表 1－1

英文术语	缩略语	中文术语	概念范畴	四种编码	中文文献	英文文献
health maintenance organization	HMO	健康维持组织	卫生政策	—	蔡宁，王莹. 健康维持组织的控费措施对我国医保改革的启示[J]. 卫生经济研究，2004，11(1)：24－25.	GOODING J. Health maintenance organization [J]. Across the board，1978，15(12)：21－31.
health medicine	—	健康医学	预防医学伦理	—	孙心怡. 中西医健康医学特点比较[J]. 保健医学研究与实践，2012，9(1)：86－88.	McNEILL J R. Harrison，globalization，and the history of health，medicine，and disease[J]. Bulletin of the history of medicine，2015，89(4)：696－699.
health needs	—	健康需求	预防医学伦理	—	张合华，孙永樯，赵玉虹. 移动医疗健康需求分析[J]. 医学信息学杂志，2014，35(5)：8－13.	CARUSO B A，SOMMER M，PHILLIP-SHOWARD P A. All of women's health needs are worthy of attention[J]. Lancet，2019，393(10186)：2119.
health population	—	卫生人口	优生学伦理	—	汪强. 浅析人口老龄化与老年社区卫生保健[J]. 中华医院管理杂志，2004，20(z1)：422－423.	GALEA S，VAUGHAN R D. When population health science intersects with pressing cultural issues：a public health of consequence，March 2019[J]. American journal of public health，2019，109(3)：358－359.
health promotion	—	健康促进	预防医学伦理	—	刘一平，余道明. 体育运动与健康促进[J]. 体育科学研究，2007，11(4)：69－71.	KICKBUSCH I. Health promotion 4.0[J]. Health promotion international，2019，34(2)：179－181.

续表 1 - 1

英文术语	缩略语	中文术语	概念范畴	四种编码	中文文献	英文文献
health spectrum	—	健康谱	预防医学伦理	—	崔绘丽，刘国印，姚媛媛，等. 图谱菜单式健康教育在肝硬化失代偿期患者中的应用[J]. 齐鲁护理杂志，2020，26(17)：32 - 35.	MSHARMA A K. Air pollution and health：ever widening spectrum[J]. Indian pediatrics，2019，56(10)：823 - 824.
health standard and health assessment	—	健康标准与健康评价	预防医学伦理	—	胡辉，施丽娟. 海峡两岸青少年体质健康促进政策与评价标准的发展及启示[J]. 湖北体育科技，2018，37(2)：99 - 103.	KAMINSKY L A，ARENA R，ELLINGSEN Ø，et al. Cardiorespiratory fitness and cardiovascular disease：the past，present，and future[J]. Progress in cardiovascular diseases，2019，62(2)：86 - 93.
healthy behavior and unhealthy behavior	—	健康行为与非健康行为	预防医学伦理	—	任宇斌. 大连市医学与非医学院校大学生口腔健康知识、态度及行为调查[J]. 大连医科大学学报，2009，31(1)：89 - 91.	YEE A Z，LWIN M O，HO S S. The influence of parental practices on child promotive and preventive food consumption behaviors：a systematic review and meta-analysis[J]. International journal of behavioral nutrition and physical activity，2017，14(1)：47.
healthy life style	—	健康生活方式	预防医学伦理	—	王陇德. 健康生活方式与健康中国之2020[J]. 北京大学学报(医学版)，2010，42(3)：245 - 246.	ROSSMAN M J，LAROCCA T J，MARTENS C R，et al. Healthy lifestyle-based approaches for successful vascular aging[J]. Journal of applied physiology，2018，125(6)：1888 - 1900.

续表 1－1

英文术语	缩略语	中文术语	概念范畴	四种编码	中文文献	英文文献
hedonism	—	快乐主义	伦理学学派	{Tree number} K01. 752；{Unique ID} D010684	袁进东，夏岚．晚明文人生活观与伊壁鸠鲁快乐主义比较及当代价值[J]．江西社会科学，2019，39(9)：41－46.	TAQUET M，QUOIDBACH J，DE MONTJOYE Y A，et al. Hedonism and the choice of everyday activities[J]．Proceedings of the national academy of sciences of the United States of America，2016，113(35)：9769－9773.
hemodialysis	—	血液透析	医学伦理学概念	{SNOMED} P6850；{Tree number} E02. 870. 300；{Unique ID} D006435	李宓．血液透析并发症[M]．西安：第四军医大学出版社，2007.	TWARDOWSKI Z J. My studies of hemodialysis adequacy from March 1969 to May 1973 [J]．Artificial organs，2019，43(3)：215－216.
Henry Norman Bethune	—	白求恩	医学道德人物	—	蒲雅竹，陈卓伦．《不远万里》中关于白求恩形象建构的叙事研究[J]．武警工程大学学报，2020，36(1)：73－78.	—
heredity project	—	遗传计划	优生学伦理	—	刘丹．基于遗传算法的定制化高端地下装备关键生产瓶颈工序排程优化[J]．制造业自动化，2020，42(5)：151－156.	MORAES F，GÓES A. A decade of human genome project conclusion：scientific diffusion about our genome knowledge[J]．Biochemistry and molecular biology education，2016，44(3)：215－223.
heterogeneous operation	—	异种手术	医学伦理学概念	—	薛朝华，罗汉萍，罗婧，等．异种角膜移植患者围手术期心理体验的质性研究[J]．护理学杂志，2014，29(6)：73－75.	SCHMITZ R，WRIGHT G W，HUANG D W，et al. Genetics and pathogenesis of diffuse large B-cell lymphoma[J]．New England journal of medicine，2018，378(15)：1396－1407.

续表 1-1

英文术语	缩略语	中文术语	概念范畴	四种编码	中文文献	英文文献
hetero-insemination	—	异源人工授精	生殖医学伦理	—	唐百灵，高磊，杨蕾. 供精人工授精病人的护理[J]. 齐鲁医学杂志，2011，26(4)：364-364.	—
heteronomy	—	他律	普通伦理学	—	胡翼青，郭静. 自律与他律：理解媒介化社会的第三条路径[J]. 湖南师范大学社会科学学报，2019，48(6)：128-135.	ALEXANDER V D. Heteronomy in the arts field: state funding and British arts organizations[J]. The British journal of sociology. 2018 Mar; 69(1): 23-43.
heterosexuality	—	异性恋	性医学伦理	{Tree number} F01. 145. 802. 975. 400; {Unique ID} D020010	刘予玲. 异性恋大学生对同性恋的外显态度和内隐态度及其干预[D]. 郑州：郑州大学，2010.	SEARLE J. Compulsory heterosexuality and lesbian invisibility in nursing[J]. Creative nursing, 2019, 25(2): 121-125.
The Organ Transplantation Law of Japan	—	《日本脏器移植法》	医学伦理学文献	—	—	—
high price for high quality and high price for early treatment	—	优质优价和优价优先	医院管理	—	—	AL-HENDY A, MYERS E R, STEWART E. Uterine fibroids: burden and unmet medical need[J]. Seminars in reproductive medicine, 2017, 35(6): 473-480.

续表 1-1

英文术语	缩略语	中文术语	概念范畴	四种编码	中文文献	英文文献
high risk population	—	高危人群	预防医学伦理	—	吕繁，张大鹏，贺雄，等. 艾滋病高危人群基数估计及其方法[J]. 中华流行病学杂志，2003，24(11)：987-990.	BARKE L D，FREIVOGEL M E. Breast cancer risk assessment models and high-risk screening [J]. Radiologic clinics of North America，2017，55(3)：457-474.
Hinduism	—	印度教	宗教	{Tree number} K01. 844. 231；{Unique ID} D018596	朱明忠. 印度教：宗教与社会[M]. 北京：世界知识出版社，2003.	VIJAYAKUMAR L，JOHN S. Is Hinduism ambivalent about suicide? [J]. The international journal of social psychiatry，2018，64(5)：443-449.
Hippocrates	—	希波克拉底	医学道德人物	—	吴俊，叶冬青. 环境与疾病理论奠基人：希波克拉底[J]. 中华疾病控制杂志，2020，24(2)：245-248.	FASIH A. Enduring oaths[J]. AMA journal of ethics，2019，21(3)：e300-e302.
holistic medicine	—	整体医学	医学伦理学概念	—	陈可冀. 美国FDA认同传统中医药学是整体医学[J]. 中国中西医结合杂志，2007，27(6)：485-486.	WENHAM J T，MOORE M，PANCER Z. Holistic medicine provision in the outback[J]. The medical journal of Australia，2017，206(4)：155-156.
holistic nursing	—	整体护理	医学伦理学概念	—	霍杰. 整体护理临床问答[M]. 北京：中国医药科技出版社，2000.	CLARKE P N，BLEICH M R. Holistic leadership：nursing's unique contribution to health-care[J]. Nursing science quarterly，2018，31(2)：134-138.

续表 1－1

英文术语	缩略语	中文术语	概念范畴	四种编码	中文文献	英文文献
homeopathy	—	顺势疗法	医学伦理学概念	{Tree number} E02. 190. 388；{Unique ID} D006705	—	MATHIE R T. Controlled clinical studies of homeopathy[J]. Homeopathy，2015，104(4)：328－332.
homologous insemination	—	同源人工授精	生殖医学伦理	—	田晓华，赵邦霞，陈冬丽. 夫精人工授精前对不孕症患者的伦理关怀[J]. 中国医学伦理学，2011，24(6)：762－763.	NUNLEY JR W C，BATEMAN B G，KITCHIN J D 3RD. Homologous insemination：revisited[J]. American journal of obstetrics and gynecology，1985，153(2)：201－206.
homosexuality	—	同性恋	性医学伦理	{SNOMED} F96310；{Tree number} F01. 145. 802. 975. 500；{Unique ID} D006716	周璐璐. 同性恋者的心理弹性研究[D]. 上海：华东师范大学，2008.	PATRA S. Conversion therapy for homosexuality：serious violation of ethics[J]. Indian journal of medical ethics，2016，1(3)：194－195.
honesty	—	诚实	普通伦理学	—	齐春辉，张振. 诚实：谦逊性和人际亲密性对公平规范执行的影响[J]. 心理与行为研究，2020，18(3)：419－425.	HEINEMANN M K. Honesty[J]. The thoracic and cardiovascular surgeon，2018，66(8)：607.
honor	—	荣誉	普通伦理学	—	单卫华. 当前公安民警职业荣誉感自我认同研究[J]. 山东警察学院学报，2020，32(3)：146－152.	THRASHER J，HANDFIELD T. Honor and violence：an account of feuds，duels，and honor killings[J]. Human nature，2018，29(4)：371－389.

续表 1－1

英文术语	缩略语	中文术语	概念范畴	四种编码	中文文献	英文文献
hospice or palliative care	—	安宁疗护	医学伦理学概念	—	吴际军，林琴，付梦雪，等. 我国首批安宁疗护试点城市安宁疗护护士职业认同的现状调查[J]. 中华护理杂志，2020，55(8)：1229－1233.	DAVIS M P，PANIKKAR R. Checkpoint inhibitors，palliative care，or hospice[J]. Current oncology reports，2018，20(1)：2.
hospital	—	医院	医院管理	{ICD-11} XE28K；{Tree number} N02. 278. 421；{Unique ID} D006761	刘梦青，谢璇，敬晓娟. 新时代公立医院党建实践与探索[J]. 中国医药导报，2020，17(24)：193－196.	NEWMAN J S. The heart of the hospital[J]. Mayo clinic proceedings，2018，93(11)：1549－1551.
hospital management	—	医院管理	医院管理	—	梁应凤，郭姗姗，叶奇，等. 部队医院健康管理研究[J]. 护理学，2020，9(02)：61－65.	FRIEDMAN R W. Management briefs：hospital management companies[J]. Surgical business，1980，43(4)：30－32.
Hua Tuo	—	华佗	医学道德人物	—	岳婧. 传播学视角下华佗五禽戏外宣翻译研究[J]. 产业与科技论坛，2020，19(5)：102－103.	—
Huang Jiasi	—	黄家驷	医学道德人物	—	王向华. 黄家驷教授与中国生物医学工程学[J]. 基础医学与临床，2020，40(5)：733－736.	AABOUD M，AAD G，ABBOTT B，et al. Combination of searches for invisible Higgs boson decays with the ATLAS experiment[J]. Physical review letters，2019，122(23)：231801.

续表 1 - 1

英文术语	缩略语	中文术语	概念范畴	四种编码	中文文献	英文文献
Huangdi	—	黄帝	医学道德人物	—	李云. 黄帝内经太素[M]. 北京：人民卫生出版社，1955.	—
Huangfu Mi	—	皇甫谧	医学道德人物	—	高碧霄. 浅析皇甫谧对郄穴的贡献[J]. 四川中医，2001，19(4)：5 - 6.	—
Hufeland's Twelve Advica on Medical Morality, Germany	—	《胡弗兰德医德十二箴》(德国)	医学伦理学文献	—	李勤. 关于加强全科医师职业道德教育的思考[J]. 全科医学临床与教育，2006，4(2)：89 - 90.	ENGELMANN J M, TOMASELLO M. Respect defended[J]. Trends in cognitive sciences, 2019, 23(9): 716 - 717.
human being, human person and personhood ethics	—	人、位格人与位格伦理	医学伦理学概念	—	—	TORNEBERG M A. Caring in dignity[J]. Soins, 2018, 63(824): 35 - 37.
human cloning	—	克隆人	基因技术伦理	{Tree number} E05. 393. 240；{Unique ID} D019976	蔡政忠. 论拟像疗法中的克隆人生殖医学技术在国际医疗市场现状分析[J]. 世界最新医学信息文摘，2019，19(61)：63 - 64.	MAY J. Emotional reactions to human reproductive cloning[J]. Journal of medical ethics, 2016, 42(1): 26 - 30.
human genome	—	人类基因组	基因技术伦理	{Tree number} G05. 360. 340. 350；{Unique ID} D015894	凌会巧. 基因、基因组和人类基因组计划综述[J]. 饮食保健，2019，6(30)：299.	WISE J F, LAWRENCE M S. Huge whole genome study of human metastatic cancers[J]. Nature, 2019, 575(7781): 60 - 61.

续表 1－1

英文术语	缩略语	中文术语	概念范畴	四种编码	中文文献	英文文献
Human Genome Project	HGP	人类基因组计划	基因技术伦理	{Tree number} H01. 158. 273. 180. 350. 174；{Unique ID} D016045	赵长缨. 人类基因组计划[J]. 中学生物学，2010，26(12)：7－9.	GREEN E D，DONOHUE C R. Special issue editors' introduction："genomics and the human genome project"[J]. Journal of the history of biology，2018，51(4)：625－629.
human nature	—	人性	普通伦理学	{Tree number} F01. 510；{Unique ID} D040821	陈一壮. 迷失的范式：人性研究[M]. 北京：北京大学出版社，1999.	VICEDO M. The "disadapted" animal：Niko Tinbergen on human nature and the human predicament[J]. Journal of the history of biology，2018，51(2)：191－221.
human relation	—	人伦	普通伦理学	—	班高杰. 人伦与规范：传统蒙书中的道德养成[J]. 江西社会科学，2020，40(7)：22－28.	KAWAR C，COPPOLA J，GANGA MMA R. A contextual perspective on associations between reported parental infidelity and relational ethics of the adult children[J]. Journal of marital and family therapy，2019，45(2)：354－363.
human rights	—	人权	普通伦理学	{ICD-11} VA52；{Tree number} I01. 880. 604. 473；{Unique ID} D006806	万其刚. 人权与法制[M]. 北京：北京大学出版社，2001.	GUIDOTTI T L. Scientific freedom and human rights[J]. Archives of environmental and occupational health，2018，73(1)：1－3.
human stem cell	—	人类干细胞	基因技术伦理	—	陈睿. 中国科学家对人类胚胎干细胞研究伦理规范的认知和态度：基于访谈的研究[J]. 自然辩证法通讯，2020，42(7)：108－115.	ZHENG Y L. Some ethical concerns about human induced pluripotent stem cells[J]. Science and engineering ethics，2016，22(5)：1277－1284.

续表 1－1

英文术语	缩略语	中文术语	概念范畴	四种编码	中文文献	英文文献
human subject experimentation	—	人体试验	医学科研伦理	—	刘凤属，侯开卫. 余甘果汁清除超氧阴离子自由基的效能及人体试验.［J］. 生物化学与生物物理进展，1992，19（3）：235－237.	CONSTANTIN A. Human subject research：international and regional human rights standards［J］. Health and human rights，2018，20(2)：137－148.
humaneness	—	仁	普通伦理学	—	尹赋. 仁智关系及君子人格：《论语·雍也》"井有仁"章再解［J］. 西南民族大学学报(人文社科版)，2020，41(9)：56－64.	PORTER A. Bioethics and transhumanism［J］. The journal of medicine and philosophy，2017，42(3)：237－260.
humanist utilitarianism	—	人道功利主义	伦理学学派	—	黄钢，吴灿新. 人道功利主义：当今医学道德的价值取向［J］. 广东行政学院学报，2003，15(2)：72－75.	PATTON D E，HUGHES C M，CADOGAN C A，et al. Theory based interventions to improve medication adherence in older adults prescribed polypharmacy：a systematic review［J］. Drugs and aging，2017，34(2)：97－113.
humanitarianism	—	人道主义	伦理学学派	{Tree number} F01. 145. 813. 090；{Unique ID} D000533	扬清荣. 人道主义与反人道主义［M］. 北京：华夏出版社，1999.	MUNSLOW B. Humanitarianism under attack［J］. International health，2019，11(5)：358－360.

续表 1 - 1

英文术语	缩略语	中文术语	概念范畴	四种编码	中文文献	英文文献
humanities	—	人文学科	普通伦理学	{Tree number} K01;{Unique ID} D006809	江怡. 论人文学科在认知科学中的作用：基于认知科学与人文学科边界及其互补性的思考[J]. 南京大学学报(哲学·人文科学·社会科学)，2019，56(5)：108 - 115.	WALD H S，MCFARLAND J，MARKOVINA I. Medical humanities in medical education and practice[J]. Medical teacher，2019，41(5)：492 - 496.
humanities，society and medicine	—	人文社会医学	医学伦理学概念	—	中国自然辩证法研究会医学哲学专业委员会. 关于加强高等医学院校人文社会医学教学与学科建设的建议[J]. 医学与哲学，2003，24(3)：1 - 4.	CREAGER M A，HIATT W R，HIRSCH A T，et al. The society for vascular medicine：the first quarter century[J]. Vascular medicine，2015，20(1)：60 - 68.
humble and respectful	—	谦恭	普通伦理学	—	戴双翔，墨野. 授牌与高端论坛：很创新、很谦恭[J]. 师资建设，2012，25（7）：13 - 18	LEE Y，BERRY C M，GONZALEZ-MULÉ E. The importance of being humble：a meta-analysis and incremental validity analysis of the relationship between honesty-humility and job performance[J]. The journal of applied psychology，2019，104(12)：1535 - 1546.
hypnotherapy	—	催眠疗法	心理学伦理	{SNOMED} P9180;{Tree number} E02. 190. 525. 217;{Unique ID} D006990	马坡. 催眠术与催眠疗法[M]. 山西：山西科学技术出版社，2010.	AMUNDSON J K. Mindfulness based hypnotherapy[J]. The American journal of clinical hypnosis，2018，61(1)：1 - 3.

续表 1-1

英文术语	缩略语	中文术语	概念范畴	四种编码	中文文献	英文文献
hypocrisy	—	伪善	普通伦理学	—	沈汪兵，刘昌. 道德伪善的心理学研究述评[J]. 心理科学进展，2012，20(5)：745-756.	PRIOLO D, PELT A, BAUZEL R S, et al. Three decades of research on induced hypocrisy: a meta analysis[J]. Personality and social psychology bulletin, 2019, 45(12): 1681-1701.
hysterectomy	—	子宫切除术	医学伦理学概念	{SNOMED} P1100；{Tree number} E04. 950. 300. 399；{Unique ID} D007044	黄燕，梁赋. 阴式子宫切除术对老年子宫脱垂患者的应用效果[J]. 长春中医药大学学报，2020，36(4)：749-752.	RAMDHAN R C, LOUKAS M, TUBBS R S. Anatomical complications of hysterectomy: a review[J]. Clinical anatomy, 2017, 30(7): 946-952.
iatrogenic disease	—	医源性疾病	医学伦理学概念	—	赵卫忠. 从医生角度浅析医源性疾病的发生[J]. 医学与哲学，2000，21(7)：49-50.	SARTWELL P E. Iatrogenic disease: an epidemiologic perspective[J]. International journal of health services: planning, administration, evaluation, 1974, 4(1): 89-93.
ignobleness	—	卑鄙	普通伦理学	—	祁福雪. 卑鄙与崇高　伟大与渺小：《断刺》男主人公唐栋与方时中比较谈[J]. 湖北成人教育学院学报，2012，18(3)：95-96.	KEPP K P. Chemical causes of metal nobleness[J]. Chemphyschem, 2020, 21(5): 360-369.

续表 1－1

英文术语	缩略语	中文术语	概念范畴	四种编码	中文文献	英文文献
illegal medical practice	—	医学不法行为	卫生法学	—	—	SOELBERG C D, BROWN JR R E, DU VIVIER D, et al. The US opioid crisis: current federal and state legal issues[J]. Anesthesia and analgesia, 2017, 125(5): 1675－1681.
illegitimate child	—	非婚生子女	优生学伦理	—	严砺. 非婚生子女保护制度研究[D]. 厦门: 厦门大学, 2008.	KRAJEWSKI-SIUDA K. Health politics: the illegitimate child of health policy[J]. Lancet, 2007, 369(9559): 368－369.
illness	—	生病	医患关系	{SNOMED} F00102	潘绥铭. 生病、得病与有病: 性病的社会扭曲[J]. 太原学院学报(社会科学版), 2020, 21(3): 104－106, 108.	BASNYAT B, HOFMEYR R, TÖLKEN G, et al. Acute high-latitude illness[J]. South African medical journal, 2017, 107(12): 1047－1048.
immigration	—	移民	优生学伦理	{Tree number} I01. 240. 600. 525. 500; {Unique ID} D004641	郭占锋, 张森, 李铁星. 中国扶贫移民 40 年: 轨迹、经验与展望[J]. 西北农林科技大学学报(社会科学版), 2020, 20(5): 37－47.	BRADSHAW A. Immigration and careers[J]. Nature human behaviour, 2019, 3(3): 210.
immunosuppressive therapy	—	免疫抑制治疗	器官移植伦理	—	田蓉, 匡安仁, 秦卫仕. 99Tc-MDP 与免疫抑制疗法治疗 Graves 眼病的对比研究[J]. 中华核医学杂志, 2000, 20(6): 250.	BARTOLETTI M, VANDI G, FURII F, et al. Management of immunosuppressive therapy in liver transplant recipients who develop bloodstream infection[J]. Transplant infectious disease, 2018, 20(5): e12930.

续表 1－1

英文术语	缩略语	中文术语	概念范畴	四种编码	中文文献	英文文献
in general conformity to the rules of humaneness and righteousness	—	粗守仁义	中医学伦理	—	王文元．儒家文化之精奥[J]．辽宁大学学报(哲学社会科学版)，2007，35(1)：16－20.	—
in vitro fertilization	IVF	体外受精	生殖医学伦理	{Tree number} E02. 875. 800. 750；{Unique ID} D005307	徐国栋．体外受精胚胎的法律地位研究[J]．法制与社会发展，2005，11(5)：50－66.	LEGRO R S. Practices in *in vitro* fertilization [J]. Seminars in reproductive medicine，2015，33(2)：61－62.
incentive operation program in hospital	—	医院经营激励机制	医院管理	—	张焕萍．我国医院经营者激励机制研究[D]．北京：首都经济贸易大学，2002.	PANDEY S. Women's knowledge about the conditional cash incentive program and its association with institutional delivery in Nepal[J]. Plos one，2018，13(6)：e0199230.
indecency	—	猥亵行为	性医学伦理	—	王永茜．论猥亵儿童罪中的“其他恶劣情节”[J]．北京航空航天大学学报(社会科学版)，2020，33(4)：13－16.	FEEG V D. On on-line decency and indecency [J]. Pediatric nursing，1997，23(2)：114.
indifference	—	淡漠	普通伦理学	{SNOMED} F90580	王海忠．消费行为中的民族中心与民族淡漠倾向[J]．南开管理评论，2006，9(5)：107－112.	KUYPERS K P C，TORRE R，FARRE M，et al. MDMA-induced indifference to negative sounds is mediated by the 5-HT2A receptor [J]. Psychopharmacology，2018，235(2)：481－490.

续表 1-1

英文术语	缩略语	中文术语	概念范畴	四种编码	中文文献	英文文献
individual benefit	—	个人利益	普通伦理学	—	王贵平. 集体利益与个人利益的关系研究[J]. 中学课程辅导（教学研究），2018，12(33)：103.	TOST H，REICHERT M，BRAUN U，et al. Neural correlates of individual differences in affective benefit of real-life urban green space exposure[J]. Nature neuroscience，2019，22(9)：1389－1393.
individual responsibility	—	个人责任	预防医学伦理	—	夏勉，江光荣. 个人责任归因对心理求助行为的影响[J]. 中国临床心理学杂志，2007，15(2)：217－219，222.	RAFFAELLI M，SIMPKINS S D，TRAN S P，et al. Responsibility development transfers across contexts：reciprocal pathways between home and afterschool programs[J]. Developmental psychology，2018，54(3)：559－570.
individualism	—	个人主义	普通伦理学	—	易军. 个人主义方法论与私法[J]. 法学研究，2006，28(1)：89－103.	KELLY D，MORAR N. Enhancement，authenticity，and social acceptance in the age of individualism[J]. American journal of bioethics neuroscience，2019，10(1)：51－53.
induced abortion	—	引产	优生学伦理	{SNOMED} P1755；{ICD-11} JA00.1；{Tree number} E04.520.050；{Unique ID} D000028	易冬梅. 米非司酮与利凡诺在孕中期引产中的应用效果观察[J]. 临床合理用药杂志，2012，5(18)：61.	POLIS C B，MHANGO C，PHILBIN J，et al. Incidence of induced abortion in Malawi，2015[J]. Plos one，2017，12(4)：e0173639.

续表 1-1

英文术语	缩略语	中文术语	概念范畴	四种编码	中文文献	英文文献
infanticide	—	杀婴	优生学伦理	{SNOMED} FY2690；{Tree number} I01. 198. 240. 470. 572；{Unique ID} D007237	毛威. 进化心理学视角下的杀婴与弃婴犯罪[J]. 湖南警察学院学报，2019，31(6)：43-51.	TANG D, SIU B. Maternal infanticide and filicide in a psychiatric custodial institution in Hong Kong[J]. East Asian archives of psychiatry, 2018, 28(4): 139-143.
infectious disease	—	传染性疾病	医学伦理学概念	{Tree number} C01. 539. 221；{Unique ID} D003141	孟颂东，高福，田波. 热休克蛋白-多肽复合物在肿瘤和传染性疾病免疫中的作用[J]. 生物工程学报，2000，16(4)：425-428.	MCMICHAEL C. Climate change related migration and infectious disease[J]. Virulence, 2015, 6(6): 548-553.
infectious disease control	—	传染病控制	预防医学伦理	—	赵涛. 美国传染病控制模式[J]. 中国全科医学，2007，10(17)：1410-1413.	POLAK K. Dog transport and infectious disease risk: an international perspective[J]. The veterinary clinics of North America. Small animal practice, 2019, 49(4): 599-613.
informed consent of experimental subject	—	受试者的知情同意	医学科研伦理	—	李锡太，王全意，梁万年，等. 美国传染病控制模式[J]. 中国全科医学，2007，10(17)：1410-1413.	BAKER F X, MERZ J F. What gives them the right? Legal privilege and waivers of consent for research[J]. Clinical trials, 2018, 15(6): 579-586.
intellectual civilization and material civilization	—	精神文明与物质文明	普通伦理学	—	岳伟，鲍宗豪. 改革开放40年我国物质文明与精神文明关系的实践及理论探索[J]. 学术论坛，2018，41(5)：60-67.	HOUARD C H. Did Napoleon suffer from chronic rhonchopathy? [J]. Acta otolaryngologica, 2017, 137(4): 361-364.

续表 1－1

英文术语	缩略语	中文术语	概念范畴	四种编码	中文文献	英文文献
International Association of Bioethics	IAB	国际生命伦理学学会（世界生命伦理学联合会）	医疗卫生组织	—	邱仁宗. 促进负责任的研究，使科学研究成果服务于人民：在联合国教科文组织总部授奖典礼上的演说[J]. 中国医学伦理学，2010，23(2)：3－7.	DE LIMA L，WOODRUFF R，PETTUS K，et al. International association for hospice and palliative care position statement：euthanasia and physician assisted suicide[J]. Journal of palliative medicine 2017，20(1)：8－14.
International Code of Medical Ethics of World Medical Association	—	《世界医学会国际医德准则》	医学伦理学文献	—	—	LUNDBERG G D. The international code of medical ethics of the world medical association [J]. Medscape general medicine. 2004，6(4)：37.
International Committee of the Red Cross	ICRC	红十字国际委员会	医疗卫生组织	—	朱路. 论国际人道法中的平民概念：兼评红十字国际委员会《解释性指南》[J]. 暨南学报（哲学社会科学版），2013，35(6)：103－112.	VANNI D，PALASCIANO G，VANNI P，et al. Medical doctors and the foundation of the international red cross[J]. Internal and emergency medicine，2018，13(2)：301－305.
International Federation of Red Cross and Red Crescent Societies	IFRCS	红十字会与红新月会联合会	医疗卫生组织	—	张晓. 人类社会如何应对与气候变化相关的灾害?：国际红十字会与红新月会联合会的减灾建议及其意义[J]. 气候变化研究进展，2006，2(2)：89－92.	VANNI D，PALASCIANO G，VANNI P，et al. Medical doctors and the foundation of the International Red Cross[J]. Internal and emergency medicine，2018，13(2)：301－305.

续表 1-1

英文术语	缩略语	中文术语	概念范畴	四种编码	中文文献	英文文献
international health law	—	国际卫生法	卫生法学	—	那力. 国际卫生法的新使命：全球公共健康治理[J]. 云南大学学报(法学版)，2008，21(6)：139-146.	DELANY L，SIGNAL L，THOMSON G. International trade and investment law：a new framework for public health and the common good[J]. Biomed central public health，2018，18(1)：602.
international principle of dental ethics	—	齿科医学伦理的国际原则	医学伦理学文献	—	—	NASSIF N F. Ethics in children's dental treatment under general anesthesia at the Lebanese University[J]. Journal of international society of preventive and community dentistry，2019，9(5)：527-533.
International Red Cross and Red Crescent Movement	—	国际红十字与红新月运动	医疗卫生组织	—	席桂欣. 红十字国际委员会平民救助史略[D]. 北京：外交学院，2000.	VANNI D，PALASCIANO G，VANNI P，et al. Medical doctors and the foundation of the International Red Cross[J]. Internal and emergency medicine，2018，13(2)：301-305.
international tribunals	—	国际法庭	卫生法学	—	杨永红. 分散的权力：从 MOX Plant 案析国际法庭管辖权之冲突[J]. 法学家，2009，1(3)：107-114.	MACGREGOR A，BROWN M，STAVERT J. Are mental health tribunals operating in accordance with international human rights standards? A systematic review of the international literature[J]. Health and social care in the community，2019，27(4)：e494-e513.

续表 1－1

英文术语	缩略语	中文术语	概念范畴	四种编码	中文文献	英文文献
interprofessional ethics in medicine	—	医生同道伦理	医患关系	—	周晓菲．中医医德伦理思想根源及其内涵研究［D］．北京：北京中医药大学，2010.	REIS S P，WALD H S，WEINDLING P. The holocaust，medicine and becoming a physician：the crucial role of education［J］. Israel journal of health policy research. 2019，8(1)：55.
interventional medicine	—	介入医学	医学伦理学概念	—	赵成如，夏毅然，罗西友，等．介入医学栓塞材料［J］．山东生物医学工程，2002，21(3)：54－57.	GOETZ L H，SCHORK N J. Personalized medicine：motivation，challenges，and progress［J］. Fertility and sterility 2018，109(6)：952－963.
intoxication	—	中毒	医学伦理学概念	{SNOMED} F01220	陈成伟．药物与中毒性肝病［M］．上海：上海科学技术出版社，2013.	BITUNJAC K，SARAGA M. Alcohol intoxication in pediatric age：ten-year retrospective study［J］. Croatian medical journal. 2009，50(2)：151－156.
intrauterine growth retardation	IGR	宫内发育迟缓	优生学伦理	{SNOMED} F33710；{Tree number} C13. 703. 277. 370；{Unique ID} D005317	闻良珍，熊锦文．胎儿宫内发育迟缓的病理生理变化［J］．中国实用妇科与产科杂志，2002，18(1)：4－5.	TAUBER M. Final height and intrauterine growth retardation［J］. Ann endocrinol (Paris)，2017，78(2)：96－97.
intrauterine operation	—	宫内手术	优生学伦理	—	蔡淑萍，贺晶．胎儿脊髓脊膜膨出宫内手术治疗进展［J］．国外医学（妇产科学分册），2006，33(4)：276－280.	KODAMAN P H，ARICI A. Intrauterine adhesions and fertility outcome：how to optimize success?［J］. Current opinion in obstetrics and gynecology，2007，19(3)：207－214.

续表 1 – 1

英文术语	缩略语	中文术语	概念范畴	四种编码	中文文献	英文文献
Introspection: On Medicine	—	《省心录·论医》	医学伦理学文献	—	张希亮. 新媒体时代医德建设探讨［J］. 山西医药杂志, 2018, 47(23): 2884 – 2886.	KAUR R, AMBWANI S R, SINGH S. Endocannabinoid system: a multi-facet therapeutic target［J］. Current clinical pharmacology, 2016, 11(2): 110 – 117.
involuntary euthanasia	—	非自愿安乐死	死亡伦理	{Tree number} I01. 198. 240. 250; {Unique ID} D000078625	余净植. 安乐死的分类: 一个讨论的进路［J］. 西安电子科技大学学报（社会科学版）, 2008, 18(3): 127 – 132.	NAIRCOLLINS M. Medical futility and involuntary passive euthanasia［J］. Perspectives in biology and medicine, 2018, 60(3): 415 – 422.
irrationalism	—	非理性主义	伦理学学派	—	袁利军. 从西方哲学的非理性主义转向看勋伯格向无调性的创作思维转型［J］. 乐府新声, 2018, 36(4): 22 – 26.	ROBERTS JR A S. Irrationalism［J］. Science. 1973, 182(4113): 651.
irreversible	—	不可逆性	临床医学伦理	—	苏俊俊, 苏明, 徐凯, 等. 不可逆性电穿孔治疗局部进展期胰腺癌［J］. 中华肝胆外科杂志, 2017, 23(7): 464 – 467.	HANSEN H C, GÜNTHER U. New guidelines for the diagnosis of irreversible loss of brain function: concept and limitations, organizational demands, and implementation［J］. Medizinische klinik, intensivmedizin und notfallmedizin, 2019, 114(2): 114 – 121.
Is the fetus a person or not	—	胎儿是不是人	生殖医学伦理	—	—	BROWNE T K. Why parents should not be told the sex of their fetus［J］. Journal of medical ethics, 2017, 43(1): 5 – 10.

续表 1-1

英文术语	缩略语	中文术语	概念范畴	四种编码	中文文献	英文文献
Islamism	—	伊斯兰教	宗教	—	白韶璞. 埃及伊斯兰教与基督教的碰撞与交往[J]. 牡丹江大学学报，2020，29(4)：96-101.	HOSEINI S S. Masturbation：scientific evidence and Islam's view[J]. Journal of religion and health，2017，56(6)：2076-2081.
itinerant medical practitioner	—	游医	医患关系	—	车卫红，万里营，徐诗文. 一起跨省游医非法行医案件的查处与思考[J]. 中国卫生监督杂志，2019，26(2)：186-189.	CHOI J. Social perceptions of quack in Qing dynasty and its transformation in the late Qing period[J]. Uisahak，2019，28(1)：191-238.
Jacob Rosenfeld	—	罗生特	医学道德人物	—	高树记，刘欣. 纪念傅莱和罗生特在新时代医学教育中的现实意义[J]. 中国卫生产业，2018，15(32)：132-134，139.	—
Japanese Brain Death Criteria	—	《日本脑死亡标准》	医学伦理学文献	—	—	TOIDA C，MUGURUMA T. Pediatric brain death in a Japanese pediatric hospital[J]. Acute medicine and surgery，2015，3(1)：10-15.
Japanese Medical Philosophy-Ethics Association	—	日本医学哲学·伦理学学会	医疗卫生组织	—	—	—
Jianzhen	—	鉴真	医学道德人物	—	郭立忠. 唐代中日佛教干漆造像交流研究：以鉴真东渡为例[J]. 中国生漆，2020，39(1)：8-14.	—

续表 1－1

英文术语	缩略语	中文术语	概念范畴	四种编码	中文文献	英文文献
John Ruskin	—	罗斯金	医学道德人物	—	李骏，吴申珅．约翰·罗斯金的艺术伦理思想与当代反思［J］．设计艺术研究，2020，10(3)：102－105.	—
Judaism	—	犹太教	宗教	{Tree number} K01. 844. 385；{Unique ID} D007599；{Unique ID} D007599	傅有德．美国犹太教改革派的百年嬗变：三个向度的解读［J］．武汉大学学报(哲学社会科学版)，2020，73(4)：37－44.	COFNAS N. Judaism as a group evolutionary strategy：a critical analysis of Kevin MacDonald's theory[J]. Human nature，2018，29(2)：134－156.
Justice	—	公正	普通伦理学	{Tree number} I01. 880. 604. 473. 700；{Unique ID} D012935	杨立新．民事行政诉讼检察监督与司法公正［J］．法学研究，2000，22(4)：45－71.	NIMMO S. Organizational justice and the psychological contract[J]. Occupational medicine，2018，68(2)：83－85.
Kennedy Institute of Ethics	—	肯尼迪伦理学研究所	医疗卫生组织	—	—	ADASHI E Y，WALTERS L B，MENIKOFF J A. The Belmont report at 40：reckoning with time［J］. American journal of public health，2018，108(10)：1345－1348.
kick-back on drug sales	—	药品回扣	医院管理	—	陈雪，刘毅．药品回扣的违法性判断［J］．医学与法学，2019，11(2)：12－16.	—
know the regular patterns in order to understand the changes	—	知常达变	中医学伦理	—	徐坤三．知常达变辨证施治面瘫［J］．针灸临床杂志，2001，17(6)：12－14.	—

续表 1－1

英文术语	缩略语	中文术语	概念范畴	四种编码	中文文献	英文文献
Labor	—	分娩	优生学伦理	—	王峰波，魏学功．分娩镇痛的应用研究进展［J］．中国现代医药杂志，2020，22(2)：106－108.	TORPIN R. Physiology of labor［J］. American journal of obstetrics and gynecology，1947，53(1)：78－81.
Laozi	—	老子	医学道德人物	—	张智昆．试论老子“自然”哲学［J］．赤峰学院学报（哲学社会科学版），2020，41(8)：28－32.	—
law for medical practitioners	—	医师法	卫生法学	—	汪建荣．从《执业医师法》角度看中医医师资格考核［J］．中国卫生法制，2017，25(5)：1－4.	BLAU I，LEVIN L. Medical malpractice：an introduction for the dental practitioner［J］. Quintessence international，2017，48(10)：835－840.
law of human organ transplantation	—	人体器官移植法	器官移植伦理	—	中国器官移植发展基金会，中华医学会器官移植学分会，中华医学杂志编辑委员会．中国人体器官移植法律问题专家研讨会纪要［J］．中华医学杂志，1999，79(11)：808.	ŁUKÓW P. Leaving gift-giving behind：the ethical status of the human body and transplant medicine［J］. Medicine，health care，and philosophy，2019，22(2)：221－230.

续表 1 - 1

英文术语	缩略语	中文术语	概念范畴	四种编码	中文文献	英文文献
Law of the People's Republic of China for Medical Practitioner	—	《中华人民共和国执业医师法》	卫生法学	—	蔡平，李爱军，陈梅，等.《中华人民共和国执业医师法》存在问题研究及修改建议探讨：以法律责任部分为例[J]. 中国卫生监督杂志，2020，27(1)：6 - 14.	YANG X, MU R, FAN Y, et al. The current situation and development of medical device testing institutes in China[J]. Expert review of medical devices, 2017, 14(4): 263 - 269.
legal rights and moral rights	—	法律权利与道德权利	卫生法学	—	黄宗智. 中西法律如何融合？道德、权利与实用[J]. 中外法学，2010，22(5)：721 - 736.	MORGAN C. Moral and legal dilemmas in the policing of protest and other major public events [J]. The medico-legal journal, 2018, 86(1): 4 - 15.
legalization of euthanasia in Netherlands	—	荷兰安乐死立法	死亡伦理	—	—	EMANUEL E J, ONWUTEAKA-PHILIPSEN B D, URWIN J W, et al. Attitudes and practices of euthanasia and physician-assisted suicide in the United States, Canada, and Europe[J]. Journal of the American medical association, 2016, 316(1): 79 - 90.
Leonardo da Vinci	—	达·芬奇	医学道德人物	—	陈光耀，杨绍琼，姜楠. 达·芬奇与流体力学[J]. 力学与实践，2019，41(5)：634 - 639.	—

续表 1－1

英文术语	缩略语	中文术语	概念范畴	四种编码	中文文献	英文文献
Li Dongyuan	—	李东垣	医学道德人物	—	蒋先伟，张璨方．李东垣阴火论及甘温除热法［J］．河南中医，2020，40(6)：844－846.	—
Li Gao	—	李杲	医学道德人物	—	黄明俊，商海滨，许猛猛，等．从李杲元气阴阳升降浮沉的角度探究阴火［J］．江西中医药大学学报，2019，31(4)：6－8.	—
Li Shizhen	—	李时珍	医学道德人物	—	薛玺情，李旭豪，马欣，等．从养生角度看李时珍之《本草纲目》［J］．西部中医药，2020，33(6)：52－54.	—
Li Zhongzi	—	李中梓	医学道德人物	—	王鑫，金庆江．明末著名中医学家李中梓门人考略［J］．江苏中医药，2016，48(6)：66－68.	—
libel	—	诽谤	普通伦理学	{Tree number} I01. 198. 240. 240；{Unique ID} D000067448	甘露．诽谤的刑法规制［D］．石家庄：河北经贸大学，2011.	JERROLD L. Sticks and stones［J］. American journal of orthodontics and dentofacial orthopedics，2017，151(6)：1188－1190.
liberalism	—	自由主义	伦理学学派	{Tree number} I01. 738；{Unique ID} D011057	万俊人．政治自由主义［M］．上海：上海译林出版社，2000.	VIENS A M. Neo-liberalism，austerity and the political determinants of health［J］. Health care analysis，2019，27(3)：147－152.

续表 1－1

英文术语	缩略语	中文术语	概念范畴	四种编码	中文文献	英文文献
lie	—	谎言	普通伦理学	—	羊芙葳. 谎言的识别研究[D]. 武汉：华中科技大学，2010.	KATARIA Y. Data never lie[J]. Clinical chemistry，2018，64(8)：1268－1269.
life	—	生命	生殖医学伦理	{Tree number} K01. 752. 400；{Unique ID} D019369	冯建军. 生命与教育[M]. 北京：教育科学出版社，2004.	ZIELINSKA A P，SCHUH M. Double trouble at the beginning of life[J]. Science，2018，361(6398)：128－129.
life support	—	生命支持	生殖医学伦理	—	于学忠. 急诊创伤生命支持[M]. 北京：中国协和医科大学出版社，2003.	WENTLANDT K，WEISS A，O'CONNOR E，et al. Palliative and end of life care in solid organ transplantation[J]. American journal of transplantation，2017，17(12)：3008－3019.
life-style disease	—	生活方式病	社会医学	—	郑书谊，李学锋. 用生活方式解决生活方式病的体会[J]. 基层医学论坛，2016，20(3)：365－366.	GILBERT J A，BLASER M J，CAPORASO J G，et al. Current understanding of the human microbiome[J]. Nature medicine，2018，24(4)：392－400.
life-sustaining treatment	—	生命维持疗法	医学伦理学概念	—	—	ABDULRAZZAK A，HEYLAND D K，SIMON J，et al. Patient-family agreement on values and preferences for life-sustaining treatment：results of a multicentre observational study[J]. BMJ supportive and palliative care，2019，9(1)：e20.

续表 1 – 1

英文术语	缩略语	中文术语	概念范畴	四种编码	中文文献	英文文献
ligation of oviduct	—	输卵管结扎	优生学伦理	—	宋娜，蔡建娥. 心理护理在女性输卵管结扎术中的应用[J]. 吉林医学，2019，40（5）：1143 – 1144.	FENG Y，ZHAO H，XU H，et al. Analysis of pregnancy outcome after anastomosis of oviduct and its influencing factors[J]. BMC pregnancy and childbirth，2019，19(1)：393.
live relative donor	—	活体亲属供者	器官移植伦理	—	段秀英，李晓娟，陈佳彤. 亲属活体肾移植供者心理体验的质性研究[J]. 解放军护理杂志，2011，28(17)：1 – 3.	MUSTIAN M N，CANNON R M，MACLENNAN P A，et al. Landscape of ABO-incompatible live donor kidney transplantation in the US [J]. Journal of the American college of surgeons，2018，226(4)：615 – 621.
live spouse donor	—	活体配偶供者	器官移植伦理	—	苗书斋，曲青山，郭娟，等. 配偶供肾移植 36 例效果分析[J]. 中华实用诊断与治疗杂志，2011，25(5)：508 – 509.	MATTER Y E，NAGIB A M，LOTFY O E，et al. Impact of donor source on the outcome of live donor kidney transplantation：a single center experience [J]. Journal of nephrourology monthly，2016，8(3)：e34770.
live-donor organ transplantation	—	活体器官移植	器官移植伦理	—	刘建利. 人体活体器官移植行为的刑法正当化[J]. 江西社会科学，2019，39(12)：178 – 185.	GOLDARACENA N，BARBAS A S. Living donor liver transplantation[J]. Current opinion in organ transplantation，2019，24(2)：131 – 137.

续表 1－1

英文术语	缩略语	中文术语	概念范畴	四种编码	中文文献	英文文献
living will	—	生前遗嘱	死亡伦理	—	王勇，董俊龙．商业银行“生前遗嘱”法律问题分析[J]．大连大学学报，2020，41（2）：75－82.	DEPRIEST J，JAGANNATH P，IANNETTI M，et al. A more directive living will for older adult patients with end-stage medical conditions?[J]. Southern medical journal，2019，112(10)：531－534.
loss of reproductive capacity	—	无生殖能力	生殖医学伦理	—	张美勇，徐颖，马凤贤．核桃的无融合生殖能力[J]．果树学报，2000，17（4）：314－316	IVELL R，ANANDIVELL R. Insulin-like peptide 3（INSL3）is a major regulator of female reproductive physiology[J]. Human reproduction update，2018，24(6)：639－651.
Louis Pasteur	—	路易斯·巴斯德	医学道德人物	—	刘学礼．巴斯德研究所[J]．科学（上海），2016，68（4）：45－49.	—
Louise Brown	—	路易斯·布朗	医学伦理事件	—	—	CROSS W，KOVAC M，MUSTONEN V，et al. The evolutionary landscape of colorectal tumorigenesis[J]. Nature ecology and evolution，2018，2(10)：1661－1672.
love	—	爱	普通伦理学	{Tree number} F01. 470. 734；{Unique ID} D008149	迪拉兰木·胡达白迪，汤先萍．从自爱到他爱：卢梭自爱思想对医学关爱的启示[J]．中国医学伦理学，2020，33（8）：903－907.	SAVAGE M P，FISCHMAN D L. Love in vain?[J]. Circulation：Cardiovascular interventions，2018，11(11)：e007458.

续表 1－1

英文术语	缩略语	中文术语	概念范畴	四种编码	中文文献	英文文献
Lü Buwei	—	吕不韦	医学道德人物	—	张寿龙．吕不韦的经济管理改革思想和启示［J］．黑河学院学报，2018，9（1）：193－194.	—
Lü Shicai	—	吕士才	医学道德人物	—	—	—
macro-view of health care	—	大卫生观	预防医学伦理	—	李豫凯．强化医学生大卫生观念的培养［J］．新疆医科大学学报，2007，30（10）：1204－1205.	ROBERTSON-MALT S，NORTON-WESTWOOD D. Framework of care：communicating the structure and processes of care［J］. International journal of evidence-based healthcare，2017，15（3）：82－89.
mad cow disease	—	疯牛病	医学伦理学概念	｛Tree number｝C10.228.228.800.260；｛Unique ID｝D016643	刘华阳，李祥明．我国疯牛病传染因子研究进展［J］．饲料工业，2020，41（15）：60－64.	MARTIN C. UK Government's handling of mad cow disease［J］. Lancet neurology，2015，14（8）：793.
Mad Cow Disease of England	—	英国疯牛病事件	医学伦理事件	—	李思敏，樊春良．政府使用科学应对风险的管理机制变迁：英国疯牛病事件与口蹄疫事件比较［J］．科学学研究，2015，33（12）：1761－1769，1860.	O'NEILL K. A vital fluid：risk，controversy and the politics of blood donation in the era of "mad cow disease"［J］. Public understanding of science，2003，12（4）：359－380.

续表 1－1

英文术语	缩略语	中文术语	概念范畴	四种编码	中文文献	英文文献
male homosexuality	MH	男同性恋	性医学伦理	{Tree number} F01. 145. 802. 975. 500. 600；{Unique ID} D018451	张大鹏. 东北某地男同性恋者性行为及 HIV 感染流行病学研究[D]. 北京：中国疾病预防控制中心，2002.	GLASS G F. Doctor anonymous：creating contexts for homosexuality as mental illness [J]. The journal of medical humanities，2018，39(1)：101－109.
malpractice	—	医疗事故	医院管理	{Tree number} I01. 880. 604. 583. 524；{Unique ID} D008318	李桐杨，祝伟，邓雯，等. 违反医疗核心制度行为在医疗事故罪认定中的作用[J]. 中国卫生质量管理，2019，26(6)：107－110.	BIRKELAND S. Stroke care and malpractice [J]. Medico-legal journal，2018，86(2)：107－108.
malpractice due to irresponsibility	—	医疗责任事故	医院管理	—	刘诗强. 医疗事故赔偿与医疗责任保险在美国[J]. 中国卫生事业管理，2001，17(9)：543－544.	DIMOV V，GONZAL-EZESTRADA A，EIDELMAN F. Social media and allergy[J]. Current allergy and asthma reports，2018，18(12)：76.
malpractice due to technical incompetence	—	医疗技术事故	医院管理	—	郑桂茹，文立平，陈虹竹，等. 医疗事故技术鉴定标准化建设实现路径[J]. 吉林医药学院学报，2020，41(1)：45－46.	BECKSTEAD J W. Attitudes accentuate attributes in social judgment：the combined effects of substance use，depression，and technical incompetence on judgments of professional impairment [J]. The journal of social psychology，2003，143(2)：185－201.

续表 1－1

英文术语	缩略语	中文术语	概念范畴	四种编码	中文文献	英文文献
Manava-Oharma-Sastra	—	《摩奴法典》	医学伦理学文献	—	王倩.《摩奴法典》与《十二表法》主要内容之比较[J]. 人间，2016，213(18)：109－109.	—
mania	—	躁狂症	心理学伦理	{Tree number} F03. 084. 500；{Unique ID} D001714	刘玉洁. 躁狂症的护理问题及对策探讨[J]. 中国医药指南，2019，17(25)：236－237.	TONDO L，VÁZQUEZ G H，BALDESSARINI R J. Depression and mania in bipolar disorder［J］. Current neuropharmacology，2017，15(3)：353－358.
marginal sexual behavior	—	边缘性性行为	性医学伦理	—	许建平，乔福元，施琪嘉. 未婚女性边缘性性行为致妊娠的原因分析[J]. 医学与社会，2003，16(1)：4－6.	HERNÁNDEZ-MUNIVE A K，REBOLLEDO-SOLLEIRO D，FERNÁNDEZ-GUASTI A. Does chronic hyperglycemia affect female rat sexual behavior? Differences in paced and non-paced mating[J]. The journal of sexual medicine，2019，16(8)：1130－1142.
Marxist ethics	—	马克思主义伦理学	伦理学学派	—	武卉昕. 马克思主义伦理学的苏联范式及当代启示[J]. 湖北大学学报(哲学社会科学版)，2019，46(2)：22－28.	TRAYNOR M. Autonomy and caring：towards a Marxist understanding of nursing work［J］. Nursing philosophy，2019，20(4)：e12262.
masturbation	—	手淫	性医学伦理	{SNOMED} F97630；{Tree number} F01. 145. 802. 526；{Unique ID} D008418	辛永亮，夏桂芬，王春香，等. 手淫取精失败患者身心体验的质性研究[J]. 中华生殖与避孕杂志，2019，39(7)：566－569.	ABOULENEIN B H，BERNSTEIN J，ROSS M W. Evidence for masturbation and prostate cancer risk：do we have a verdict?［J］. Sexual medicine reviews，2016，4(3)：229－234.

续表 1 - 1

英文术语	缩略语	中文术语	概念范畴	四种编码	中文文献	英文文献
medical accidents	—	医疗意外	医院管理	—	李祖全．医疗意外损害赔偿中的国家责任［J］．时代法学，2010，8(2)：57 - 63.	HONKANEN R，ERTAMA L，LINNOILA M，et al. Role of drugs in traffic accidents［J］. British medical journal，1980，281(6251)：1309 - 1312.
Medical Association of China	MAC	中华医学会	医疗卫生组织	—	中华医学会糖尿病学分会代谢综合征研究协作组．中华医学会糖尿病学分会关于代谢综合征的建议［J］．中华糖尿病杂志，2004，12(3)：156 - 161.	—
medical code，oath and declaration	—	医学法典、誓言、宣言	医学伦理学概念	—	杨丽然．国际生命伦理重要准则演变研究［D］．北京：北京师范大学，2011.	WIESING U. The Hippocratic Oath and the Declaration of Geneva：legitimisation attempts of professional conduct［J］. Medicine，health care，and philosophy，2020，23(1)：81 - 86.
medical consumption	—	医疗消费	预防医学伦理	—	唐圣春．医疗消费的致贫研究［J］．中国医院管理，2006，26(3)：13 - 14.	GRAY A. Kaleidoscope［J］. American Medical Association journal of ethics，2018，20(9)：e894 - e896.
medical contract	—	医疗契约	卫生法学	—	刘燕君，魏亮瑜．医疗契约的法律性质初探［J］．中国医院管理，2005，25(5)：24 - 25.	BORCHERT R J，LE H B T，RITCHIE C W. Brexit，the junior doctor contract，and medical student intentions［J］. The lancet public health，2017，2(7)：e306.

续表 1-1

英文术语	缩略语	中文术语	概念范畴	四种编码	中文文献	英文文献
medical cooperation	—	合作医疗	卫生政策	—	张建平. 中国农村合作医疗制度研究[M]. 北京：中国农业出版社，2006.	KANAVOS P，ANGELIS A，DRUMMOND M. An EU-wide approach to HTA：an irrelevant development or an opportunity not to be missed? [J]. European journal of health economics，2019，20(3)：329-332.
medical dispute	—	医疗纠纷	医患关系	—	张涛. 医疗纠纷的成因探析[J]. 中华医院管理杂志，2005，21(8)：537-539.	AMIRTHALINGAM K. Medical dispute resolution，patient safety and the doctor-patient relationship[J]. Singapore medical journal，2017，58(12)：681-684.
medical ethics	—	医学伦理学	医学伦理学概念	—	高超，石冰，于普林. 老年医学伦理学的研究进展[J]. 中华老年医学杂志，2020，39(7)：853-856.	VALENTINO M，PAVLICA P. Medical ethics [J]. Journal of ultrasound，2016，19(1)：73-76.
Medical Ethics Branch of Chinese Medical Association	—	中华医学会医学伦理学分会	医疗卫生组织	—	曹永福. 中华医学会医学伦理学分会第十九届学术年会暨医学伦理学国际论坛会议纪要[J]. 医学与哲学，2017，38(17)：96.	—
Manifesto of Medical Ethics Branch of Chinese Medical Association	—	中华医学会医学伦理学分会宣言	医学伦理学文献	—	霍临明，刘冰. 重视医学研究中的伦理学问题[J]. 中华病理学杂志，2005，34(1)：27.	—

续表 1－1

英文术语	缩略语	中文术语	概念范畴	四种编码	中文文献	英文文献
medical guardian	—	医疗监护人	卫生法学	—	商庆伟. 强制医疗精神病人监护人制度研究[D]. 上海：上海交通大学，2014.	KIM H, SONG M K. Medical decision-making for adults who lack decision-making capacity and a surrogate: state of the science[J]. The American journal of hospice and palliative care, 2018, 35(9): 1227－1234.
medical humanism	—	医学人道主义	医学伦理学概念	—	张翔，李恩昌. 关于医学人道主义研究的新视觉：《身心之间：医学人道主义思想研究》一书评介[J]. 医学与社会，2016，29(2)：封3－封4.	WALD H S, MCFARLAND J, MARKOVINA I. Medical humanities in medical education and practice[J]. Medical teacher, 2019, 41(5): 492－496.
medical insurance	—	医疗保险	卫生政策	—	李绍华. 医疗保险学[M]. 北京：科学出版社，2006.	MOUGEOT M, NAEGELEN F. Medical service provider networks [J]. Health economics, 2018, 27(8): 1201－1217.
medical insurance for the wealthy	—	富人医疗保险	卫生政策	—	高蓉，苏群，沈军威. 中国农村收入差距、医疗保险对居民健康不平等的影响[J]. 江苏农业科学，2016，45(5)：569－572.	DICKMAN S L, HIMMELSTEIN D U, WOOLHANDLER S. Inequality and the health-care system in the USA[J]. Lancet, 2017, 389(10077): 1431－1441.
medical insurance from combined social planning and personal contribution	—	社会统筹和个人账户相结合的医疗保险	卫生政策	—	俞建忠，张黎明，王冬. 农村合作医疗大病社会统筹在医疗保障中的作用分析[J]. 中国卫生资源，2005，8(2)：84－85.	JAMES M K, ROBITSEK R J, SAGHIR S M, et al. Clinical and non-clinical factors that predict discharge disposition after a fall[J]. Injury, 2018, 49(5): 975－982.

续表 1-1

英文术语	缩略语	中文术语	概念范畴	四种编码	中文文献	英文文献
Medical Insurance System of Singapore	—	《新加坡医疗保险制度》	卫生政策	—	姜学夫. 新加坡、日本、墨西哥三国大病保险补偿方案经验借鉴及启示[J]. 保定学院学报，2019，32(1)：33-42.	MICHAILIDOU K，LINDSTRÖM S，DENNIS J，et al. Association analysis identifies 65 new breast cancer risk loci[J]. Nature，2017，551(7678)：92-94.
Medical Jurisprudence	—	《医门法律》	医学伦理学文献	—	钟礼韬. 喻昌《医门法律》医德思想及其养成[J]. 中国中医药现代远程教育，2018，16(17)：36-38.	FRANCHITTO N，ROUGÉ D. Appraisal by year six French medical students of the teaching of forensic medicine and health law[J]. Medicine，science，and the law，2010，50(4)：205-210.
medical law and medical ethics	—	医学法律与医学道德	卫生法学	—	王振臣，李媛，刘娜. 医学高职院校思政课引入学生思维训练的探索：以思想道德修养与法律基础课程为例[J]. 继续医学教育，2019，33(12)：25-27.	BRASSINGTON I. On the relationship between medical ethics and the law[J]. Medical law review，2018，26(2)：225-245.
medical litigation	—	医疗诉讼	卫生法学	—	王冰. 医疗诉讼管辖原则[J]. 中国社区医师，2010，26(26)：25.	ALKHENIZAN A H，SHAFIQ M R. The process of litigation for medical errors in Saudi Arabia and the United Kingdom[J]. Saudi medical journal，2018，39(11)：1075-1081.

续表 1 - 1

英文术语	缩略语	中文术语	概念范畴	四种编码	中文文献	英文文献
medical malpractice	—	医疗过失	卫生法学	—	陈帅. 医疗过失犯罪中信赖原则的司法适用研究[J]. 锦州医科大学学报(社会科学版), 2020, 18(4): 11 - 15.	BERLIN L. Medical errors, malpractice, and defensive medicine: an ill-fated triad[J]. Diagnosis, 2017, 4(3): 133 - 139.
Medical Malpractice Law	—	《医疗事故处理条例》	卫生法学	—	刘炫麟. 论《医疗事故处理条例》与《侵权责任法》的冲突[J]. 中国医院管理, 2013, 33(4): 57 - 58.	BERLIN L. Medical errors, malpractice, and defensive medicine: an ill-fated triad[J]. Diagnosis, 2017, 4(3): 133 - 139.
Medical Malpractice Measure	—	《医疗事故处理办法》	卫生法学	—	孙红卫.《医疗事故处理条例》与《医疗事故处理办法》之比较研究[J]. 杭州商学院学报, 2003, 60(3): 22 - 26.	THIELS C A, CHOUDHRY A J, RAYZACK M D, et al. Medical malpractice lawsuits involving surgical residents[J]. Journal of the American Medical Association surgery, 2018, 153(1): 8 - 13.
medical mishap	—	医疗差错	医院管理	—	杨凌鹤, 唐昌敏, 张维敏, 等. 医生工作时长与医疗差错的相关性研究[J]. 中国卫生事业管理, 2020, 37(5): 349 - 352.	TOUKAN Y, GUR M, NIR V, et al. Medical mishap as a cause of non-resolving pneumonia[J]. Pediatric pulmonology, 2017, 52(10): e67 - e69.
medical morality	—	医学道德	医学伦理学概念	—	郭永松, 华淑芳, 李佳. 对医学道德价值的重新界定[J]. 医学与哲学, 2006, 27(11): 33 - 35.	SHEPHERD L, WILSON R F. Introduction: the medicalization of poverty[J]. The journal of law, medicine and ethics, 2018, 46(3): 563 - 566.

续表 1-1

英文术语	缩略语	中文术语	概念范畴	四种编码	中文文献	英文文献
medical negligence	—	医疗疏忽	医院管理	—	朱翠平. 103 医疗差错的解释和职业疏忽的 4 要素[J]. 国外医学(护理学分册), 2001, 20(4): 164-165.	ZIPPER S G. Medical negligence[J]. Versicherungsmedizin, 2016, 69(2): 63-66.
medical practitioner	—	开业医生	医患关系	—	陈孝莲, 王净. 个体开业医生问题初探[J]. 医学与哲学, 2009, 30(5): 62-63.	MAULE W J. Medical uses of marijuana (Cannabis sativa): fact or fallacy? [J]. British journal of biomedical science, 2015, 72(2): 85-91.
Medical Prescriptions for Relief of Common Illnesses	—	《普济方》	医学伦理学文献	—	费晓雅, 蒯仂, 茹意, 等. 《普济方》治疗荨麻疹内服方剂用药规律分析[J]. 中国中西医结合皮肤性病学杂志, 2019, 18(6): 582-585.	—
medical professional ethics	—	医学职业道德	医学伦理学概念	—	方燕君, 郑晓. 关于当前医学职业道德教育的思考[J]. 中国医学伦理学, 2006, 19(2): 82-83.	KWON I. Medical ethics as professional ethics[J]. The Korean journal of gastroenterology, 2012, 60(3): 135-139.
medical psychology	—	医学心理学	心理学伦理	{Tree number} F04. 096. 628. 808; {Unique ID} D011591	周建南. 实用医学心理学[M]. 北京: 人民军医出版社, 2003.	KÁLLAI J, BARABÁS K, TURY F, et al. The medical psychology in hungary: way of thinking, frame of references and applications[J]. Orvosi hetilap, 2018, 159(36): 1455-1464.

续表 1－1

英文术语	缩略语	中文术语	概念范畴	四种编码	中文文献	英文文献
medical record	—	病案	卫生法学	{Tree number} E05. 318. 308. 940. 968; {Unique ID} D008499	余永明. 中国病案管理[M]. 北京：协和医科大学出版社，2000.	BUCHANAN J. Accelerating the benefits of the problem oriented medical record[J]. Applied clinical informatics, 2017, 8(1): 180－190.
medical saving insurance	—	医疗储蓄保险	卫生政策	—	赵斌，文裕慧. 国际医疗储蓄账户计划设计结构及效果述评[J]. 中国卫生经济，2012，31(7)：93－96.	YANG X, CHEN M, DU J, et al. The inequality of inpatient care net benefit under integration of urban-rural medical insurance systems in China[J]. International journal for equity in health, 2018, 17(1): 173.
medical service and market	—	医疗与市场	卫生政策	—	于良春，甘超. 垄断与竞争：中国医疗行业市场效率分析[J]. 经济与管理研究，2020，41(6)：47－58.	KARACAMANDIC P, TOWN R J, WILCOCK A. The effect of physician and hospital market structure on medical technology diffusion[J]. Health services research, 2017, 52(2): 579－598.
medical sociology	—	医学社会学	预防医学伦理	{Tree number} F04. 096. 879. 757. 400; {Unique ID} D012962	刘辉. 基于文献计量的中外医学社会学研究比较分析[J]. 中国医药导报，2020，17(18)：167－171.	BOSK C L. Medical sociology as a vocation[J]. Journal of health and social behavior, 2014, 55(4): 375－385.
medical treatment	—	医疗	医患关系	—	周彬，沈黎，吴檠，等. 浅论医疗数据及其安全防护[J]. 医学与社会，2020，33(9)：101－105.	FINLAYSON G. Food addiction and obesity: unnecessary medicalization of hedonic overeating[J]. Nature reviews. endocrinology, 2017, 13(8): 493－498.

续表 1 - 1

英文术语	缩略语	中文术语	概念范畴	四种编码	中文文献	英文文献
medicine	—	医学	医学伦理学概念	{Tree number} H02. 403; {Unique ID} D008511	卓大宏. 中国康复医学[M]. 北京：华夏出版社，2003.	KOTTOW M. Some thoughts on phenomenology and medicine[J]. Medicine, health care, and philosophy, 2017, 20(3): 405 - 412.
medicine and law	—	医学与法律	卫生法学	—	伍林生，石婷. 医学生法律素质培育的理性审视与实现路径[J]. 重庆医学，2017，46(24)：3440 - 3441.	BERAN R G. Editorial medicine and law[J]. Medicine and law, 2015, 34(1): 537 - 542.
medicine and poverty	—	医学与贫困	社会医学	—	王雁，王春萍，孙延超，等. 贫困医学生心理健康、人格与主观幸福感的关系[J]. 中国行为医学科学，2006，15(1)：67 - 69.	SHACKFORD S R. The poverty of theory: evidence-based medicine and the social contract [J]. The journal of trauma and acute care surgery, 2018, 85(1): 7 - 11.
medicine and religion	—	医学与宗教	社会医学	—	周晖，陈小红，章星琪. 也谈医学与宗教[J]. 医学与哲学，2012，33(3)：16 - 18.	NELSON B. When medicine and religion do not mix: overlooking or misunderstanding the religious and spiritual beliefs of patients can present significant obstacles to cancer care[J]. Cancer cytopathology, 2017, 125(11): 813 - 814.

续表 1 - 1

英文术语	缩略语	中文术语	概念范畴	四种编码	中文文献	英文文献
medicine and society	—	医学与社会	社会医学	—	余新忠，陈思言．医学与社会文化之间：百年来清代医疗史研究述评［J］．华中师范大学学报（人文社会科学版），2017，56(3)：111 - 128.	SARMA A A，NKONDE-PRICE C，GULATI M，et al. Cardiovascular medicine and society：the pregnant cardiologist［J］. Journal of the American college of cardiology，2017，69(1)：92 - 101.
medicine is the art of benevolence	—	医乃仁术	中医学伦理	—	王明强．"人""仁"考辨与"医乃仁术"［J］．辽宁中医杂志，2014，41(5)：909 - 911.	AMINOLOLAMA-SHAKERI S，LÓPEZ J E. The doctor-patient relationship with artificial intelligence［J］. American journal of roentgenology，2019，212(2)：308 - 310.
Mencius	—	孟子	医学道德人物	—	王军．性有恶：孟子人性思想的另一个面相［J］．江南大学学报（人文社会科学版），2020，19(4)：26 - 33.	—
mental disease	—	精神病	医学伦理学概念	—	汪向东，郝伟，李凌江，等．精神病学临床研究前沿与前景：敢问路在何方［J］．中国心理卫生杂志，2019，33(7)：481 - 486.	HEINZ A. The term mental disease in psychiatry and psychotherapy［J］. Nervenarzt，2015，86(1)：7 - 8.
mental hygiene	—	精神卫生	心理学伦理	{Tree number} F02. 418；{Unique ID} D008603	妇女和精神卫生问题［J］．中国自然医学杂志，2001，3(2)：124.	SALMON T W. Mental hygiene. 1916［J］. American journal of public health，2006，96(10)：1740 - 1742.

续表 1-1

英文术语	缩略语	中文术语	概念范畴	四种编码	中文文献	英文文献
meta-ethics	—	元伦理学	伦理学学派	—	范志均，刘建娥. 康德、元伦理学与后果论[J]. 东南大学学报（哲学社会科学版），2019，21(4)：14-23.	DOS SANTOS C A. No ethics without meta-ethics: for more Benner and less Beauchamp[J]. Nursing ethics. 2015，22(2)：261-263.
Miao Xiyong	—	缪希雍	医学道德人物	—	缪希雍. 神农本草经疏[M]. 北京：中医古籍出版社，2002.	—
modern hospital	—	现代化医院	医院管理	—	王萍，杨庆玲. 现代化医院护理文化建设的思考[J]. 护理管理杂志，2003，3(3)：2-4.	VALLAS A J. Modern hospital purchasing: here are the reasons supplier and hospital can't always be friends[J]. Modern hospital，1970，115(3)：79.
modern medicine	—	现代医学	医学伦理学概念	{Tree number} K01. 400. 504；{Unique ID} D049711	康琳琳，钱庆文. 现代医学技术的异化及其哲学根源[J]. 医学与哲学，2020，41(7)：14-17.	BARRETT-CONNOR E. The etiology of pellagra and its significance for modern medicine[J]. The American journal of medicine，1967，42(6)：859-867.
modern utilitarianism	—	现代功利主义	伦理学学派	—	黄林非. 现代中国功利主义文学观的源流[J]. 湖南大众传媒职业技术学院学报，2018，18(3)：56-59，88.	GILLON R. Utilitarianism[J]. British medical journal，1985，290(6479)：1411-1413.

续表 1－1

英文术语	缩略语	中文术语	概念范畴	四种编码	中文文献	英文文献
molecular genetic technique	—	分子遗传学技术	基因技术伦理	—	闻小慧，戚红，祝建疆，等．联合运用分子细胞遗传学技术对染色体微小结构异常胎儿进行产前诊断[J]．发育医学电子杂志，2019，7(4)：264－268，281.	MATTOCKS C J，MORRIS M A，MATTHIJS G，et al. A standardized framework for the validation and verification of clinical molecular genetic tests[J]. European journal of human genetics，2010，18(12)：1276－88.
Morgagni G. B.	—	莫干尼	医学道德人物	—	—	RAGGI A，PLAZZI G，FERRI R. Health related quality of life in patients with narcolepsy：a review of the literature[J]. The journal of nervous and mental disease，2019，207(2)：84－99.
moral choice	—	道德选择	普通伦理学	—	山秀宁，张亮，刘娟．新时代背景下大学生职业道德教育的路径选择：以涉茶专业大学生为例[J]．福建茶叶，2020，42(5)：148－149.	TAN D Y B，TER MEULEN B C，MOLEWIJK A，et al. Moral case deliberation[J]. Practical neurology，2018，18(3)：181－186.
Moral Code on AIDS of U. K. Central Medical Committee	—	《英国医学总委员会关于艾滋病的道德准则》	医学伦理学文献	—	王全意，郝志勇，张彦东．继续教育医学生艾滋病知识及需求调查[J]．中国公共卫生，2000，16(11)：1039－1040.	—

续表 1-1

英文术语	缩略语	中文术语	概念范畴	四种编码	中文文献	英文文献
moral conflict	—	道德冲突	普通伦理学	—	何静. 儒家关于道德冲突的思想：经权说述评[J]. 云梦学刊，2020，41(5)：64-68.	McANDREW N S, LESKE J, SCHROETER K. Moral distress in critical care nursing：the state of the science[J]. Nursing ethics，2018，25(5)：552-570.
moral fetishism	—	道德拜物教	伦理学学派	—	邓俊彪. 论马克思拜物教理论的道德批判意义[D]. 长沙：湖南师范大学，2013.	DZENG E, BOOTH J. Facts and fetishes：when the miracles of medicine fail us[J]. The American journal of bioethics，2018，18(5)：63-64.
moral problems of eugenics	—	优生学的道德问题	优生学伦理	—	周琬琳，李瑞全. 从基因编辑婴儿看基因优生学的伦理辩护与疑虑[J]. 医学与哲学，2019，40(7)：52-56.	POWELL R. In genes we trust：germline engineering，eugenics，and the future of the human genome[J]. The journal of medicine and philosophy，2015，40(6)：669-695.
Moral Statement on Artificial Insemination, American Medical Association	—	《美国医学会关于人体人工授精的道德声明》	医学伦理学文献	—	李伟. 美国医学会在医生职业道德建设中的作用[J]. 中华医学信息导报，2012，27(11)：4.	—
Moral Statement on in Vitro Fertilization of American Reproduction Association	—	《美国生育学会关于体外受精的道德声明》	医学伦理学文献	—	—	—

续表 1-1

英文术语	缩略语	中文术语	概念范畴	四种编码	中文文献	英文文献
morality of health	—	健康道德	预防医学伦理	—	杨同卫，封展旗，武宜金，等. “道德健康”辩驳：亦论道德与健康的关系[J]. 医学与哲学，2019，40(1)：21-23，42.	BEEVER J，MORAR N. The epistemic and ethical onus of “One Health”[J]. Bioethics，2019，33(1)：185-194.
morality of preventive medicine	—	预防医学道德	预防医学伦理	—	郑延芳，叶南. 构建预防医学教学的生态道德教育功能[J]. 卫生职业教育，2004，22(20)：16-17.	SKRABANEK P. Preventive medicine and morality[J]. Lancet，1986，1(8473)：143-144.
morality of sex	—	性道德	性医学伦理	—	李佑新. 走出现代性道德困境[M]. 北京：人民出版社，2006.	MALÓN A. Adult-child sex and the limits of liberal sexual morality[J]. Archives of sexual behavior，2015，44(4)：1071-1083.
mortality rate	MR	死亡率	死亡伦理	{Tree number} E05. 318. 308. 985. 550；{Unique ID} D009026	韦再华，苏健婷，刘庆萍，等. 2010—2019 年北京市居民期望寿命及主要死亡率变化趋势分析[J]. 疾病监测，2020，35(6)：473-477.	LI J，YUAN B. Understanding the effectiveness of government health expenditure in improving health equity：preliminary evidence from global health expenditure and child mortality rate[J]. The international journal of health planning and management，2019，34(4)：e1968-e1979.
most excellent physicians	—	上工	中医学伦理	—	—	ARONOFF D M. And then there were none：the consequences of academia losing clinically excellent physicians[J]. Clinical medicine and research，2009，7(4)：125-126.

续表 1-1

英文术语	缩略语	中文术语	概念范畴	四种编码	中文文献	英文文献
motivationism	—	动机论	普通伦理学	—	胡小清，唐炎，黄霞，等．基于自我决定动机理论视角下的体育学习效果研究进展[J]．体育科学，2020，40(4)：67-77.	LEE E，LEE J A，MOON J H，et al. Pictures speak louder than words：motivations for using instagram[J]．Cyberpsychology，behavior and social networking，2015，18(9)：552-556.
Mozi	—	墨子	医学道德人物	—	吕芳．试论墨子的大禹精神[J]．河南牧业经济学院学报，2020，33(3)：24-28.	—
multiple-tier medical insurance	—	多级健康保险	卫生政策	—	—	SASS H M. New options for health care policy and health status insurance：citizens as customers[J]．Croatian medical journal，2003，44(5)：562-567.
N. Christian Barnard	—	巴纳德	医学道德人物	—	赵琦．哲学视域下巴纳德组织理论研究[D]．南宁：广西大学，2019.	COOPER D K. Christia Barnard's personal attitude to apartheid[J]．Journal of medical biography，2020，8(3)：180-184.
naming specific surgeons	—	点名手术	医院管理	—	梁斌，乔增正．“点名手术”引发的伦理思考[J]．中国医院管理，2002，22(3)：43-43.	AZHAR R A，ELKOUSHY M A，ALDOUSARI S. Robot-assisted urological surgery in the middle east：where are we and how far can we go?[J]．Arab journal of urology，2019，17(2)：106-113.

续表 1－1

英文术语	缩略语	中文术语	概念范畴	四种编码	中文文献	英文文献
national health care service	—	国民健康服务	卫生政策	—	赵晓斌. 英国国民健康服务体系(NHS)对我国全科医生的启示与借鉴[J]. 中国社区医师, 2019, 35(26): 185－186.	MOADDAB A, DILDY G A, BROWN H L, et al. Health care disparity and state-specific pregnancy-related mortality in the United States, 2005－2014 [J]. Obstetrics and gynecology, 2016, 128(4): 869－875.
natural death	—	自然死	死亡伦理	{SNOMED} FY2400	梁嘉欣.《自然之死》的生态女性主义研究: 对科学革命的反思[J]. 延安职业技术学院学报, 2020, 34(3): 88－90, 95.	OBLADEN M. Cot death: history of an iatrogenic disaster [J]. Neonatology, 2018, 113 (2): 162－169.
Natural Law	—	《自然法》	卫生法学	—	占茂华. 自然法观念的变迁[D]. 上海: 华东政法学院, 2005.	NOLAN M T. Natural law as a unifying ethic [J]. Journal of professional nursing, 1992, 8 (6): 358－361.
natural virtue	—	自然德性	普通伦理学	—	刘莉. 从自然到德性: 教育引导与儿童生命空间的开启[J]. 教育发展研究, 2019, 38(2): 33－40.	VESS M, BROOKER R J, STICHTER M, et al. Genes and virtue: exploring how heritability beliefs shape conceptions of virtue and its development[J]. Behavior genetics, 2019, 49(2): 168－174.
naturalism	—	自然主义	伦理学学派	—	赵雷, 殷杰. 经验知识、自然主义与社会科学[J]. 江汉论坛, 2019(7): 28－34.	RACINE E. Which naturalism for bioethics? A defense of moderate (pragmatic) naturalism [J]. Bioethics, 2008, 22(2): 92－100.

续表 1－1

英文术语	缩略语	中文术语	概念范畴	四种编码	中文文献	英文文献
near death state	—	濒死状态	死亡伦理	—	范家莉，孔悦，殷婷婷，等. 生命末期老年血液透析患者对濒死状态的感知和体验的质性研究［J］. 中华护理杂志，2015，50(11)：1291－1297.	KHANNA S，GREYSON B. Near-death experiences and post-traumatic growth［J］. The journal of nervous and mental disease，2015，203(10)：749－55.
negative eugenics	—	消极优生学	优生学伦理	—	王贵松. 我国优生法制的合宪性调整［J］. 法商研究，2011，28(2)：34－43.	FENNER D E. Negative eugenics and ethical decisions［J］. The journal of medical humanities，1996，17(1)：17－30.
negative euthanasia	—	消极安乐死	死亡伦理	—	丁世界. 论消极安乐死［J］. 饮食保健，2016，3(19)：256.	JULESZ M. Passive euthanasia and living will［J］. Orvosi hetilap，2014，155(27)：1057－1062.
neo-Freudian moral theory	—	新弗洛伊德道德理论	伦理学学派	—	杨建，张浩. 新弗洛伊德主义的道德形成理论及其德育意义［J］. 湖南师范大学教育科学学报，2008，7(1)：126－128.	—
neo-positivist ethics	—	新实证主义伦理学	伦理学学派	—	殷杰，张玉帅. 论道德研究的自然化面向［J］. 学术月刊，2019，51(11)：31－39.	HÄYRY M. Ethics and cloning［J］. British medical bulletin，2018，128(1)：15－21.

续表 1 - 1

英文术语	缩略语	中文术语	概念范畴	四种编码	中文文献	英文文献
non-profit hospital	—	非营利性医疗机构	医院管理	—	周东浩．合理解决非营利性医疗机构的产权归属问题[J]．中国卫生产业，2018，15(29)：102 - 103.	CHAIYACHATI K H，QI M，WERNER R M. Non-profit hospital community benefit spending based on local sociodemographics[J]. Journal of health care for the poor and underserved，2018，29(4)：1259 - 1268.
normative ethics	—	规范伦理学	伦理学学派	—	方熹，江畅．中国学界德性伦理学与规范伦理学论争研究述评[J]．武汉大学学报(哲学社会科学版)，2019，72(3)：62 - 69.	NELSON R H，MALEK J. Clinical ethics expertise：beyond justified normative recommendations？[J]. The American journal of bioethics，2019，19(11)：82 - 84.
Norms in Medical Ethics for Healthcare Providers and Their Implementation，Ministry of Health，P. R. China	—	中华人民共和国卫生部《医务人员医德规范及实施办法》	医学伦理学文献	—	沈玉洁．医学生医德教育的重要性[J]．医药产业资讯，2006，3(19)：97 - 98.	—
norms of medical morality	—	医学道德规范	医学伦理学概念	—	王德．医学伦理：从道德自律到职业规范[J]．中国医学人文，2017，3(10)：2.	PATUZZO S，DE STEFANO F，CILIBERTI R. The Italian code of medical deontology. Historical，ethical and legal issues[J]. Acta biomedica，2018，89(2)：157 - 164.

续表 1－1

英文术语	缩略语	中文术语	概念范畴	四种编码	中文文献	英文文献
nosocomial infection	—	医院感染	临床医学伦理	{Tree number} C01. 539. 248；{Unique ID} D003428	曹梅. 医院感染的高危因素研究［J］. 蚌埠医学院学报，2020，45(7)：930－932，938.	BELKIN A，GAZIT Z，KELLER N，et al. Candida auris infection leading to nosocomial transmission，Israel，2017［J］. Emerging infectious diseases. 2018，24(4)：801－804.
nucleus transplantation technology	—	核移植技术	生殖医学伦理	—	廖兆蒂，刘真，孙强. 核移植技术的建立与发展［J］. 中国细胞生物学学报，2019，41(6)：1032－1040.	SATPATHY A T，SALIGRAMA N，BUENROSTRO J D，et al. Transcript-indexed ATAC-seq for precision immune profiling［J］. Nature medicine，2018，24(5)：580－590.
nurse	—	护士	医患关系	{Tree number} M01. 526. 485. 650；{Unique ID} D009726	马斌. 专科护士的培养与使用［J］. 中国保健营养，2020，30(26)：394.	WEBBER E，SEROWOKY M. Breastfeeding curricular content of family nurse practitioner programs［J］. Journal of pediatric health care，2017，31(2)：189－195.
nursing	—	护理	医患关系	{Tree number} H02. 478；{Unique ID} D009729	董诗奇，陈长英，杜若飞，等. 成人依恋理论在临床护理中的应用进展［J］. 中华护理杂志，2020，55(6)：947－951.	MACLEOD A J. Nursing service［J］. Treatment services bulletin，1947，2(6)：78－84.

续表 1 – 1

英文术语	缩略语	中文术语	概念范畴	四种编码	中文文献	英文文献
Oath of Asaph, Jew	—	《阿萨福誓词》(犹太)	医学伦理学文献	—	—	—
Oath of Hippocratēs	—	《希波克拉底誓言》	医学伦理学文献	—	毕可言. 医学的底线：希波克拉底誓言再思考[J]. 中国医学人文，2018，4（7）：67 – 70.	ASKITOPOULOU H, VGONTZAS A N. The relevance of the hippocratic oath to the ethical and moral values of contemporary medicine. Part I: the hippocratic oath from antiquity to modern times [J]. European spine journal, 2018, 27(7): 1481 – 1490.
Oath of Post-Hippocratēs, U. S. A.	—	《后希波克拉底誓词》(美国)	医学伦理学文献	—	迟相林，郭兆荣，周丽，等. 解读现代版希波克拉底誓言[J]. 医学与哲学，2007，28（17）：7 – 9.	BETTRIDGE K E, COOK A L, ZIEGELSTEIN R C, et al. A scientist's oath[J]. Molecular cell, 2018, 71(6): 879 – 881.
obligation	—	义务	普通伦理学	—	钭晓东，叶舟. 国家环境义务溯源及其规范证成[J]. 苏州大学学报（社会科学版），2020，41(1)：79 – 86.	BESTER J C. Not a matter of parental choice but of social justice obligation: children are owed measles vaccination[J]. Bioethics, 2018, 32(9): 611 – 619.

续表 1－1

英文术语	缩略语	中文术语	概念范畴	四种编码	中文文献	英文文献
obsessive-compulsive disorder	—	强迫性神经官能症	心理学伦理	{ICD-11} 6B20；{Tree number} F03. 080. 600；{Unique ID} D009771	董经武，李心天，田祖恩，等. 强迫性神经官能症的行为矫正治疗[J]. 中华神经精神科杂志，1980，13(3)：161－165.	UGUZ F. Pharmacotherapy of obsessive-compulsive disorder during breastfeeding [J]. American journal of therapeutics，2018，25(5)：e541－e547.
obstetrical ethics	—	产科道德	临床医学伦理	—	耿艳华，刘盈. 妇产科男性医生伦理道德培养初探[J]. 中国医学伦理学，2010，23(1)：81－82.	MERCURIO M R. Pediatric obstetrical ethics：medical decision-making by，with，and for pregnant early adolescents[J]. Seminars in perinatology，2016，40(4)：237－246.
old age and aging	—	老年与衰老	医学伦理学概念	—	周霞. 身体衰老与老年病的关联性研究[J]. 中西医结合心血管病电子杂志，2018，6(29)：15，17.	DZIECHCIAŻ M，FILIP R. Biological psychological and social determinants of old age：bio-psycho-social aspects of human aging[J]. Annals of agricultural and environmental medicine，2014，21(4)：835－838.
one skill and three merits	—	一艺三善	中医学伦理	—	—	LIU J，LI J，WEI W，et al. Potential of the glasses-free three-dimensional display system in shortening the learning curve of video-assisted endoscopic surgery：a self-controlled ex-vivo study[J]. Annals of translational medicine，2019，7(20)：521.

续表 1－1

英文术语	缩略语	中文术语	概念范畴	四种编码	中文文献	英文文献
organ collection	—	器官收集	器官移植伦理	—	刘晴. 论我国人体器官捐献与移植立法之完善[D]. 西南政法大学, 2012.	ROOT KUSTRITZ M V. Collection of tissue and culture samples from the canine reproductive tract[J]. Theriogenology, 2006, 66(3): 567－574.
organ donation	—	器官捐献	器官移植伦理	{Tree number} N02. 421. 911; {Unique ID} D009927	彭博, 蒋继贫. 技术与文化: 器官捐献中的文化困境及其历史渊源[J]. 医学与哲学, 2019, 40(10): 19－24.	JAWONIYI O, GORMLEY K, MCGLEENAN E, et al. Organ donation and transplantation: awareness and roles of healthcare professionals: a systematic literature review[J]. Journal of clinical nursing, 2018, 27(5/6): e726－e738.
Organ Donation Law	ODL	《器官捐献法》	器官移植伦理	—	叶子云, 肖燕平. 中国器官捐献立法完善的若干意见[J]. 医学与哲学, 2018, 39(17): 72－76.	SAMUELS A. Organ donation[J]. The medico-legal journal, 2018, 86(2): 83－85.
organ trading	—	器官买卖	器官移植伦理	—	蒙舒柳, 杨同卫. 活体器官移植中变相买卖人体器官的形式与防范[J]. 医学与哲学, 2017, 38(15): 25－28.	BURTON G J, FOWDEN A L. The placenta: a multifaceted, transient organ[J]. Philosophical transactions of the Royal Society of London, 2015, 370(1663): 20140066.
organ transplantation	—	器官移植	器官移植伦理	{Tree number} E04. 936. 450; {Unique ID} D016377	姚掬姝. 人文关怀应用于DCD时代器官移植优质护理服务中的价值评价[J]. 科学养生, 2019, 22(10): 83－84.	WEINRAUCH L A, D'ELIA J A. Solid organ transplantation [J]. JACC: Heart failure, 2018, 6(4): 348－349.

续表 1－1

英文术语	缩略语	中文术语	概念范畴	四种编码	中文文献	英文文献
Orthodoxy	—	东正教	宗教	—	王志军，栾钧博．俄罗斯东正教的死亡观念与哈尔滨东正教墓园变迁［J］．哈尔滨学院学报，2018，39(4)：117－122.	MUSE E D，TOPOL E J．Digital orthodoxy of human data collection［J］．Lancet，2019，394(10198)：556.
ovum bank	—	卵子库	生殖医学伦理	—	郭飞，张洪江．卵子库及其生命伦理问题思考［J］．医学与哲学，2013，34(5)：36－38，42.	RIENZI L，GRACIA C，MAGGIULLI R，et al．Oocyte，embryo and blastocyst cryopreservation in ART：systematic review and meta-analysis comparing slow-freezing versus vitrification to produce evidence for the development of global guidance［J］．Human reproduction update，2017，23(2)：139－155.
ovum donation	—	卵子捐赠	生殖医学伦理	{Tree number} E02. 875. 800. 968；{Unique ID} D018587	蔡立柏，刘延锦，董悦芝，等．体外受精－胚胎移植患者卵子捐赠知识和态度的调查分析［J］．中华生殖与避孕杂志，2017，37(2)：139－142.	MELNICK A P，ROSENWAKS Z．Oocyte donation：insights gleaned and future challenges［J］．Fertility and sterility，2018，110(6)：988－993.
pain	—	疼痛	医学伦理学概念	{SNOMED} F82600	贾雪丽，胡永艳，冯蕾．多学科疼痛管理对甲状腺癌患者术后疼痛、心理状态的影响［J］．癌症进展，2020，18(15)：1609－1612，1620.	WOZNIAK S．Chronic pelvic pain［J］．Annals of agricultural and environmental medicine，2016，23(2)：223－226.

续表 1 - 1

英文术语	缩略语	中文术语	概念范畴	四种编码	中文文献	英文文献
pain and suffering	—	疼痛与痛苦	医学伦理学概念	—	张兰，李建平，江学成. 063 ICU 老年病人疼痛和痛苦的感受与护士评估的比较[J]. 国外医学（老年医学分册），2000，21(3)：143.	ZAKI J, WAGER T D, SINGER T, et al. The anatomy of suffering: understanding the relationship between nociceptive and empathic pain [J]. Trends in cognitive sciences, 2016, 20 (4): 249 - 259.
painless death	—	无痛致死	死亡伦理	—	—	FERRARI S M, FALLAHI P, GALETTA F, et al. Thyroid disorders induced by checkpoint inhibitors[J]. Reviews in endocrine and metabolic disorders, 2018, 19(4): 325 - 333.
palliative medicine	—	善终医学	死亡伦理	{Tree number} H02. 403. 645; {Unique ID} D065126	马文敏. 医生如何促进善终的达成：谈善终与缓和医疗[J]. 中国医学人文，2018，4(6)：10 - 12.	LEHNERT H, SIEBER C, HALLEK M. Palliative medicine[J]. Internist (Berl), 2016, 57(10): 943 - 945.
palliative treatment	—	姑息疗法	医学伦理学概念	{Tree number} E02. 760. 666; {Unique ID} D010166	张维杰. 姑息疗法在恶性肿瘤治疗中的作用及其护理对策[J]. 现代医药卫生，2011，27(9)：1406 - 1407.	GOTO H, KIYOHARA Y, SHINDO M, et al. Symptoms of and palliative treatment for unresectable skin cancer[J]. Current treatment options in oncology, 2019, 20(4): 34.
pan-sexualism	—	泛性论	性医学伦理	—	王挺，任泽玉，沈云都. 启蒙、理性与神话：人与自然的内在逻辑：从泛灵论瓦解到统一数学自然的建立[J]. 云南农业大学学报（社会科学版），2020，14(3)：149 - 154.	—

续表 1－1

英文术语	缩略语	中文术语	概念范畴	四种编码	中文文献	英文文献
para-suicide	—	准自杀	死亡伦理	—	江桂素．病人准自杀行为原因分析及对策［J］．国际护理学杂志，2007，26（5）：465－466.	PALMER S. Parasuicide：a cause for nursing concern［J］. Nursing standard，1993，7（19）：37－39.
parentalism	—	家长主义	临床医学伦理	—	刘玮玮，贾洪波．家长主义之于老年患者的道德正当性标准［J］．齐鲁学刊，2018（3）.	BULLOCK E，GERGEL T，KINGMA E. Conference report：interdisciplinary workshop in the philosophy of medicine：parentalism and trust［J］. Journal of evaluation in clinical practice，2015，21（3）：542－548.
Parkinson's disease	PD	帕金森病	医学伦理学概念	—	贺志明，黄月明．帕金森病的诊断和治疗进展［J］．邵阳学院学报（自然科学版），2019，16（6）：90－94.	GRAYSON M. Parkinson's disease［J］. Nature，2016，538（7626）：S1.
Parsons' concept of patient role	—	帕森斯病人角色概念	医患关系	—	—	WALKER C，PETERSON C L. Multimorbidity：a sociological perspective of systems［J］. Journal of evaluation in clinical practice，2017，23（1）：209－212.
passive euthanasia	—	被动安乐死	死亡伦理	—	朱红梅．被动安乐死及其伦理问题［J］．医学与社会，2006，19（7）：34－37.	GARRARD E，WILKINSON S. Passive euthanasia［J］. Journal of medical ethics，2005，31（2）：64－68.

续表 1 -1

英文术语	缩略语	中文术语	概念范畴	四种编码	中文文献	英文文献
patent of gene technique	—	基因技术专利	基因技术伦理	—	刘鑫. 刍议基因技术专利化的伦理争议[J]. 河北北方学院学报(社会科学版), 2016, 32(2): 58 -60, 64.	CAO J, CUSANOVICH D A, RAMANI V, et al. Joint profiling of chromatin accessibility and gene expression in thousands of single cells[J]. Science, 2018, 361(6409): 1380 -1385.
paternalism	—	父权主义	临床医学伦理	{Tree number} F01. 829. 547; {Unique ID} D026706	康敏. 资本主义父权制的暴力本质: 生态女性主义的视角[J]. 科学技术哲学研究, 2019, 36(3): 111 -116.	HALL D R. Avoiding paternalism but not moral perplexity[J]. South African medical journal, 2018, 108(11): 915 -916.
pathological death	—	病理死亡	死亡伦理	—	田维, 吴林, 杨国斌. 颅脑损伤死亡法医病理学分析[J]. 医药前沿, 2019, 9(13): 217 -218.	BYARD R W, WICK R, SIMPSON E, et al. The pathological features and circumstances of death of lethal crush/traumatic asphyxia in adults: a 25-year study [J]. Forensic science international, 2006, 159(2/3): 200 -205.
patient	—	病人	医患关系	{Tree number} M01. 643; {Unique ID} D010361	刘义兰, 王桂兰, 任小英, 等. 优质护理的指征: 住院病人观点的调查[J]. 中华护理杂志, 2004, 39(9): 641 -643.	SAMBORSKA-SABLIK A, SABLIK Z. Patient-doctor relationship from perspective of the Karpman drama triangle[J]. Polski merkuriusz lekarski, 2016, 41(245): 255 -257.
patient right movement	—	病人权利运动	医患关系	—	许静. 威廉·埃勒里·钱宁与美国社会改革运动[J]. 河南师范大学学报(哲学社会科学版), 2009, 36(1): 204 -207.	DUBÉ E, VIVION M, MACDONALD N E. Vaccine hesitancy, vaccine refusal and the anti-vaccine movement: influence, impact and implications [J]. Expert review of vaccines, 2015, 14(1): 99 -117.

续表 1 - 1

英文术语	缩略语	中文术语	概念范畴	四种编码	中文文献	英文文献
patient rights	—	病人权利	医患关系	{Tree number} I01. 880. 604. 473. 650; {Unique ID} D028701	刘刚. 论西方生命神圣思想中的安乐死与病人权利[J]. 华南理工大学学报(社会科学版), 2018, 20(3): 51 - 55, 91.	GLICK S M. Jewish medical ethics[J]. The Israel medical association journal, 2016, 18 (10): 577 - 580.
patient's obligations	—	病人义务	医患关系	—	李光宇, 羊玉荣, 赵丽, 等. 住院病人的义务调查及护理对策[J]. 中国实用护理杂志, 2003, 19(21): 68 - 69.	JUKIĆ M, PULJAK L. Legal and ethical aspects of pain management[J]. Acta medica academica, 2018, 47(1): 18 - 26.
patient's right of privacy	—	病人的隐私权	医患关系	—	唐小凤. 浅谈妇科护理中病人隐私权的保护[J]. 心理医生, 2018, 24(4): 209 - 210.	RAMOSBRIEVA J. Respect the privacy of the patient: a strategy of small steps[J]. Journal of healthcare quality research, 2018, 33 (5): 305 - 306.
Patient's Rights and Responsibilities, Medical Ethics Branch of Chinese Medical Association	—	中华医学会医学伦理学分会《关于病人的权利与义务》	医学伦理学文献	—	—	—
Patient's Rights and Responsibility, New Zealand	—	新西兰《病人权利与义务》	医学伦理学文献	—		LANE A N. Medical imaging and consent: when is an X-ray assault? [J]. Journal of medical radiation sciences, 2016, 63(2): 133 - 137.

续表 1-1

英文术语	缩略语	中文术语	概念范畴	四种编码	中文文献	英文文献
patient-centered hospital operation	—	医院工作以病人为中心	医院管理	—	李梦媛，王莹. 以病人为中心的理念开展医院静脉用药调配工作的效果[J]. 中国卫生产业，2016，13(23)：182-183.	GONELLA F，VALENTI A，MASSUCCO P，et al. A novel patient-centered protocol to reduce hospital readmissions for dehydration after ileostomy[J]. Updates in surgery，2019，71(3)：515-521.
patriotism	—	爱国主义	伦理学学派	—	邓茵邻. 浅谈《我和我的祖国》的爱国主义教育[J]. 教育进展，2020，10(2)：110-113.	WARFIELD L M. "Are you the man?" and "patriotism"[J]. Wisconsin medical journal，2017，116(4)：187.
pediatric ethics	—	儿科道德	临床医学伦理	—	邓健，刘岑. 中医传统外治法在儿科运用中的伦理道德[J]. 内蒙古中医药，2014，33(16)：128.	LANTOS J D，SALEEM S，RAZA F，et al. Clinical ethics in pediatrics：an international perspective[J]. The journal of clinical ethics，2019，30(1)：35-45.
Percivalian Code for Hospitals and Medical Practitioners	—	《帕茨瓦尔医院及医务人员行为准则》	医学伦理学文献	—	—	D'ANCONA C，HAYLEN B，OELKE M，et al. The International Continence Society (ICS) report on the terminology for adult male lower urinary tract and pelvic floor symptoms and dysfunction[J]. Neurourology and urodynamics，2019，38(2)：433-477.
Performing Human Experimentation in the Course of a Physical Examination	—	体检"夹带"人体试验	医学伦理事件	—	—	—

续表 1 - 1

英文术语	缩略语	中文术语	概念范畴	四种编码	中文文献	英文文献
perinatal care	—	围生保健	优生学伦理	{Tree number} E02. 760. 703；{Unique ID} D018743	彭凯欣. 围生期保健及补钙预防妊娠高血压综合征的临床效果[J]. 中国当代医药，2020，27(13)：71 - 73.	HUTTI M H. Perinatal bereavement care[J]. Maternal child nursing, the American journal of maternal child nursing, 2019，44(1)：5.
perinatal medicine	—	围生医学	优生学伦理	—	卢婷婷，杨纪粉，纪向虹，等. 葡萄糖调节蛋白 78 在围生医学中的研究进展[J]. 国际妇产科学杂志，2018，45(3)：245 - 249.	DUDENHAUSEN J W. A tribute to Ingrid Gruenberg, managing editor of the Journal of Perinatal Medicine and case reports in perinatal medicine[J]. Journal of perinatal medicine, 2018，46(6)：569.
perinatal mortality	—	围生期死亡	优生学伦理	{Tree number} E05. 318. 308. 985. 550. 475. 500；{Unique ID} D054238	高香转，付晶，晋雅凌. 早期和晚期生长受限的胎儿围产期死亡病因分析[J]. 临床和实验医学杂志，2016，15(16)：1565 - 1569.	JOSEPH K S. Towards a unified perinatal theory: reconciling the births-based and fetus-at-risk models of perinatal mortality[J]. Pediatric and perinatal epidemiology, 2019，33(2)：101 - 112.
perjury	—	伪证	普通伦理学	—	管伟东. 伪证罪研究[D]. 厦门：厦门大学，2009.	MAYFIELD F H. Perjury is not a crime[J]. Surgical neurology, 1989，31(1)：71 - 75.
personal liberty	—	人身自由	普通伦理学	—	张智辉，洪流. 论让人身自由罚回归刑事司法体系[J]. 湘潭大学学报(哲学社会科学版)，2018，42(4)：52 - 56.	URSIN L O. Personal autonomy and informed consent[J]. Medicine, health care, and philosophy, 2009，12(1)：17 - 24.

续表 1-1

英文术语	缩略语	中文术语	概念范畴	四种编码	中文文献	英文文献
personalism	—	人(位)格主义	伦理学学派	—	张钰. 朝向“人格主义”：论吴经熊法哲学思想的三次转向[J]. 河北法学，2018，36(7)：175-185.	PALAZZANI L. Personalism and bioethics[J]. Ethics and medicine，1994，10(1)：7-11.
personality	—	人格	心理学伦理	{SNOMED} F93500；{Tree number} F01. 752；{Unique ID} D010551	李芒，段冬新. 教育技术之人格论[J]. 电化教育研究，2020，41(9)：5-12，20.	SCHMITT D P，LONG A E，McPHEARSON A，et al. Personality and gender differences in global perspective[J]. International journal of psychology，2017，52(Suppl1)：45-56.
perspectives of death	—	死亡观	死亡伦理	—	吴燕铭，张巩轶，李惠玲. 死亡观念转变与安宁疗护事业发展的辩证思考[J]. 护士进修杂志，2019，34(14)：1337-1341.	WONG C X，BROWN A，LAU D H，et al. Epidemiology of sudden cardiac death：global and regional perspectives[J]. Heart，lung and circulation，2019，28(1)：6-14.
philosophy of death	—	死亡哲学	死亡伦理	—	段德智. 西方死亡哲学[M]. 北京：北京大学出版社，2006.	ROACHE R. What sort of death matters? [J]. Journal of medical ethics，2017，43(11)：727-728.
Physician's Oath of India	—	《印度医生誓言》	医学伦理学文献	—	—	JEGASOTHY R，SEN M. The MAHSA University，Malaysia's medical student oath and a comparison of various oaths[J]. The national medical journal of India，2019，32(3)：161-166.

续表 1-1

英文术语	缩略语	中文术语	概念范畴	四种编码	中文文献	英文文献
Physician's Oath of the Soviet Union	—	《苏联医师誓词》	医学伦理学文献	—	—	INTERNATIONAL PHYSICIANS FOR THE PREVENTION OF NUCLEAR WAR. An appeal to the chairman of the presidium of the USSR supreme soviet and to the president of the United States[J]. Lancet, 1983, 2(8340): 57-58.
physician's remuneration	—	医生报酬	医患关系	—	熊祥玲，郑佳瑞，罗家洪，等. 乡村医生报酬水平及影响因素分析[J]. 中国卫生质量管理，2009，16(5)：100-102.	KOK L, BOYLE S, LAMMERS M, et al. Remuneration of medical specialists. Drivers of the differences between six European countries[J]. Health policy, 2015, 119(9): 1188-1196.
physician-assisted suicide	—	医助自杀	死亡伦理	—	马莹莹. 医助自杀的反伦理性之辩[J]. 产业与科技论坛，2020，19(6)：35-36.	PRESTON R. Physician-assisted suicide: a clean bill of health? [J]. British medical bulletin, 2017, 123(1): 69-77.
physician-patient relationship	PPR	医患关系	医患关系	—	白剑峰. 中国式医患关系[M]. 北京：红旗出版社，2011.	HONAVAR S G. Patient-physician relationship: communication is the key[J]. Indian journal of ophthalmology, 2018, 66(11): 1527-1528.
physician-patient relationship model	PPR model	医患关系模式	医患关系	—	王昭琦，张天罡，王蕾，等. 基于医话类文献的清代医患关系模式探究[J]. 医学与哲学，2019，40(12)：74-77.	TAN S S, GOONAWARDENE N. Internet health information seeking and the patient-physician relationship: a systematic review[J]. Journal of medical internet research, 2017, 19(1): e9.

续表 1-1

英文术语	缩略语	中文术语	概念范畴	四种编码	中文文献	英文文献
physiological death	—	生理死亡	死亡伦理	—	冯俊. 细胞的生理性死亡和病理性死亡[J]. 安徽教育学院学报，2003，21(6)：74-77.	CARLIN R F，MOON R Y. Risk factors，protective factors，and current recommendations to reduce sudden infant death syndrome：a review [J]. Journal of the American Medical Association pediatrics，2017，171(2)：175-180.
placebo control	—	安慰剂对照	医学科研伦理	—	毕京峰，段俊国，刘曾敏. 安慰剂对照在中药临床研究中的作用探讨[J]. 中药药理与临床，2007，23(4)：59-61.	VASE L，WARTOLOWSKA K. Pain，placebo，and test of treatment efficacy：a narrative review [J]. British journal of anaesthesia，2019，123(2)：e254-e262.
placebo operation	—	安慰性手术	医学科研伦理	—	菲琳. 安慰性手术已获得广泛认可[J]. 国外医学情报，2002，23(2)：39.	VASE L，WARTOLOWSKA K. Pain，placebo，and test of treatment efficacy：a narrative review [J]. British journal of anaesthesia，2019，123(2)：e254-e262.
planned parenthood	—	计划生育	优生学伦理	—	杨发祥. 当代中国计划生育史研究[D]. 杭州：浙江大学，2004.	JAFFE S. Leana Wen：president of planned parenthood[J]. Lancet，2019，393(10168)：219.
polygenic disorder	—	多基因病	基因技术伦理	—	李钰，宋岩. 利用多基因病对复杂病进行定位[J]. 国际遗传学杂志，1998，21(1)：41-44.	BOYLE E A，LI Y I，PRITCHARD J K. An expanded view of complex traits：from polygenic to omnigenic[J]. Cell，2017，169(7)：1177-1186.

续表 1－1

英文术语	缩略语	中文术语	概念范畴	四种编码	中文文献	英文文献
population	—	人口	优生学伦理	{Tree number} N01. 600；{Unique ID} D011153	张毅．人口、资源与环境经济学［M］．北京：科学出版社，2005.	BRUSSONI M，GEORGE M A，JIN A，et al. Hospitalizations due to unintentional transport injuries among Aboriginal population of British Columbia，Canada：incidence，changes over time and ecological analysis of risk markers［J］. Plos one，2018，13(1)：e0191384.
population control	—	控制人口	优生学伦理	{Tree number} I01. 240. 600. 650；{Unique ID} D011155	孙宁．金关简私传申请所见汉王朝对人口流动的控制［J］．河西学院学报，2019，35(4)：47－53.	DE SILVA T，TENREYRO S. Population control policies and fertility convergence［J］. Journal of economic perspectives，2017，31(4)：205－228.
population ethics	—	人口伦理学	优生学伦理	—	孟凡平．物质贫困人口之精神贫困的伦理学分析［J］．安庆师范大学学报（社会科学版），2019，38(5)：57－62.	GERMÁN N H，ROSEMARIE B. A survey in Mexico about ethics dumping in clinical research［J］. Biomed central medical ethics，2019，20(1)：38.
population floation	—	人口流动	优生学伦理	—	沈诗杰，沈冠辰．中国省际人口流动的空间结构特征研究［J］．人口学刊，2020，42(4)：103－112.	KOWAL J，ARRAS G，COLOMBO M，et al. Proteomic comparison defines novel markers to characterize heterogeneous populations of extracellular vesicle subtypes［J］. Proceedings of the National Academy of Sciences，2016，113(8)：e968－e977.

续表 1－1

英文术语	缩略语	中文术语	概念范畴	四种编码	中文文献	英文文献
population policy	—	人口政策	优生学伦理	—	谢明明，刘珏岑，吴国哲．建档立卡贫困人口医疗保障政策效果研究：基于改善灾难性卫生支出的视角[J]．卫生软科学，2020，34(9)：28－32.	BANERJI D. The voiceless and the new population policy. Flaws in the population policy[J]. Health for the millions. 2000，26(2)：34.
population pyramid	—	人口金字塔	优生学伦理	—	乌云塔娜，李金霞．内蒙古人口结构金字塔演变研究[J]．阴山学刊(自然科学版)，2014，28(2)：29－32.	STERNSTEIN L. A population geographer's population pyramid[J]. Journal of population and social studies，1989，2(1)：91－99.
population tax	—	人口税	优生学伦理	—	向志春．人口与赋税：省志所载清初省级人丁尾数探析[J]．怀化学院学报，2018，37(3)：70－75.	—
population theory	—	人口理论	优生学伦理	—	西南财经大学人口研究所．人口理论与实践[M]．四川：西南财经大学出版社，1987.	KREAGER P. Population theory：a long view[J]. Population studies，2015，69(Suppl 1)：S29－S37.
positive eugenics	—	积极优生学	优生学伦理	—	骆建华．浅谈优生学[J]．新疆医学，2005，35(6)：134－135.	ALLEN G E. Eugenics and modern biology：critiques of eugenics，1910－1945[J]. Annals of human genetics，2011，75(3)：314－325.

续表 1-1

英文术语	缩略语	中文术语	概念范畴	四种编码	中文文献	英文文献
positive euthanasia	—	积极安乐死	死亡伦理	—	何毅，蔡炜，蒋俊强. “积极安乐死”合法性分析及试点构想[J]. 医学与法学，2014，6(1)：55-58.	HOSSEINZADEH K，RAFIEI H. Nursing student attitudes toward euthanasia：a cross-sectional study[J]. Nursing ethics，2019，26(2)：496-503.
post-modernism	—	后现代主义	伦理学学派	—	杨文佳. 当代西方哲学中“后现代主义”的界定问题研究述评[J]. 商丘职业技术学院学报，2016，15(1)：7-9.	KUGLER P. From modernism to post-modernism：some implications for a depth psychology of dreams[J]. Psychiatric journal of the University of Ottawa，1988，13(2)：60-65.
power of attorney	—	代理权	医患关系	—	杨晋玲. 夫妻日常家务代理权探析[J]. 现代法学，2001，23(2)：149-151.	ROUTH R，McNEILL C，JACKSON G A. Use of power of attorney in Scotland[J]. Scottish medical journal，2016，61(3)：119-123.
practice of euthanasia	—	安乐术	死亡伦理	—	韩凌霞，王兴童，陈洪岩. 关于禽类实验动物感染实验中的安乐术的分析与思考[J]. 中国实验动物学报，2015，23(1)：105-109.	EMANUEL E J，ONWUTEAKA-PHILIPSEN B D，URWIN J W，et al. Attitudes and practices of euthanasia and physician-assisted suicide in the United States，Canada，and Europe[J]. Journal of the American Medical Association，2016，316(1)：79-90.
practice of painless death	—	无痛致死术	死亡伦理	—	—	ZIMMERS T A，LUBARSKY D A. Physician participation in lethal injection executions[J]. Current opinion in anesthesiology，2007，20(2)：147-151.

续表 1－1

英文术语	缩略语	中文术语	概念范畴	四种编码	中文文献	英文文献
practitioner of euthanasia	—	安乐师	死亡伦理	—	—	ROEST B，TRAPPENBURG M，LEGET C. The involvement of family in the Dutch practice of euthanasia and physician-assisted suicide：a systematic mixed studies review［J］. Biomed central medical ethics，2019，20（1）：23.
pragmatic ethics	—	实用主义伦理学	伦理学学派	—	杜红. 论实用主义如何进入环境伦理［J］. 自然辩证法通讯，2016，38（6）：113－118.	TINNON E，MASTERS K，BUTTS J. A pragmatic approach to the application of the code of ethics in nursing education［J］. Nurse educator，2018，43（1）：32－36.
pragmatism	—	实用主义	伦理学学派	—	应奇，张钟萄. 实用主义反对经验主义：以普特南与威廉斯之争为例［J］. 西南民族大学学报（人文社科版），2020，41（5）：51－55.	JANIAUD P，DALRÉ R，IOANNIDIS J P A. Assessment of pragmatism in recently published randomized clinical trials［J］. Journal of the American medical association internal medicine，2018，178（9）：1278－1280.
prayer	—	祈祷	宗教	｛Tree number｝K01. 844；｛Unique ID｝D012067	李振纲，李娜. 生命的祈祷：阿尔贝特·施韦泽的伦理价值观［J］. 吉林师范大学学报（人文社会科学版），2011，39（4）：1－4.	OSAMA M，MALIK R J. Salat（Muslim prayer）as a therapeutic exercise［J］. Journal of the Pakistan medical association，2019，69（3）：399－404.
Prayer of Maimonides，Egypt	—	《迈蒙尼提斯祷文》（埃及）	医学伦理学文献	—	—	SCHUB M B. Maimonides［J］. South African medical journal，1971，45（22）：616.

续表 1 - 1

英文术语	缩略语	中文术语	概念范畴	四种编码	中文文献	英文文献
pre-embryo	—	前胚胎	生殖医学伦理	—	姜薇，时晓丹，赵纯，等. 氧化应激对植入前胚胎发育的影响[J]. 中华生殖与避孕杂志，2020，40(1)：50 - 54.	SCHENKER J G. Pre-embryo：therapeutic approaches[J]. Annals of medicine，1993，25(3)：265 - 270.
prejudice	—	偏见	普通伦理学	{Tree number} F01. 145. 813. 550；{Unique ID} D011287	高方，苏童. 偏见、误解与相遇的缘分：作家苏童访谈录[J]. 中国翻译，2013，34(2)：46 - 49.	GUNDERMAN R B. Prejudice[J]. Journal of the American college of radiology，2012，9(12)：854 - 855.
premarital conception	—	婚前受孕	优生学伦理	—	刘丽萍. 女大学生受孕流产的心理护理体会[J]. 求医问药（学术版），2012，10(11)：913.	FAREED M，AFZAL M. Genetics of consanguinity and inbreeding in health and disease[J]. Annals of human biology，2017，44(2)：99 - 107.
premarital physical examination	—	婚前体检	优生学伦理	—	周瑞英. 任重道远的婚前体检[J]. 中外健康文摘，2012，9(4)：383.	CAVANAGH J R. Premarital physical examination[J]. Bulletin，1956，9(5)：169 - 172.
prenatal diagnosis	—	产前诊断	优生学伦理	{Tree number} E01. 370. 378. 630；{Unique ID} D011296	李燕娜，杨冬，张大伟，等. 产前筛查与产前诊断对预防出生缺陷促进全面小康的重大意义[J]. 中国医药，2020，15(9)：1334 - 1337.	PEIRO J L，SCORLETTI F，SBRAGIA L. Prenatal diagnosis of cloacal malformation[J]. Seminars in pediatric surgery，2016，25(2)：71 - 75.

续表 1－1

英文术语	缩略语	中文术语	概念范畴	四种编码	中文文献	英文文献
prescribed drug and non-prescribed drug	—	处方药与非处方药	医院管理	—	涂正涛. 处方药与非处方药[J]. 饮食保健，2019，6(50)：276－277.	JOHNSON B，RICHERT T. Non-prescribed use of methadone and buprenorphine prior to opioid substitution treatment：lifetime prevalence，motives，and drug sources among people with opioid dependence in five Swedish cities[J]. Harm reduction journal，2019，16(1)：31.
presenting symptoms and etiological causes	—	呈现症状和病因	中医学伦理	—	蒋婧婧. 子宫切除术病因、手术途径及术后围绝经症状研究[D]. 武汉：华中科技大学，2012.	GÓRALSKA K，BLASZKOWSKA J，DZIKOWIEC M. Neuroinfections caused by fungi[J]. Infection，2018，46(4)：443－459.
presumed consent	—	推定同意	临床医学伦理	{Tree number} I01. 880. 604. 583. 659；{Unique ID} D019724	崔庚申，翟晓梅. 公民逝世后器官捐献的推定同意及其在中国的可行性[J]. 中国医学伦理学，2014，27(3)：373－375.	SIGVALDASON K. Presumed consent for organ donation in Iceland[J]. Laeknabladid，2018，104(7)：331.
pre-term infant	—	早产儿	优生学伦理	—	李晋辉，母得志. 早产儿临床管理中的热点问题探讨[J]. 中华妇幼临床医学杂志，2020，16(1)：1－7.	FREY H A，KLEBANOFF M A. The epidemiology，etiology，and costs of preterm birth[J]. Seminars in fetal and neonatal medicine，2016，21(2)：68－73.

续表 1-1

英文术语	缩略语	中文术语	概念范畴	四种编码	中文文献	英文文献
prevention is primary	—	预防为主	预防医学伦理	—	厚磊. “健康优先、预防为主”的法治基础：《基本医疗卫生与健康促进法》立法思考和建议[J]. 中国社会医学杂志，2020，37(3)：238-241.	JOHNSTONE K M, KEMPS E, CHEN J. A meta-analysis of universal school-based prevention programs for anxiety and depression in children[J]. Clinical child and family psychology review, 2018, 21(4): 466-481.
prevention of disease	—	未病	中医学伦理	—	龚海英，陈涤平. 中医“治未病”与“未病状态”辨识[J]. 中医杂志，2020，61(10)：913-916.	GRAZIOLI E, DIMAURO I, MERCATELLI N, et al. Physical activity in the prevention of human diseases: role of epigenetic modifications[J]. Biomed central genomics, 2017, 18(Suppl 8): 802.
preventive medicine	—	预防医学	预防医学伦理	{Tree number} H02. 403. 720. 750；{Unique ID} D011315	牛侨. 职业卫生与职业医学，供预防医学专业类用[M]. 北京：中国协和医科大学出版社，2003.	JUNG P, LUSHNIAK B D. Preventive medicine's identity crisis[J]. American journal of preventive medicine, 2017, 52(3): e85-e89.
priest	—	牧师	宗教	{Tree number} M01. 526. 799. 500；{Unique ID} D002977	吴翀，董鹏，余鹏，等. 巡回牧师策略下的编队海上补给规划[J]. 大连海事大学学报，2020，46(1)：89-96.	SPRAITZ J D, BOWEN K N. Examination of a nascent taxonomy of priest sexual grooming[J]. Sexual abuse, 2019, 31(6): 707-728.
primary health care	PHC	初级卫生保健	卫生政策	{Tree number} N04. 590. 233. 727；{Unique ID} D011320	肖世富，严和骎，陆余芬，等. 世界卫生组织初级卫生保健病人心理障碍合作研究的上海样本结果[J]. 中华精神科杂志，1997，30(2)：90-94.	YAN W. Technologies for primary health care help meet global goals[J]. Institute of electrical and electronics engineers pulse, 2019, 10(3): 15-18.

续表 1－1

英文术语	缩略语	中文术语	概念范畴	四种编码	中文文献	英文文献
primary prevention	—	一级预防	预防医学伦理	{Tree number} N02. 421. 726. 758；{Unique ID} D011322	张海澄，郭继鸿．冠心病流行病学与一级预防［J］．中国实用内科杂志，2002，22（8）：449－451．	ORKABY A R，RICH M W．Cardiovascular screening and primary prevention in older adults［J］．Clinics in geriatric medicine，2018，34（1）：81－93．
principle of autonomy	—	自主原则	临床医学伦理	—	张喜德．延安时期毛泽东抗日民族统一战线独立自主原则的确立及其历史意义［J］．湖南第一师范学院学报，2019，19（3）：1－11．	BEHRENS K G．A critique of the principle of “respect for autonomy”，grounded in African thought［J］．Developing world bioethics，2018，18（2）：126－134．
principle of beneficence	—	有利原则	临床医学伦理	—	何裕民．生命伦理“有利”原则之重新检讨［J］．中国医学人文，2018，4（7）：9－13．	COHEN S．The logic of the interaction between beneficence and respect for autonomy［J］．Medicine，health care，and philosophy，2019，22（2）：297－304．
principle of informed consent	—	知情同意原则	临床医学伦理	—	李瀚琰．儿童个人信息保护的父母知情同意原则［J］．图书馆论坛，2020，40（8）：59－69．	COCANOUR C S．Informed consent：it’s more than a signature on a piece of paper［J］．American journal of surgery，2017，214（6）：993－997．
principle of justice	—	公正原则	临床医学伦理	—	赵安乐．社会主义公正原则探析［J］．开封大学学报，2019，33（2）：6－9．	HÄYRY M．Doctrines and dimensions of justice：their historical backgrounds and ideological underpinnings［J］．Cambridge quarterly of healthcare ethics，2018，27（2）：188－216．

续表 1 - 1

英文术语	缩略语	中文术语	概念范畴	四种编码	中文文献	英文文献
principle of non-maleficence	—	不伤害原则	临床医学伦理	—	周丹，李惠敏. 格式塔思维下护理伦理不伤害原则的重构[J]. 中国实用护理杂志，2016，32(z1)：173 - 174.	SAUNDERS B. First，do no harm：generalized procreative non-maleficence [J]. Bioethics，2017，31(7)：552 - 558.
principle of optimization	—	最优化原则	临床医学伦理	—	刘炳序. 英国人力资源管理的最优化原则[J]. 黑龙江教育学院学报，2009，28(11)：12 - 13.	WANG D，PEDRYCZ W，LI Z. Granular data aggregation：an adaptive principle of the justifiable granularity approach [J]. IEEE transactions on cybernetics，2019，49(2)：417 - 426.
principle of permission	—	允许原则	临床医学伦理	—	沈铭贤. 我是一个绝对主义者和普遍主义者：恩格尔哈特谈允许原则[J]. 医学与哲学，2000，21(1)：47 - 48.	WASSERMAN J A，NAVIN M C，KRUG E F. The value of parental permission in pediatric practice[J]. Journal of the American Medical Association pediatrics，2018，172(7)：613 - 614.
principle of respect	—	尊重原则	临床医学伦理	—	张辉，王宇明，李立，等. 尊重原则的护理伦理践行与启示[J]. 中国医学伦理学，2020，33(3)：309 - 314.	BEHRENS K G. A critique of the principle of "respect for autonomy"，grounded in African thought[J]. Developing world bioethics，2018，18(2)：126 - 134.
Principles of Medical Ethics，American Medical Association	—	美国医学会《医德原则》	医学伦理学文献	—	戴正德. 医学伦理教育及其教学法的研究探讨[J]. 医学与哲学，2001，22(5)：49 - 53.	PATUZZO S，GORACCI G，CILIBERTI R. Thomas Percival：discussing the foundation of medical ethics [J]. Acta biomedical，2018，89(3)：343 - 348.

续表 1-1

英文术语	缩略语	中文术语	概念范畴	四种编码	中文文献	英文文献
Principles of Medical Practice of Indian Medical Association	—	《印度医学会行医原则》	医学伦理学文献	—	—	HARFIELD S, DAVY C, KITE E, et al. Characteristics of indigenous primary health care models of service delivery: a scoping review protocol[J]. Joanna Briggs Institute database of systematic reviews and implementation reports, 2015, 13(11): 43-51.
prioritization of patients	—	病人优次安排	医院管理	—	田雪筠，华皎，刘军，等. 基于智能 SDA 手持终端体温测量频次自动安排程序的临床应用优势[J]. 中国数字医学，2017，12(5)：109-111.	ZHANG C, WU X, WU D, et al. An intuitionistic multiplicative ORESTE method for patients' prioritization of hospitalization[J]. International journal of environmental research and public health, 2018, 15(4): 777.
privacy	—	隐私	临床医学伦理	{Tree number} I01. 880. 604. 473. 352. 500; {Unique ID} D018907	何玉兰. 档案信息服务中隐私权的保护问题研究[J]. 数字化用户，2019，25(1)：187.	NISSIM K, WOOD A. Is privacy privacy? [J]. Philosophical transactions. Series A, mathematical, physical, and engineering sciences, 2018, 376(2128): 20170358.
privacy in medicine	—	医学隐私	医学伦理学概念	—	张殿龙，曹铭谦，王海霞. 医学教学与保护患者的隐私权[J]. 大连大学学报，2005，26(6)：56-58.	GEIDERMAN J M, MOSKOP J C, DERSE A R. Privacy and confidentiality in emergency medicine: obligations and challenges[J]. Emergency medicine clinics of North America, 2006, 24(3): 633-656.

续表 1-1

英文术语	缩略语	中文术语	概念范畴	四种编码	中文文献	英文文献
private medical service	—	私人医疗	卫生政策	—	胡善联，刘金峰，王吉善，等. 英国非营利性私人医疗保险制度[J]. 国外医学(卫生经济分册)，2002，19(1)：1-3.	RABIN D L，JETTY A，PETTERSON S，et al. Among low-income respondents with diabetes，high-deductible versus no-deductible insurance sharply reduces medical service use[J]. Diabetes care，2017，40(2)：239-245.
procreative right	—	生育权利	优生学伦理	—	李宏规，杨胜万. 生育权利和义务问题[J]. 人口研究，2003，27(1)：61-66.	FOX D. Privatizing procreative liberty in the shadow of eugenics[J]. Journal of law and the biosciences，2018，5(2)：355-374.
professional ethics	—	职业道德	普通伦理学	{Tree number} K01. 752. 566. 479. 171；{Unique ID} D004995	王辅成. 教师职业道德修养[M]. 北京：北京理工大学出版社，2005.	CASADO M. Professional ethics are needed to be a good physician[J]. Revista española de sanidad penitenciaria，2015，17(2)：35-36.
prognosis	—	预后	医学伦理学概念	{Tree number} E01. 789；{Unique ID} D011379	许世辉，别鹏飞，苏莉，等. 高血压脑出血手术治疗的预后影响因素分析[J]. 心理医生，2018，24(22)：161-162.	CAMPAGNE D M. Cancer：communicating the diagnosis and prognosis[J]. Semergen，2019，45(4)：273-283.
promise	—	承诺	普通伦理学	—	龙立荣，凌文辁. 职业承诺的理论与测量[J]. 心理学动态，2000，8(4)：39-45.	PLEISS J. The promise of synthetic biology[J]. Applied microbiology and biotechnology，2006，73(4)：735-739.

续表 1－1

英文术语	缩略语	中文术语	概念范畴	四种编码	中文文献	英文文献
propriety	—	礼节	普通伦理学	—	杨淑芝．博物馆讲解员应注意的礼仪礼节[J]．卷宗，2018，8(34)：97.	DAVENPORT C，ALDERSON J，YU IG，et al. A review of the propriety of thyroid ultrasound referrals and their follow-up burden[J]．Endocrine，2019，65(3)：595－600.
prostitution	—	卖淫	性医学伦理	{SNOMED} F98960；{Tree number} F01. 145. 802. 790；{Unique ID} D011477	刘昊．后收容教育时代的卖淫嫖娼社会治理[J]．政法学刊，2020，37(3)：105－113.	BENOIT C，SMITH M，JANSSON M，et al. "The prostitution problem"：claims，evidence，and policy outcomes[J]．Archives of sexual behavior，2019，48(7)：1905－1923.
pseudo-medicine	—	伪医学	医学伦理学概念	—	李冬华．对伪医学现象的思考[J]．医学与哲学，2000，21(7)：19－20.	BEA E. Medicine and crime against humanity [J]．Cuadernos de bioética，2016，27(90)：139－162.
psychiatric ethics	—	精神科道德	临床医学伦理	—	王栋．谈精神科护理道德要求[J]．心理医生，2017，23(25)：271－272.	BRACKEN-ROCHE D，BELL E，RACINE E. The "vulnerability" of psychiatric research participants：why this research ethics concept needs to be revisited[J]．Canadian journal of psychiatry，2016，61(6)：335－339.
psychoanalysis	—	精神分析	心理学伦理	{SNOMED} P9165；{Tree number} F04. 096. 544. 779；{Unique ID} D011572	沈德灿．精神分析心理学[M]．杭州：浙江教育出版社，2005.	BOLLAS C. Psychoanalysis in the age of bewilderment：on the return of the oppressed[J]．The international journal of psychoanalysis，2015，96(3)：535－551.

续表 1 - 1

英文术语	缩略语	中文术语	概念范畴	四种编码	中文文献	英文文献
psychological counseling	—	心理咨询	心理学伦理	—	江光荣. 心理咨询与治疗[M]. 合肥：安徽人民出版社，2001.	STONEROCK G L，BLUMENTHAL J A. Role of counseling to promote adherence in healthy lifestyle medicine：strategies to improve exercise adherence and enhance physical activity [J]. Progress in cardiovascular diseases，2017，59(5)：455 - 462.
psychological factors in health and disease	—	健康与疾病的心理因素	心理学伦理	—	王丽君，曾冬新，栾秀丽，等. 慢性阻塞性肺疾病患者心理健康状况及其影响因素的分析研究[J]. 中国现代医学杂志，2014，24(29)：62 - 66.	GUO T，NOBLE W，HANGER D P. Roles of TAU protein in health and disease [J]. Acta neuropathologica，2017，133(5)：665 - 704.
psychosomatic disorder	—	心身疾病	心理学伦理	{SNOMED} F90150；{Tree number} C23. 888. 592. 700；{Unique ID} D011602	堵松坡. 中医治疗消化系统心身疾病的研究进展[J]. 光明中医，2020，35(15)：2428 - 2430.	GUIDETTI V，CERUTTI R，FAEDDA N，et al. Migraine in childhood：an organic，biobehavioral，or psychosomatic disorder? [J]. Neurological sciences，2019，40 (Suppl 1)：93 - 98.
psychosomatic medicine	—	心身医学	医学伦理学概念	{Tree number} F04. 096. 544. 830；{Unique ID} D011611	杨燕青，陶莹，李达，等. 心身医学在全科实践中的作用思考[J]. 中华全科医学，2020，18(6)：998 - 1001.	BOLAND R J，RUNDELL J，EPSTEIN S，et al. Consultation-liaison psychiatry vs psychosomatic medicine：what's in a name? [J]. Psychosomatics，2018，59(3)：207 - 210.

续表 1－1

英文术语	缩略语	中文术语	概念范畴	四种编码	中文文献	英文文献
psychosurgical treatment	—	精神外科治疗	临床医学伦理	—	王晓峰，李拴德．现代精神外科治疗中的有关问题探讨[J]．立体定向和功能性神经外科杂志，2006，19(5)：311－313.	VAN-VLIET I M，VAN-WELL E P，BRUGGE-MAN R，et al. An evaluation of irreversible psychosurgical treatment of patients with obsess-ive-compulsive disorder in the Netherlands，2001－2008[J]. The Journal of nervous and mental disease，2013，201(3)：226－228.
psychotherapy	—	心理治疗	心理学伦理	{SNOMED} P9200；{ICD-11} QB95. 4；{Tree number} F04. 754；{Unique ID} D011613	黄雅喆，张荣华．存在心理治疗评述[J]．心理学进展，2020，10(4)：492－496.	COOK S C，SCHWARTZ A C，KASLOW N J. Evidence based psychotherapy：advantages and challenges[J]. Neurotherapeutics，2017，14(3)：537－545.
puberty	—	青春期	性医学伦理	{SNOMED} F96110；{Tree number} G08. 686. 760；{Unique ID} D011627	张帝开，罗燕．青春期妊娠与避孕[J]．实用妇产科杂志，2005，21(12)：716－718.	SÁGODI L，SÓLYOM E，KISS-TÓTH E. Neu-roendocrine mechanisms controlling the develop-ment in puberty. A literature overview[J]. Or-vosi hetilap，2018，159(29)：1175－1182.
public morality	—	社会公德	普通伦理学	—	李春耕．新时代加强社会公德建设必然性的多维解析[J]．中国井冈山干部学院学报，2019，12(6)：58－64.	GONZÁLEZ-MARRÓN A，MARTÍ-NEZ-SÁNC-HEZ J M，MARTÍN-SÁN-CHEZ J C，et al. Quis custodiet ipsos custodes？[J]. Semergen，2019，45(2)：141.

续表 1－1

英文术语	缩略语	中文术语	概念范畴	四种编码	中文文献	英文文献
public opinion	—	社会舆论	普通伦理学	—	马迪．新媒体背景下正确社会舆论导向研究［J］．新闻研究导刊，2020，11(17)：69－70.	KEETER S. Are public opinion polls doomed?［J］. Nature human behaviour，2018，2(4)：246－247.
publicly-funded health care system	—	公费医疗制度	卫生政策	—	王红军．公费医疗制度改革下高校医院发展方向探讨［J］．保健医学研究与实践，2016，13(6)：74，77.	MARTIN D，MILLER A P，QUESNEL-VALLÉE A，et al. Canada's universal health-care system：achieving its potential［J］. Lancet，2018，391(10131)：1718－1735.
punishment	—	惩罚	普通伦理学	{Tree number} F02. 463. 425. 770. 571；{Unique ID} D011678	王雷．惩罚性赔偿的证明难题及其缓解［J］．国家检察官学院学报，2020，28(4)：149－162.	HUANG F，CHEN X，WANG L. Conditional punishment is a double-edged sword in promoting cooperation［J］. Scientific reports，2018，8(1)：528.
Qian Yi	—	钱乙	医学道德人物	—	贾慧，钞建峰．钱乙五脏辨证思想在抽动障碍中的运用［J］．中医学报，2018，33(11)：2141－2144.	—
quack	—	江湖医生	医患关系	—	刘又宁．江湖医生们的骗术何以长盛不衰?：从我所见过的王林"大师"说起［J］．中华结核和呼吸杂志，2013，36(11)：801－802.	ARORA N，JUNEJA R，MEHER R. Complication of an odontogenic infection to an orbital abscess：the role of a medical fraudster ("quack")［J］. Iranian journal of otorhinolaryngology，2018，30(98)：181－184.

续表 1－1

英文术语	缩略语	中文术语	概念范畴	四种编码	中文文献	英文文献
qualification of medical doctor	—	医师资格	卫生法学	—	俞淑华．医师资格实践技能考试引发的思考[J]．中国医院管理，2005，25(5)：28－30.	SETHI A，AJJAWI R，MCALEER S，et al. Exploring the tensions of being and becoming a medical educator[J]. Biomed central medical education，2017，17(1)：62.
quality of life and standard	—	生命质量及标准	预防医学伦理	—	阙华发，陈红风，徐杰男，等．生命质量与中医药治疗恶性肿瘤临床疗效评价标准探讨[J]．中西医结合学报，2005，3(4)：253－256.	PATEL H，AGUIAR P M，PESSOA JR A，et al. Identifying quality of life indicators to improve outpatient pharmacy services for prostate cancer patients：a comparison between Brazilian and British experiences[J]. International Brazilian journal of urology，2019，45(3)：435－448.
quality of medical care	—	医疗质量	医院管理	—	李冬梅，古丽艾塔尔·艾克拜尔，潘宜敏，等．基于电子病历系统的门诊医疗质量管理[J]．中国病案，2020，21(7)：24－26.	PALMER R H，REILLY M C. Individual and institutional variables which may serve as indicators of quality of medical care[J]. Medical care，1979，17(7)：693－717.
quality-adjusted life years	QALY	质量调整生命年	预防医学伦理	—	王静，张洪为，李代渝．改良的质量调整生命年在评价外科择期手术患者贮存式自身输血的应用[J]．临床血液学杂志，2017，30(2)：99－102.	GOLDSTEIN D A. Using quality-adjusted life-years in cost-effectiveness analyses：do not throw out the baby or the bathwater[J]. Journal of oncology practice，2016，12(6)：500－502.

续表 1 - 1

英文术语	缩略语	中文术语	概念范畴	四种编码	中文文献	英文文献
ranking of causes of death	—	死因顺位	死亡伦理	—	姜申易，吴彬，于晓松. 中国2004—2015年城乡女性恶性肿瘤死因顺位及死亡率分析[J]. 中国公共卫生，2019，35(12)：1706 - 1709.	GBD 2017 CAUSES OF DEATH COLLABORATORS. Global，regional，and national age-sex-specific mortality for 282 causes of death in 195 countries and territories，1980 - 2017：a systematic analysis for the global burden of disease study 2017[J]. Lancet，2018，392(10159)：1736 - 1788.
rape	—	强奸	性医学伦理	{SNOMED} F97040；{Tree number} I01. 198. 240. 748. 640；{Unique ID} D011902	王文生. 强奸罪判解研究[M]. 北京：人民法院出版社，2005.	KAPLAN M. Rape beyond crime[J]. Duke law journal，2017，66(5)：1045 - 1111.
rape within marriage	—	婚内强奸	性医学伦理	—	冀祥德. 婚内强奸问题研究[M]. 北京：人民法院出版社，2005.	BHATEDEOSTHALI P，REGE S. Denial of safe abortion to survivors of rape in India[J]. Health and human rights，2019，21(2)：189 - 198.
rational egoism	—	合理利己主义	伦理学学派	—	雷友华. 刍议中国近代合理利己主义思想的影响[J]. 河南财政税务高等专科学校学报，2014，28(3)：83 - 84.	PIPIEN I. Beneficence and nonmaleficence in care[J]. Soins，2018，63(824)：51 - 54.

续表 1－1

英文术语	缩略语	中文术语	概念范畴	四种编码	中文文献	英文文献
rebuke	—	斥责	普通伦理学	—	崔莉. 浅析"斥责教育"与"感化教育"[J]. 唐山师专学报, 2000, 22(3): 30－31.	HERMAN B. Aetna, anthem face shareholder rebuke over political spending [J]. Modern healthcare, 2016, 46(20): 12.
recombinant DNA technique	—	重组 DNA 技术	基因技术伦理	—	孙铁军, 曲丽萍, 刘冲杰, 等. 基于基因库和 DNA 重组技术的带钢层流冷却系统多目标优化[J]. 现代电子技术, 2020, 43(11): 101－105.	ASHWINI M, MURUGAN S B, BALAMURUGAN S, et al. Advances in molecular cloning [J]. Molecular biology, 2016, 50(1): 3－9.
red pocket	—	红包	医患关系	—	李伟民. 红包、信任与制度[J]. 中山大学学报(社会科学版), 2005, 45(5): 110－116.	ODA K, VIEROCK J, OISHI S, et al. Crystal structure of the red light-activated channel: rhodopsin Chrimson [J]. Nature communications, 2018, 9(1): 3949.
refugee	—	难民	优生学伦理	{Tree number} M01. 755; {Unique ID} D012036	李晓岗. 难民政策与美国外交[M]. 北京: 世界知识出版社, 2004.	FABIO M, PARKER L D, SIDDHARTH M B. Building on resiliencies of refugee families[J]. Pediatric clinics of North America, 2019, 66(3): 655－667.
regeneration	—	再生	医学伦理学概念	{SNOMED} M79900; {Tree number} G16. 762; {Unique ID} D012038	公绪合. 自体疗法对组织愈合和再生的促进作用的研究进展[J]. 中华细胞与干细胞杂志, 2020, 10(2): 125－128.	MADEN M. The evolution of regeneration: where does that leave mammals? [J]. The international journal of developmental biology, 2018, 62(6/7/8): 369－372.

续表 1－1

英文术语	缩略语	中文术语	概念范畴	四种编码	中文文献	英文文献
regional health planning	—	区域卫生规划	预防医学伦理	—	何克春，袁红梅，杨燕，等. 新医改背景下公立医院区域卫生规划探析[J]. 现代医院，2018，18(5)：625－629.	MAPA J，TURNER G P. Keys to effective regional health planning：an organizational behaviour approach[J]. Healthcare management forum，1993，6(3)：51－54.
registered doctor	—	注册医生	医患关系	—	王荣华，李云涛，季国忠，等. 阻碍全科学员注册为全科医生的影响因素调查研究[J]. 中国全科医学，2019，22(28)：3505－3509.	PANAGIOTI M，PANAGOPOULOU E，BOWER P，et al. Controlled interventions to reduce burnout in physicians：a systematic review and meta-analysis[J]. Journal of the American medical association internal medicine，2017，177(2)：195－205.
registered nurse	—	注册护士	医患关系	—	孙辉，赵颖波. 我国执业注册护士资源配置现状分析及思考[J]. 中国医院，2019，23(6)：42－45.	BIRKS M，DAVIS J，SMITHSON J，et al. Registered nurse scope of practice in Australia：an integrative review of the literature[J]. Contemporary nurse，2016，52(5)：522－543.
registration of medical doctor	—	医师执业	卫生法学	—	杨奕玮，毛洁，董怡红. 上海市外国医师执业现状、问题及对策研究[J]. 中国卫生监督杂志，2020，27(1)：45－49.	HUMPHRIES N，CROWE S，McDERMOTT C，et al. The consequences of Ireland's culture of medical migration[J]. Human resources for health，2017，15(1)：87.

续表 1-1

英文术语	缩略语	中文术语	概念范畴	四种编码	中文文献	英文文献
Regulation of Genetic Engineering Research, U. K.	—	英国《基因工程研究工作的规定》	医学伦理学文献	—	—	McCARTY N S, SHAW W M, ELLIS T, et al. Rapid assembly of gRNA arrays via modular cloning in yeast[J]. American chemical society synthetic biology, 2019, 8(4): 906-910.
rehabilitation medicine	—	康复医学	医学伦理学概念	—	卓大宏. 中国康复医学[M]. 北京: 华夏出版社, 2003.	RICCI V, ÖZÇAKAR L. Life after ultrasound: are we speaking the same (or a new) language in physical and rehabilitation medicine? [J]. Journal of rehabilitation medicine, 2019, 51(3): 234-235.
rejection	—	排斥反应	器官移植伦理	{Tree number} F01. 145. 813. 565; {Unique ID} D012059	王雨, 叶学军, 何盛南, 等. 异种器官移植过程中预防T细胞排斥反应的研究进展[J]. 器官移植, 2017, 8(4): 324-327.	POGGI A, RICHETIN J, PRETI E. Trust and rejection sensitivity in personality disorders[J]. Current psychiatry reports, 2019, 21(8): 69.
religious ethics	—	宗教伦理学	伦理学学派	—	田俊武. 论宗教伦理学与文学伦理学视域下的卡夫卡小说[J]. 外国文学研究, 2016, 38(4): 15-22.	SHERBERSKY H. Family therapy and fundamentalism: one family therapist's exploration of ethics and collaboration with religious fundamentalist families[J]. Clinical child psychology and psychiatry, 2016, 21(3): 381-396.

续表 1 - 1

英文术语	缩略语	中文术语	概念范畴	四种编码	中文文献	英文文献
remorse	—	内疚	普通伦理学	—	解惠本，孟维杰. 内疚情绪：道德情绪的新进展及其未来[J]. 阴山学刊(社会科学版)，2019，32(3)：91 - 95.	PUGH J，MASLEN H. Drugs that make you feel bad? Remorse-based mitigation and neurointerventions[J]. Criminal law and philosophy，2017，11(3)：499 - 522.
repentance	—	忏悔	普通伦理学	—	蒋寅. 忏悔与淡忘：明清之际的贰臣人格[J]. 徐州工程学院学报(社会科学版)，2012，27(2)：55 - 67.	LOWE M L，HAWS K L. Confession and self-control：a prelude to repentance or relapse?[J]. Journal of personality and social psychology，2019，116(4)：563 - 581.
Report on Physician and Dying Patient，American Medical Association	—	美国医学会《关于医生与临终病人的报告》	医学伦理学文献	—	—	CHIU N，CHEON P，LUTZ S，et al. Inadequacy of palliative training in the medical school curriculum[J]. Journal of cancer education，2015，30(4)：749 - 753.
reproduction	—	生殖	生殖医学伦理	{Tree number} G08. 686. 784；{Unique ID} D012098	王诗鸿，沙莉莉，周吉银. 我国生殖医学伦理委员会的困境及对策[J]. 中国医学伦理学，2020，33(3)：334 - 340.	JOHNSON L W. Llama reproduction[J]. The veterinary clinics of North America. Food animal practice，1989，5(1)：159 - 182.
reproductive capacity	—	生殖能力	生殖医学伦理	—	吴睿智，李培培，邢江盼，等. 消暑促精散对夏季公兔生殖能力的影响[J]. 中国兽医杂志，2018，54(9)：34 - 36.	WALLACE W H. Oncofertility and preservation of reproductive capacity in children and young adults[J]. Cancer，2011，117(Suppl 10)：2301 - 2310.

续表 1 - 1

英文术语	缩略语	中文术语	概念范畴	四种编码	中文文献	英文文献
Required Readings for Medical Practitioners	—	《医宗必读》	医学伦理学文献	—	任晓颖，王荣，周天羽.《医宗必读》痢疾之论临床启示[J]. 吉林中医药，2019，39(5)：561 - 564.	SHAW S C K，HENNESSY L R，OKORIE M，et al. Safe and effective prescribing with dyslexia[J]. BMC medical education，2019，19(1)：277.
responsibility	—	责任	普通伦理学	—	孔祥参，徐启明. 论作为责任阻却事由的特殊防卫[J]. 东北大学学报（社会科学版），2020，22(4)：88 - 96.	HELGESSON G，ERIKSSON S. Responsibility for scientific misconduct in collaborative papers[J]. Medicine，health care，and philosophy，2018，21(3)：423 - 430
responsibility-based nursing	—	责任制护理	医学伦理学概念	—	杨俊丽，秦泽红. 责任制护理管理在神经外科中的应用[J]. 中西医结合心血管病，2020，8(7)：140，151.	KARLSSON A，LINDEBORG P，GUNNINGBERG L，et al. Evidence-based nursing：how is it understood by bedside nurses? A phenomenographic study in surgical settings[J]. Journal of nursing management，2019，27(6)：1216 - 1223.
restraint	—	克制	普通伦理学	—	扈艳. 权利位阶在中国司法中的运用与克制[J]. 石河子大学学报（哲学社会科学版），2016，30(4)：55 - 61.	LACH H W，LEACH K M，BUTCHER H K. Evidence-based practice guideline：changing the practice of physical restraint use in acute care[J]. Journal of gerontological nursing，2016，42(2)：17 - 26.

续表 1-1

英文术语	缩略语	中文术语	概念范畴	四种编码	中文文献	英文文献
restraint nursing for mental patients	—	精神病患者的约束护理	临床医学伦理	—	徐晶. 保护性约束精神病患者的护理体会[J]. 中国民康医学，2011，23(20)：2576.	YE J，WANG C，XIAO A，et al. Physical restraint in mental health nursing：a concept analysis[J]. International journal of nursing sciences，2019，6(3)：343-348.
resuscitation	—	复苏	医学伦理学概念	{Tree number} E02. 365. 647；{Unique ID} D012151	魏磊. 有效推进中国传统节日文化的复苏与繁荣[J]. 传媒论坛，2020，3(12)：145，147.	SAMUELS J M，MOORE H B，MOORE E E. Damage control resuscitation[J]. Chirurgia，2017，112(5)：514-523.
retribution	—	报应	普通伦理学	—	魏长领. 因果报应与道德公正[J]. 河南师范大学学报(哲学社会科学版)，2012，39(6)：34-38.	GARDNER W. Retribution，reparation，and the moral claims of communities[J]. The American journal of bioethics，2018，18(10)：31-33.
rights	—	权利	普通伦理学	—	夏栋. 新型权利证成的利益衡量新解[J]. 法学，2020，8(3)：445-458.	MEAD M. The many rights to life[J]. Redbook，1978，151(3)：109-174.
rights to die	—	死亡权利	死亡伦理	—	金成华. 死亡权利的演进与正当化法理：以韩国"延命治疗中断"理论和判例为基点[J]. 医学与法学，2017，9(6)：1-8.	REICHSTEIN A. A right to die for prisoners?[J]. International journal of prisoner health，2019，16(1)：56-66.

续表 1－1

英文术语	缩略语	中文术语	概念范畴	四种编码	中文文献	英文文献
rights to health	—	健康权利	预防医学伦理	—	社评．人民健康权利有了法律保障［J］．中国农村卫生，2020，12(11)：1.	RAMOS A K. A human rights-based approach to farmworker health：an overarching framework to address the social determinants of health［J］. Journal of agromedicine，2018，23(1)：25－31.
Robert Koch	—	罗伯特·科赫	医学道德人物	—	陈捷，肖小溪．美国科赫研究所开展融合科学的实践与启示［J］．中国科学院院刊，2020，35(1)：27－33.	PUCHNER A，GRÖCHENIG H P，SAUTNER J，et al. Immunosuppressives and biologics during pregnancy and lactation：a consensus report issued by the Austrian societies of gastroenterology and hepatology and rheumatology and rehabilitation［J］. Wiener klinische wochenschrift，2019，131(1/2)：29－44.
role and role conflict	—	角色与角色冲突	医患关系	—	伍瑶，万炳军，李利强．社会角色理论视域下青少年运动员的角色冲突与调适［J］．山东体育科技，2019，41(1)：15－17.	KARKKOLA P，KUITTINEN M，HINTSA T. Role clarity，role conflict，and vitality at work：the role of the basic needs［J］. Scandinavian journal of psychology，2019，60(5)：456－463.
role expectation	—	角色期望	医患关系	—	师海荣．辅导员在创客教育中的角色期望研究［J］．湖北科技学院学报，2019，39(6)：166－171.	KARKKOLA P，KUITTINEN M，HINTSA T. Role clarity，role conflict，and vitality at work：the role of the basic needs［J］. Scandinavian journal of psychology，2019，60(5)：456－463.

续表 1-1

英文术语	缩略语	中文术语	概念范畴	四种编码	中文文献	英文文献
Rudolf Virchow	—	鲁道夫·魏尔啸	医学道德人物	—	詹新民，陆怡田. 应当重新评价魏尔啸细胞病理学：兼评新编《病理学》绪论：中山医学院主编，人民卫生出版社，北京，1978[J]. 中华病理学杂志，1983，12(1)：71-73.	GRIFFITHS C E, REICH K, LEBWOHL M, et al. Comparison of ixekizumab with etanercept or placebo in moderate-to-severe psoriasis (UNCOVER-2 and UNCOVER-3): results from two phase 3 randomised trials[J]. Lancet, 2015, 386(9993): 541-551.
second order nursing	—	二级护理	医学伦理学概念	—	姚梦炎. 二级护理站的建立与实践体会[J]. 饮食保健，2019，6(51)：154-155.	SHARIFNIA H, SHAFIPOUR V, ALLEN K A, et al. A second-order confirmatory factor analysis of the moral distress scale: revised for nurses[J]. Nursing ethics, 2019, 26(4): 1199-1210.
secondary prevention	—	二级预防	预防医学伦理	—	中国老年学学会心脑血管病专业委员会. 冠心病康复与二级预防中国专家共识[J]. 中华心血管病杂志，2013，41(4)：267-275.	HANKEY G J. Secondary stroke prevention[J]. The lancet. Neurology, 2014, 13(2): 178-194.
selective abortion	—	选择性流产	生殖医学伦理	{Tree number} E04.520.050.050; {Unique ID} D000025	桂江丰. “禁止性别选择性人工流产”立法的人口学视角分析[D]. 北京：中国人民大学，2009.	GOULD J B. Epistemic virtue, prospective parents and disability abortion[J]. Journal of bioethical inquiry, 2019, 16(3): 389-404.
self-determination	—	自主性	普通伦理学	—	陈化. 论AI的自主性及其限度[J]. 中国医学伦理学，2020，33(7)：815-820.	SAULTZ J. Self-determination[J]. Family medicine, 2019, 51(6): 465-467.

续表 1－1

英文术语	缩略语	中文术语	概念范畴	四种编码	中文文献	英文文献
self-policing mechanisms in hospital	—	医院经营约束机制	医院管理	—	刘忠民. 中国医院经营者激励与约束机制研究［D］. 上海：上海交通大学，2005.	—
self-watchfulness	—	慎独	普通伦理学	—	梁秋玲，陆朝森. 自媒体环境下“慎独”对道德实践能力培养的启示［J］. 内江师范学院学报，2020，35(7)：88－92.	—
semen commodification	—	精液商品化	生殖医学伦理	—	黄国良，俞兴法. 公猪精液商品化的有效途径［J］. 畜牧与兽医，2004，36(1)：44.	SHUSTER E. The posthumous gift of life：the world according to Kane［J］. The journal of contemporary health law and policy，1999，15(2)：401－423.
senile dementia	—	老年性痴呆	医学伦理学概念	{SNOMED} D8542；{Tree number} C10. 228. 140. 380. 100；{Unique ID} D000544	肖萍，宋洁，吴淑琳，等. 老年性痴呆长期照护服务研究进展［J］. 护理研究，2020，34(9)：1584－1587.	ITZHAKI R F，LATHE R. Herpes viruses and senile dementia：first population evidence for a causal link［J］. Journal of Alzheimer's disease，2018，64(2)：363－366.
sentiment	—	情操	普通伦理学	—	苏燕. 陶冶情操美化心灵：浅谈语文教学中的审美教育［J］. 读与写，2020，17(30)：25.	YIANNAKOULIAS N，SLAVIK C E，CHASE M. Expressions of pro-and anti-vaccine sentiment on YouTube［J］. Vaccine，2019，37(15)：2057－2064.

续表 1 - 1

英文术语	缩略语	中文术语	概念范畴	四种编码	中文文献	英文文献
separation of hospital and dispensary	—	医药分开	医院管理	—	吴家锋，韩媛媛．医药分开综合改革背景下三级医院门诊改善医疗服务实践探索[J]．中国医院，2017，21(10)：6 - 7.	MYOTOKU M. Importance of pharmaceutical training and clinical research at medical facilities[J]. Journal of the pharmaceutical society of Japan，2017，137(1)：13 - 16.
serious defective newborn	—	严重缺陷新生儿	优生学伦理	—	穆瑞国，任改瑛．对严重缺陷新生儿放弃治疗的伦理学思考[J]．武警医学，2009，20(9)：858 - 859.	KAJDIC N，SPAZZAPAN P，VELNAR T. Craniosynostosis：recognition，clinical characteristics，and treatment[J]. Bosnian journal of basic medical sciences，2018，18(2)：110 - 116.
sex	—	性	性医学伦理	{Tree number} G08. 686. 810；{Unique ID} D012723	龙嘉航，张浓，谢新民，等．两栖动物性染色体的多样性及其进化机制的研究进展[J]．动物学杂志，2020，55(4)：532 - 539.	RAM Y，HADANY L. Condition-dependent sex：who does it，when and why？[J]. Philosophical transactions of the Royal Society of London，2016，371(1706)：20150539.
sex control	—	性别控制	生殖医学伦理	—	郭海燕，张昊，李拥军，等．性别控制技术及其在家畜生产中的应用[J]．安徽农业科学，2016，44(25)：116 - 118.	LARGEY G. Sex control，sex preferences，and the future of the family[J]. Social biology，1972，19(4)：379 - 392.

续表 1－1

英文术语	缩略语	中文术语	概念范畴	四种编码	中文文献	英文文献
sex discrimination	—	性别歧视	优生学伦理	{Tree number} F01. 145. 813. 550. 750；{Unique ID} D063507	罗楚亮，滕阳川，李利英. 行业结构、性别歧视与性别工资差距［J］. 管理世界，2019，35(8)：58－68.	FARZAL Z, STEPHENSON E D, KILPATRICK L A, et al. Sex bias：is it pervasive in otolaryngology clinical research?［J］. Laryngoscope, 2019, 129(4)：858－864.
sex education	—	性教育	性医学伦理	{Tree number} F04. 096. 837. 500；{Unique ID} D012736	方淑玲，杨茹，赵芙蓉，等. 性知识教育对中青年男性冠心病病人经皮冠状动脉支架植入术后生活质量及性功能的影响［J］. 蚌埠医学院学报，2020，45(7)：958－960.	HALL K S, McDERMOTT SALES J, KOMRO K A, et al. The state of sex education in the United States［J］. The journal of adolescent health, 2016, 58(6)：595－597.
sex surveillance	—	性别监测	优生学伦理	—	孟庆丽，叶萍，于卫建，等. Sinofiler 试剂盒性别检测异常 2 例分析［J］. 中国法医学杂志，2012，27(1)：80－81.	HOEHN M M, YAHR M D. Parkinsonism：onset, progression and mortality［J］. Neurology, 1967, 17(5)：427－442.
sex therapy	—	性治疗	性医学伦理	—	—	EVERAERD W, DEKKER J. A comparison of sex therapy and communication therapy：couples complaining of orgasmic dysfunction［J］. Journal of sex and marital therapy 1981, 7(4)：278－289.

续表 1-1

英文术语	缩略语	中文术语	概念范畴	四种编码	中文文献	英文文献
sexual abuse	—	性虐待	性医学伦理	{Tree number} I01. 198. 240. 748; {Unique ID} D012742	曹喆，安志远，赵宇，等. 儿童性虐待的法医学鉴定[J]. 法医学杂志，2019，35(6)：733-736.	BYRNE G. Prevalence and psychological sequelae of sexual abuse among individuals with an intellectual disability: a review of the recent literature[J]. Journal of intellectual disabilities, 2018, 22(3): 294-310.
sexual behavior	—	性行为	性医学伦理	{Tree number} F01. 145. 802; {Unique ID} D012725	杨燕，屈薇娜，查金红，等. 护理女生童年期性虐待经历与性行为的关联[J]. 中国学校卫生，2019，40(9)：1322-1325.	HOFFMANN H. Situating human sexual conditioning[J]. Archives of sexual behavior, 2017, 46(8): 2213-2229.
sexual development	—	性发育	性医学伦理	{Tree number} G07. 345. 750; {Unique ID} D046468	方波，刘琴，杨博，等. 男童青春期体格生长与性发育的关系[J]. 中国学校卫生，2020，41(6)：821-823，829.	BRANDON-FRIEDMAN R A. Youth sexual development: a primer for social workers[J]. Social work, 2019, 64(4): 356-364.
sexual deviation	—	性偏离	性医学伦理	{SNOMED} F99100	—	BRADFORD J M, FEDOROFF P, GULATI S. Can sexual offenders be treated? [J]. International journal of law and psychiatry, 2013, 36(3/4): 235-240.

续表 1-1

英文术语	缩略语	中文术语	概念范畴	四种编码	中文文献	英文文献
sexual emancipation	—	性解放	性医学伦理	—	胡晓红. 女性之“性解放”与“女性解放”[J]. 社会，2004(5)：42-45.	BAUER J E. On the nameless love and infinite sexualities: John Henry Mackay, Magnus Hirschfeld and the origins of the sexual emancipation movement[J]. Journal of homosexuality, 2005, 50(1): 1-26.
sexual envy	—	性妒忌	性医学伦理	—	—	ZEPF S, SEEL D. Penis envy and the female Oedipus complex: a plea to reawaken an ineffectual debate [J]. Psychoanalytic review, 2016, 103(3): 397-421.
sexual identity	—	性认同	性医学伦理	—	—	WHITE M I. Conflating sexual orientation and gender identity[J]. The British journal of psychiatry, 2017, 211(6): 398-399.
sexual prejudice	—	性偏见	性医学伦理	—	—	DI MARCO D, HOEL H, ARENAS A, et al. Workplace incivility as modern sexual prejudice [J]. Journal of interpersonal violence, 2018, 33(12): 1978-2004.
sexual shame	—	性羞耻	性医学伦理	—	—	DECOU C R, KAPLAN S P, SPENCER J, et al. Trauma-related shame, sexual assault severity, thwarted belongingness, and perceived burdensomeness among female undergraduate survivors of sexual assault [J]. Crisis, 2019, 40(2): 134-140.

续表 1 -1

英文术语	缩略语	中文术语	概念范畴	四种编码	中文文献	英文文献
sexual violence	—	性暴力	性医学伦理	{Tree number} I01. 198. 240. 748；{Unique ID} D012742	董晓莹. 校园性暴力的现状与思考[J]. 中国性科学，2013，22(9)：94 -98.	NORTHRIDGE J L. Sexual violence in adolescents[J]. Pediatric annals，2019，48(2)：e58 - e63.
sexually transmitted disease	—	性病	性医学伦理	{Tree number} C01. 539. 778；{Unique ID} D012749	龚向东，叶顺章，张国成，等. 2000 年全国性病流行病学分析[J]. 中国性病艾滋病防治，2001，7(3)：131 -134.	HOGBEN M，LEICHLITER J S. Social determinants and sexually transmitted disease disparities[J]. Sexually transmitted diseases，2008，35(Suppl 12)：S13 - S18.
shame	—	羞耻	普通伦理学	{Tree number} F01. 470. 483. 666；{Unique ID} D012752	施承孙，钱铭怡. 羞耻和内疚的差异[J]. 心理学动态，1999，7(1)：35 -38.	CASE G A，PIPPITT K A，LEWIS B R. Shame[J]. Perspectives on medical education，2018，7(Suppl 1)：12 -15.
Shen Kuo	—	沈括	医学道德人物	—	罗见今. 沈括《梦溪笔谈》中计数成就探析[J]. 咸阳师范学院学报，2017，32(4)：1 -6.	—
Shennong	—	神农	医学道德人物	—	秦楠楠. “神农氏”“炎帝”融合过程考辨：兼论二者分合之原因[J]. 信阳师范学院学报(哲学社会科学版)，2020，40(5)：88 -92.	YANG F，WANG H，LIU X，et al. EUS-guided fine-needle technique-derived cancer organoids：a tailored “Shennong deity” for every patient with cancer[J]. Endoscopic ultrasound，2019，8(2)：73 -75.

续表 1-1

英文术语	缩略语	中文术语	概念范畴	四种编码	中文文献	英文文献
shock therapy for mental patients	—	精神病患者的休克疗法	临床医学伦理	—	常君. 无抽搐电休克疗法对精神病的疗效观察[J]. 世界临床医学，2016，10(10)：61，64.	MILEV R V，GIACOBBE P，KENNEDY S H，et al. Canadian network for mood and anxiety treatments (CANMAT) 2016 clinical guidelines for the management of adults with major depressive disorder：section 4. Neurostimulation treatments[J]. Canadian journal of psychiatry，2016，61(9)：561-575.
Henry Ernest Sigerist	—	亨利·西格里斯	医学道德人物	—	刘忠田. 巴斯夫与西格里联合开发新型复合材料[J]. 橡塑机械时代，2012，24(11)：43.	—
single gene disorder	—	单基因病	基因技术伦理	—	蒋宇林，庄彩霞，刘俊涛. 单基因病的携带者筛查[J]. 中国产前诊断杂志，2019，11(2)：12-15.	BOYLE E A，LI Y I，PRITCHARD J K. An expanded view of complex traits：from polygenic to omnigenic[J]. Cell，2017，169(7)：1177-1186.
situation ethics	—	境遇伦理学	伦理学学派	—	梁月. 弗莱彻境遇伦理学分析[J]. 山西财经大学学报，2016，38(z1)：133，138.	WAREHAM C S. What is the ethics of ageing?[J]. Journal of medical ethics，2018，44(2)：128-132.
six incurable diseases	—	六不治	中医学伦理	—	亓卫国，赵俊，闫博民，等. 扁鹊"六不治"行医原则对当今医务工作者医疗行为的影响[J]. 齐鲁医学杂志，2017，32(1)：101-102.	HAUN M W，ESTEL S，RÜCKER G，et al. Early palliative care for adults with advanced cancer[J]. The cochrane database of systematic reviews，2017，6(6)：CD011129.

续表 1－1

英文术语	缩略语	中文术语	概念范畴	四种编码	中文文献	英文文献
Smog Event of London	—	伦敦烟雾事件	医学伦理事件	—	杨拓，张德辉. 英国伦敦雾霾治理经验及启示［J］. 当代经济管理，2014，36（4）：93－97.	POLIVKA B J. The great London smog of 1952［J］. The American journal of nursing，2018，118(4)：57－61.
social efficiency of hospital operation	—	医院经营的社会效益	医院管理	—	王琼. 基于社会效益和经济效益的医院经营管理理论研究［D］. 重庆：重庆医科大学，2010.	LELEU H，ALAMIN M，ROSKO M，et al. A robust analysis of hospital efficiency and factors affecting variability［J］. Health services management research，2018，31(1)：33－42.
social aid	—	社会救援	卫生政策	—	梁亮，吴凡，谭映军，等. 社会救援组织在国际灾害救援中的组织指挥问题探讨［J］. 中华灾害救援医学，2019，7(9)：520－521.	BUCHBINDER M. Choreographing death：a social phenomenology of medical aid-in-dying in the United States［J］. Medical anthropology quarterly，2018，32(4)：481－497.
social behavior	—	社会行为	社会医学	{Tree number} F01. 145. 813；{Unique ID} D012919	王建峰，戴冰. “追名弃利”：权力动机与社会存在对亲社会行为的影响［J］. 心理学报，2020，52(1)：55－65.	ANDERSON D J. Circuit modules linking internal states and social behaviour in flies and mice［J］. Nature reviews neuroscience，2016，17(11)：692－704.
social epidemiology	—	社会流行病学	社会医学	—	唐宇婷. 社会流行病学及其应用的研究现状［J］. 心理医生，2018，24(27)：316－317.	KAWACHI I. Social epidemiology［J］. Social science and medicine，2002，54(12)：1739－1741.

续表 1 - 1

英文术语	缩略语	中文术语	概念范畴	四种编码	中文文献	英文文献
social ethical assessment of homosexuality	—	同性恋的社会伦理评价	性医学伦理	—	何兆雄. 同性恋的社会伦理评价[J]. 医学与哲学，2002，23(4)：6 - 9.	MACAPAGAL K，MOSKOWITZ D A，LI D H，et al. Hookup App use，sexual behavior，and sexual health among adolescent men who have sex with men in the United States[J]. The journal of adolescent health. 2018，62(6)：708 - 715.
social medicine	—	社会医学	社会医学	{Tree number} H02. 403. 800；{Unique ID} D012936	杨启慧，程华刚，石兴莲，等. 生物 - 心理 - 社会医学模式下的肿瘤专科护理供需现况研究[J]. 护理研究，2020，34(6)：989 - 994.	HAN D S，BAE S S，KIM D H，et al. Origins and evolution of social medicine and contemporary social medicine in Korea[J]. Journal of preventive medicine and public health，2017，50(3)：141 - 157.
socialist humanitarianism	—	社会主义人道主义	伦理学学派	—	张晓. 社会主义人道主义的批判与重建：麦金太尔《道德荒原笔记》解读[J]. 江西社会科学，2018，38(1)：18 - 23.	ROMÁN G C. Epidemic neuropathy in Cuba：a plea to end the United States economic embargo on a humanitarian basis[J]. Neurology，1994，44(10)：1784 - 1786.
socialized-medicine	—	社会化医疗	卫生政策	—	于少俊. 辽河油田医疗业务社会化改革的实践与思考[J]. 中国卫生产业，2018，15(23)：193 - 196.	RINSKY-HALIVNI L，COHEN C，MOSHE S，et al. Socialized occupational medicine in Israel：past，present，and future[J]. Archives of environmental and occupational health，2020，75(1)：45 - 55.

续表 1-1

英文术语	缩略语	中文术语	概念范畴	四种编码	中文文献	英文文献
sociobiological evolutionism	—	社会生物进化论	社会医学	—	谢文新. 生物进化论在近代中国的“社会进化论”转身[J]. 广东外语外贸大学学报, 2018, 29(4): 97-101.	—
sociopath	—	社会病态	心理学伦理	—	林丽. 论《恋丑之欲》印象主义手法描绘下的病态丑陋社会[J]. 牡丹江大学学报, 2016, 25(4): 72-73, 80.	TREXLER R. Personality disorders and effective treatment[J]. Journal of psychosocial nursing and mental health services, 2017, 55(1): 16.
solidarity	—	团结	普通伦理学	—	金蓓娇. 团体心理管理对护理人员团结度及心理压力的影响[J]. 中国药物与临床, 2020, 20(6): 1021-1023.	NAHUM A. Solidarity[J]. Journal of palliative medicine, 2019, 22(6): 732-733.
somatic cell genetic engineering	—	体细胞基因工程	基因技术伦理	—	张立苹, 郑新民. 体细胞核移植技术在猪育种上的应用[J]. 中国猪业, 2017, 12(9): 38-39, 47.	GONÇALVES G A R, PAIVA R M A. Gene therapy: advances, challenges and perspectives[J]. Einstein, 2017, 15(3): 369-375.
Song Guobin	—	宋国宾	医学道德人物	—	张斌. 宋国宾: 近代医学伦理学的先导[J]. 医学与哲学, 2002, 23(9): 64.	—

续表 1 – 1

英文术语	缩略语	中文术语	概念范畴	四种编码	中文文献	英文文献
specialist for outpatient clinic	—	专家门诊	医院管理	—	张远鹏，董建成，钱旦敏，等. 医院门户网站门诊专家信息的抽取研究[J]. 生物医学工程学杂志，2015，32(6)：1249 – 1254.	VEENHUIZEN R，NIJSTEN H，VAN ROOSMALEN P，et al. Huntington's disease outpatient clinic for functional diagnosis and treatment：coming to consensus：how long term care facility procedures complement specialist diagnosis and treatment[J]. Journal of Huntington's disease，2018，7(2)：189 – 191.
spectrum of disease	—	疾病谱	预防医学伦理	—	毛叶挺，单利玲. 2006 – 2017 年南通市新发职业病疾病谱分析[J]. 职业与健康，2018，34(23)：3198 – 3202.	MADER S，BRIMBERG L. Aquaporin- 4 water channel in the brain and its implication for health and disease[J]. Cells，2019，8(2)：90.
sperm bank	—	精子库	生殖医学伦理	{Tree number} N02. 278. 065. 700；{Unique ID} D013074	张欣宗，王奇玲，唐运革，等. 精子库捐精志愿者特征与筛查合格率的分析[J]. 中华男科学杂志，2018，24(3)：211 – 215.	WANG L，ZHANG L，SONG X H，et al. Decline of semen quality among Chinese sperm bank donors within 7 years (2008 – 2014)[J]. Asian journal of andrology，2017，19(5)：521 – 525.
sperm choice	—	精子选择	生殖医学伦理	—	王雪梅，冯怀亮. 如何通过精子选择获得最佳妊娠率[J]. 国际生殖健康/计划生育杂志，2012，31(5)：373 – 377.	CISSEN M，WELY M V，SCHOLTEN I，et al. Measuring sperm DNA fragmentation and clinical outcomes of medically assisted reproduction：a systematic review and meta-analysis[J]. Plos one，2016，11(11)：e0165125.

续表 1-1

英文术语	缩略语	中文术语	概念范畴	四种编码	中文文献	英文文献
sperm cryopreservation	—	精子冷藏	生殖医学伦理	—	—	GRÖTTER L G, CATTANEO L, MARINI P E, et al. Recent advances in bovine sperm cryopreservation techniques with a focus on sperm post-thaw quality optimization[J]. Reproduction in domestic animals, 2019, 54(4): 655-665.
sperm donation	—	精子捐赠	生殖医学伦理	—	唐秋姗，冯泽永，苏巧莲，等. 精子捐赠伦理学问题的思考[J]. 中国卫生事业管理, 2011, 28(2): 124-127.	PROVOOST V, VAN ROMPUY F, PENNINGS G. Non-donors' attitudes towards sperm donation and their willingness to donate[J]. Journal of assisted reproduction and genetics, 2018, 35(1): 107-118.
standard for donor selection	—	供体(供者)选择准则	器官移植伦理	—	房军. 老龄供体亲属肾移植临床效果分析[D]. 郑州: 郑州大学, 2011.	DE KORT W, MAYR W, JUNGBAUER C, et al. Blood donor selection in European Union directives: room for improvement[J]. Blood transfusion, 2016, 14(2): 101-108.
standard for live organ donation	—	活体捐赠器官准则	器官移植伦理	—	韦安暄，蔡伦. 家庭成员间活体器官及组织捐赠的伦理问题[J]. 医学与哲学, 2013, 34(11): 21-23.	KIM J, ZIMMERMAN M A. Technical aspects for live-donor organ procurement for liver, kidney, pancreas, and intestine[J]. Current opinion in organ transplantation, 2015, 20(2): 133-139.

续表 1-1

英文术语	缩略语	中文术语	概念范畴	四种编码	中文文献	英文文献
standard for recipient selection	—	受体(受者)选择准则	器官移植伦理	—	赵子文. 测序法筛选慢性阻塞性肺疾病尼古丁受体 CHRNB4 基因外显子单核苷酸多态性[J]. 广州医学院学报, 2016, 44(4): 1-4.	STRATTA R J, TAYLOR R J, WAHL T O, et al. Recipient selection and evaluation for vascularized pancreas transplantation[J]. Transplantation, 1993, 55(5): 1090-1096.
state of death	—	死亡状态	死亡伦理	—	郝晓晔, 唐缨, 赵静雯, 等. 彩色多普勒技术评价脑死亡状态猪肾脏血流动力学变化的实验研究[J]. 中国超声医学杂志, 2019, 35(7): 656-659.	BUROMSKY I V, SIDORENKO E S, ERMAKOVA Y V. The current state of the establishment of prescription of death coming and the ways to its further[J]. Sudebno-meditsinskaia ekspertiza, 2018, 61(4): 59-62.
stem cell transplantation	SCT	干细胞移植	器官移植伦理	{Tree number} E02. 095. 147. 500. 500; {Unique ID} D033581	林上闹. 异基因造血干细胞移植后中枢神经系统移植物抗宿主病的研究进展[J]. 中国临床新医学, 2020, 13(5): 522-526.	ATKINS H. Stem cell transplantation to treat multiple sclerosis[J]. Journal of the American Medical Association, 2019, 321(2): 153-155.
sterilization	—	绝育	优生学伦理	{Tree number} N06. 850. 780. 200. 450. 850; {Unique ID} D013242	马瑞玉, 顾向应. 输卵管绝育术后育龄女性再生育的医疗决策: 复通术或辅助生殖技术[J]. 中华生殖与避孕杂志, 2019, 39(11): 869-873.	SUBHEDAR Y M. On sterilization[J]. Indian medical journal, 1952, 46(5): 116-118.

续表 1－1

英文术语	缩略语	中文术语	概念范畴	四种编码	中文文献	英文文献
stress	—	应激	心理学伦理	{SNOMED} F01400	宋彩芳，周芳燕，杨磊磊. 快速康复理念对腹腔镜胃癌术后患者应激及细胞免疫的影响[J]. 中国中西医结合外科杂志，2020，26(3)：546－548.	DRAGOŞ D，TĂNĂSESCU M D. The effect of stress on the defense systems[J]. Journal of medicine and life，2010，3(1)：10－18.
sub-health	—	亚健康	预防医学伦理	—	中华中医药学会. 亚健康中医临床指南[M]. 北京：中国中医药出版社，2006.	BI J L，CHEN J，SUN X M，et al. The development and evaluation of a sub-health self-rating scale for university students in China[J]. BMC public health，2019，19(1)：330.
substitutive medicine	—	替代医学	医学伦理学概念	—	丽萍. 补充和替代医学心身护理疗法对子痫患者的应用效果[J]. 世界最新医学信息文摘，2019，19(8)：293，296.	HAGÈGE A，RÉANT P，HABIB G，et al. Fabry disease in cardiology practice：literature review and expert point of view[J]. Archives of cardiovascular diseases，2019，112(4)：278－287.
Suchman's disease behavior model	—	萨奇曼疾病行为模式	医患关系	—	—	—
Suchman's physician-patient relationship model	—	萨奇曼医患模式	医患关系	—	—	TAN S S，GOONAWARDENE N. Internet health information seeking and the patient-physician relationship：a systematic review[J]. Journal of medical internet research，2017，19(1)：e9.

续表 1-1

英文术语	缩略语	中文术语	概念范畴	四种编码	中文文献	英文文献
suffering	—	痛苦	心理学伦理	{Tree number} F01. 145. 126. 990；{Unique ID} D013315	章敏，谢淑萍，杨希，等. 胸部恶性肿瘤患者放疗前心理痛苦及相关因素的研究[J]. 浙江医学，2019，41(8)：806-809.	GRIMELL J. Suffering for others while making others suffer：military narratives of sacrifice [J]. Journal of pastoral care and counseling，2019，73(1)：30-40.
suggestion	—	暗示	心理学伦理	{Tree number} E02. 190. 525. 217. 771；{Unique ID} D013404	刘高伟. 暗示性心理护理在癌症患者中的应用[J]. 中外医疗，2019，38（23）：144-146，150.	FOURIE D P. "Indirect" suggestion in hypnosis：theoretical and experimental issues [J]. Psychological reports，1997，80（3 Pt 2）：1255-1266.
suicide	—	自杀	死亡伦理	{SNOMED} FY3300；{Tree number} F01. 145. 126. 980. 875；{Unique ID} D013405	翟书涛. 自杀原因的研究现状[J]. 中华精神科杂志，2002，35(2)：65-68.	DEBASTIANI S，DE SANTIS J P. Suicide lethality：a concept analysis[J]. Issues in mental health nursing，2018，39(2)：117-125.
Sun Simiao	—	孙思邈	医学道德人物	—	孙思邈. 备急千金要方[M]. 北京：人民卫生出版社，1982.	—
Sun Zhongshan (Sun Yat-sen)	—	孙中山	医学道德人物	—	颜海波，陶季邑. 论孙中山普及教育思想的演进[J]. 暨南学报（哲学社会科学版），2020，42(4)：124-132.	—

续表 1－1

英文术语	缩略语	中文术语	概念范畴	四种编码	中文文献	英文文献
surgical ethics	—	手术道德	临床医学伦理	—	李萍．浅析手术室的安全护理与职业道德［J］．中国医药指南，2016，14(17)：292－292.	JONES J W，McCULLOUGH L B，RICHMAN BW．Ethics of surgical innovation to treat rare diseases［J］．Journal of vascular surgery，2004，39(4)：918－919.
surrogate decision	—	代理决定	临床医学伦理	—	孙也龙．医疗决定代理的法律规制［J］．法商研究，2018，35(6)：3－15.	LINDEMANN H．The intimate responsibility of surrogate decision-making［J］．The Hastings center report，2018，48(1)：41－42.
surrogate mother	—	代理母亲	生殖医学伦理	｛Tree number｝F01. 829. 263. 500. 320. 892；｛Unique ID｝D013533	鲁蔚．“代理母亲”的伦理审视［D］．苏州：苏州大学，2005.	KONEČNÁ H，WITZANYOVÁ A，HONZOVÁ I，et al．Criteria for selecting a surrogate mother［J］．Czech gynaecology，2019，84(1)：28－32.
survival rate	—	存活率	优生学伦理	｛Tree number｝E05. 318. 308. 985. 550. 900；｛Unique ID｝D015996	张菊影．围手术期护理干预对断指再植术后断指存活率的影响［J］．中国民间疗法，2020，28(13)：83－84.	BRIGNARDELLO-PETERSEN R．Implant replacement after 1 implant failure seems to have an acceptable rate of survival［J］．The journal of the American dental association，2018，149(12)：e164.
sustaining nursing	—	维持护理	医学伦理学概念	—	林雪梅，李海娜．互联网新模式下对慢性阻塞性肺疾病呼吸康复维持护理计划的好处［J］．中国保健营养，2020，30(22)：382.	WOO B F Y，LEE J X Y，TAM W W S．The impact of the advanced practice nursing role on quality of care，clinical outcomes，patient satisfaction，and cost in the emergency and critical care settings：a systematic review［J］．Human resources for health，2017，15(1)：63.

续表 1-1

英文术语	缩略语	中文术语	概念范畴	四种编码	中文文献	英文文献
sympathy	—	同情	普通伦理学	—	沈洁，姜安丽. 医护人员同情心疲乏研究现状[J]. 中华护理杂志，2011，46(9)：939-941.	CORSER N. Importance of sympathy[J]. Canadian family physician，2019，65(6)：387.
system of responsibility in accordance to position	—	岗位责任制	医院管理	—	王义兰，袁玉. 护工岗位责任制在住院脑卒中患者的应用效果[J]. 中国继续医学教育，2019，11(9)：194-196.	WILSON R，GODFREY C M，SEARS K，et al. Exploring conceptual and theoretical frameworks for nurse practitioner education：a scoping review protocol[J]. JBI database of systematic reviews and implementation reports，2015，13(10)：146-155.
Szasz-Hollender's physician-patient relationship model	—	萨斯-霍伦德医患模式	医患关系	—	张一宁，刘兰茹. 医患关系模式与医院法治文化辨析：以"萨斯-霍伦德"模式为理论视角[J]. 中国医院管理，2013，33(8)：74-75.	TAN S S，GOONAWARDENE N. Internet health information seeking and the patient-physician relationship：a systematic review[J]. Journal of medical Internet research，2017，19(1)：e9.
Tao Hongjing	—	陶弘景	医学道德人物	—	柏夷，孙齐. 陶弘景作品中的佛教[J]. 西南民族大学学报(人文社科版)，2019，40(8)：84-89.	—

续表 1-1

英文术语	缩略语	中文术语	概念范畴	四种编码	中文文献	英文文献
telemedicine	—	远程医学	医学伦理学概念	{Tree number} H02. 403. 840；{Unique ID} D017216	施咏月，鲍瀛，张晓平. 基于医联体的远程医学平台建设及应用[J]. 医学信息学杂志，2020，41(6)：58－62.	WALLER M，STOTLER C. Telemedicine：a primer[J]. Current allergy and asthma reports，2018，18(10)：54.
teleology	—	目的论	伦理学学派	—	董秀敏. 目的论视角下的化工英语翻译研究[J]. 现代盐化工，2020，47(4)：156－158.	LEE J D. Trust and the teleology of technology [J]. Ergonomics，2019，62(4)：500－501.
temperament	—	气质	心理学伦理	{Tree number} F01. 752. 898；{Unique ID} D013694	明恩溥. 中国人的气质[M]. 北京：译林出版社，2011.	ALTINBAŞ K，İNCE B，GÜLÖKSÜZ S. Affective temperament and seasonality in bipolar disorder [J]. Psychiatria danubina，2019，31(1)：106－110.
ten pitfalls	—	十弊	中医学伦理	—	—	HERNANDEZ G，BELLOMO R，BAKKER J. The ten pitfalls of lactate clearance in sepsis [J]. Intensive care medicine，2019，45(1)：82－85.
teratogenesis	—	致畸	医学伦理学概念	{Tree number} C23. 550. 863；{Unique ID} D064793	程晓军，冯基高，石萍. 甲硝唑对受孕小鼠的致畸作用[J]. 中国临床药理学杂志，2018，34(6)：693－694.	VARGESSON N. Thalidomide-induced teratogenesis：history and mechanisms[J]. Birth defects research，part C，embryo today：reviews，2015，105(2)：140－156.

续表 1-1

英文术语	缩略语	中文术语	概念范畴	四种编码	中文文献	英文文献
terminal care	—	临终关怀	死亡伦理	{Tree number} E02. 760. 905；{Unique ID} D013727	杭惠丽. 临终关怀应用于肺癌晚期患者中的护理方法及效果分析[J]. 实用临床护理学电子杂志，2020，5(43)：42.	DIEHL V. Controversies in terminal cancer care [J]. Supportive care in cancer. 1994，2(2)：82-87.
termination of life-saving treatment	—	终止抢救	临床医学伦理	—	—	MATLOCK D D，STEVENSON L W. Life-saving devices reach the end of life with heart failure[J]. Progress in cardiovascular diseases，2012，55(3)：274-281.
termination of pregnancy	—	终止妊娠	优生学伦理	—	李竹冰. 双胎妊娠终止妊娠时机的选择[J]. 饮食保健，2020，7(8)：248-249.	CHIEN P. Termination of pregnancy or abortion? [J]. British journal of obstetrics and gynaecology，2018，125(11)：1345.
termination of treatment	—	终止治疗	临床医学伦理	—	王芳，黄丽丽，陈宇清，等. 福州市单中心腹膜透析患者终止治疗危险因素分析[J]. 中国实用医药，2019，14(18)：14-17.	WITT C M，DALTON S，O'NEIL S，et al. Termination of atrial fibrillation with epicardial cooling in the oblique sinus[J]. Clinical electrophysiology，2018，4(10)：1362-1368.
tertiary prevention	—	三级预防	预防医学伦理	—	孙阳阳，隋萍，刘晓红，等. 纽曼系统理论的三级预防在冠心病病人护理中的应用进展[J]. 全科护理，2020，18(7)：806-809.	BRENNER H，CHEN C. The colorectal cancer epidemic：challenges and opportunities for primary，secondary and tertiary prevention[J]. British journal of cancer，2018，119(7)：785-792.

续表 1-1

英文术语	缩略语	中文术语	概念范畴	四种编码	中文文献	英文文献
test tube baby	—	试管婴儿	生殖医学伦理	—	李苏云. 不孕症患者对试管婴儿的认识程度及心理卫生状况分析[J]. 健康大视野，2020(19)：214.	LEGRO R S. Practices in in vitro fertilization [J]. Seminars in reproductive medicine，2015，33(2)：61-62.
thanksgiving	—	感谢	普通伦理学	—	温靖，郭黎. 一封来自国家商务部的感谢信[J]. 农业工程技术，2020，40(21)：25-26.	VRINTS C J. Thanksgiving[J]. European heart journal：acute cardiovascular care，2019，8(8)：685-686.
the Anencephalus Theresa and Organ Donation	—	无脑儿特里萨与器官捐献	医学伦理事件	—	—	SZAWARSKI P，ORAM J. Classic cases revisited：baby Theresa and the definition of death [J]. Journal of the intensive care society，2015，16(3)：222-225.
the apricot forest	—	杏林	中医学伦理	—	晓荷. 躬身杏林不负春浓：记北京市鼓楼中医医院院长耿嘉玮[J]. 家庭中医药，2020，27(5)：42-44.	—
the Baby M Case of Surrogate Motherhood	—	代孕母婴儿M案	医学伦理事件	—	—	DEMARCO D. The baby M case：why surrogate motherhood must be disallowed[J]. International review of natural family planning，1987，11(2)：160-181.

续表 1-1

英文术语	缩略语	中文术语	概念范畴	四种编码	中文文献	英文文献
the barefoot doctor	—	赤脚医生	医患关系	—	方有智，王叙德，刘华高，等. 赤脚医生与基层中医药的发展研究[J]. 饮食保健，2019，6(27)：295-296.	XU S，HU D. Barefoot doctors and the "health care revolution" in rural China：a study centered on Shandong Province[J]. Endeavour，2017，41(3)：136-145.
The Brain Death Criteria of Harvard University School of Medicine	—	《哈佛大学医学院脑死亡标准》	医学伦理学文献	—	宿英英. 脑死亡的诊断与实践[J]. 国际脑血管病杂志，2011，19(2)：81-82.	MANLEY G，GARDNER A J，SCHNEIDER K J，et al. A systematic review of potential long-term effects of sport-related concussion[J]. British journal of sports medicine，2017，51(12)：969-977.
the Case for Genetic Test of Neonate	—	婴儿出生遗传检查纠纷案	医学伦理事件	—	谌运. 美国法上不法出生和不法生命侵权之研究[D]. 杭州：浙江工商大学，2012.	SHARP S A，RICH S S，WOOD A R，et al. Development and standardization of an improved type 1 diabetes genetic risk score for use in newborn screening and incident diagnosis[J]. Diabetes care，2019，42(2)：200-207.
the Case of a Missing Kidney	—	肾丢失案	医学伦理事件	—	—	OUYANG J，CARROLL K J，KOCH G，et al. Coping with missing data in phase Ⅲ pivotal registration trials：tolvaptan in subjects with kidney disease，a case study[J]. Pharmaceutical statistics，2017，16(4)：250-266.
the Case of Baby Fae	—	婴儿菲案	医学伦理事件	—	—	ANNAS G J. Cure research and consent：the Mississippi baby，Barney Clark，baby Fae and Martin Delaney[J]. Journal of medical ethics，2017，43(2)：104-107.

续表 1－1

英文术语	缩略语	中文术语	概念范畴	四种编码	中文文献	英文文献
the Case of Edelin	—	艾德林案	医学伦理事件	—	—	HOLZER J F. An analysis of the Edelin case [J]. Hospital progress, 1975, 56(4): 20－21.
the Case of Hepatitis Caused by Blood Transfusion	—	输血感染丙肝案	医学伦理事件	—	赵因. 论医疗产品损害责任的举证责任分配：以"输血感染丙肝案"为例[J]. 医学与法学, 2017, 9(4): 22－24.	HETTMANN A, JUHÁSZ G, DENCS Á, et al. Phylogenetic analysis of a transfusion-transmitted hepatitis A outbreak [J]. Virus genes, 2017, 53(1): 15－20.
the Case of Macafee	—	麦卡菲病例	医学伦理事件	—	—	PHILLIPS A, LIM J, MADHAVAN A, et al. Case-based discussions: UK surgical trainee perceptions [J]. The clinical teacher, 2016, 13(3): 207－212.
the Case of Missing Eyeball	—	眼球丢失案	医学伦理事件	—	—	PICHIECCHIO A, VITALE G, CAPORALI C, et al. New insights into the phenotypic spectrum of 14q22q23 deletions: a case report and literature review[J]. Biomed central medical genomics, 2018, 11(1): 87.
the Case of Nancy Cruzan	—	南希·克鲁赞案	医学伦理事件	—	—	GLOVER J J. The case of Ms. Nancy Cruzan and the care of the elderly[J]. Journal of the American geriatrics society, 1990, 38(5): 588－593.

续表 1-1

英文术语	缩略语	中文术语	概念范畴	四种编码	中文文献	英文文献
the Case of Ophthalmological Explosion, the Third People's Hospital of Chongqing	—	重庆第三人民医院眼科爆炸案	医学伦理事件	—	—	—
the Case of Physician Assisted Suicide	—	医生协助自杀案	医学伦理事件	—	王德顺. 医生协助自杀与主动安乐死的差别[J]. 医学与哲学, 2000, 21(4): 54-56.	MECHMANN E T, CARRA A N. Physician-assisted suicide and the New York state constitution[J]. Albany law review, 2018, 81(4): 1337-1357.
the Case of Quinlan	—	撤除呼吸器的昆兰案	医学伦理事件	—	—	D'OVIDIO F, ROONEY J P K, VISSER A E, et al. Association between alcohol exposure and the risk of amyotrophic lateral sclerosis in the Euro-MOTOR study[J]. Journal of neurology, neurosurgery, and psychiatry, 2019, 90(1): 11-19.
the Case of Surrogate Mother in China	—	中国借腹生子案	医学伦理事件	—	韦小敏. 由"借腹生子"相关案例引发的若干法律问题分析[D]. 兰州: 兰州大学, 2010.	QIU R Z. Morality in flux: medical ethics dilemmas in the People's Republic of China[J]. Kennedy institute of ethics journal, 1991, 1(1): 16-27.
the Case of Thalidomide	—	反应停事件	医学伦理事件	—	章伟光, 张仕林, 郭栋, 等. 关注手性药物: 从"反应停事件"说起[J]. 大学化学, 2019, 34(9): 1-12.	CHISHOLM C. The curious case of thalidomide and the absent eugenic clause in Canada's amended abortion law of 1969[J]. Canadian bulletin of medical history, 2016, 33(2): 493-516.

续表 1-1

英文术语	缩略语	中文术语	概念范畴	四种编码	中文文献	英文文献
The Classical Internal Medicine of Yellow Emperor	—	《黄帝内经》	医学伦理学文献	—	石翎笙，贺娟.《黄帝内经》元气思想溯源与辨疑[J]. 北京中医药大学学报，2020，43(7)：544-547.	—
the crime of rape	CR	强奸罪	性医学伦理	—	王文生. 强奸罪判解研究[M]. 北京：人民法院出版社，2005.	KAPLAN M. Rape beyond crime[J]. Duke law journal，2017，66(5)：1045-1111.
the Ethical Debate of Human-animal Cell Fusion	—	人畜细胞融合的伦理争论	医学伦理事件	—	何亚娟. 关于治疗性克隆技术的伦理困境及对策[J]. 中国社会医学杂志，2007，24(3)：196-198.	—
the ethics and application of high-tech medicine	—	医学高新技术的应用及伦理	医学伦理学概念	—	曹宪姣，朱见，贺青卿. 对医学高新科技伦理争议的思考[J]. 医学与哲学，2019，40(19)：44-48.	BARRETT M，BOYNE J，BRANDTS J，et al. Artificial intelligence supported patient self-care in chronic heart failure：a paradigm shift from reactive to predictive，preventive and personalized care[J]. The EPMA journal，2019，10(4)：445-464.
the five pre-requisites for doctors	—	五端	中医学伦理	—	—	—
the four problems of medical treatment	—	疗疾四难	中医学伦理	—	—	—

续表 1-1

英文术语	缩略语	中文术语	概念范畴	四种编码	中文文献	英文文献
The Good Medical Practices of Great Physicians	—	《大医习业》	医学伦理学文献	—	陈昱良．孙思邈《大医习业》之"内经"小考[J]．中华医史杂志，2015，45(3)：192.	JAILLETTE E，GIRAULT C，BRUNIN G，et al. French intensive care society，international congress：réanimation 2016[J]．Annals of intensive care，2016，6(Suppl 1)：50.
The Hastings Center	—	哈斯廷斯中心	医疗卫生组织	—	—	—
The Human Genome Organization Ethics Committee Statement on Cloning	—	《人类基因组组织伦理委员会关于克隆的声明》	医学伦理学文献	—	—	NOLI L，OGILVIE C，KHALAF Y，et al. Potential of human twin embryos generated by embryo splitting in assisted reproduction and research[J]．Human reproduction update，2017，23(2)：156-165.
The Human Genome Organization Ethics Committee Statement Regarding DNA Sampling：Control and Access	—	《人类基因组组织伦理委员会关于DNA取样：控制和获得的声明》	医学伦理学文献	—	—	KNOPPERS B M，HIRTLE M，LORMEAU S，et al. HUGO ethics committee statement on DNA sampling：control and access[J]．The genetic resource，1998，11(2)：43-44.
The Human Genome Organization Statement Regarding the Proper Conduct of Genetic Research	—	《人类基因组组织关于基因研究正当行为的声明》	医学伦理学文献	—	邱仁宗．国际人类基因组组织(HUGO)伦理委员会关于利益分享的声明(2000年4月9日于温哥华)[J]．医学与哲学，2000，21(9)：28-30.	—

续表 1-1

英文术语	缩略语	中文术语	概念范畴	四种编码	中文文献	英文文献
the June 26 Instruction	—	《“六二六”指示》	卫生政策	—	陈雪英，马冀．毛泽东与农村合作医疗制度的形成及其当代价值：以“六二六”指示为中心的考察[J]．毛泽东思想研究，2017，34(1)：28-33.	VARELASTOKES A. Linda Marie Wayland Pote (11 June 1953-26 September 2016)[J]. The journal of parasitology，2017，103(2)：197-198.
the medicalization of life	—	医学生活化	社会医学	—	常运立，于浩，李宗良．医学生活化的哲学思考[J]．中国医学伦理学，2020，33(5)：524-529.	MENEU R. Life medicalization and the recent appearance of “pharmaceuticalization”[J]. Farmacia hospitalaria，2018，42(4)：174-179.
the Minamata City Incient Event of Japan	—	日本水俣事件	医学伦理事件	—	袁倩．日本水俣病事件与环境抗争：基于政治机会结构理论的考察[J]．日本问题研究，2016，30(1)：47-56.	HAMADA S，ICHIYASU H，IKEDA T，et al. Protective effect of bevacizumab on chemotherapy-related acute exacerbation of interstitial lung disease in patients with advanced non-squamous non-small cell lung cancer[J]. Biomed central pulmonary medicine，2019，19(1)：72.
The Nuremberg Code	—	《纽伦堡法典》	医学伦理学文献	—	王德国．探讨《纽伦堡法典》中人体实验的伦理原则与规范[J]．中国医学伦理学，2016，29(2)：311-314.	MERZ J F. The nuremberg code and informed consent for research[J]. Journal of the American Medical Association，2018，319(1)：85-86.

续表 1 - 1

英文术语	缩略语	中文术语	概念范畴	四种编码	中文文献	英文文献
The Oath of Nightingale	—	《南丁格尔誓词》	医学伦理学文献	—	南丁格尔誓言[J]. 中华护理教育，2009，6(4)：182.	MIRACLE V A. National nurses week and the Nightingale pledge[J]. Dimensions of critical care nursing，2009，28(3)：145 - 146.
the orange well	—	橘井	中医学伦理	—	胡献国. 橘井泉香说橘药[J]. 养生月刊，2019，40(5)：478 - 480.	—
The Red Cross Society	—	红十字会	医疗卫生组织	—	王纪鹏. 民国时期天津红十字会研究[J]. 历史学研究，2018，6(3)：43 - 53.	KOCHANEK M，SCHALK E，VON BERG-WELTBAILDON M，et al. Management of sepsis in neutropenic cancer patients：2018 guidelines from the Infectious Diseases Working Party (AGIHO) and Intensive Care Working Party (iCHOP) of the German Society of Hematology and Medical Oncology (DGHO)[J]. Annals of hematology，2019，98(5)：1051 - 1069.
the sociality of medicine	—	医学的社会性	社会医学	—	宁德斌. 从医学的社会性探讨医患关系的内涵[J]. 医学与社会，2004，17(4)：10 - 12.	CRUESS R L，CRUESS S R，BOUDREAU J D，et al. A schematic representation of the professional identity formation and socialization of medical students and residents：a guide for medical educators[J]. Academic medicine，2015，90(6)：718 - 725.

续表 1 - 1

英文术语	缩略语	中文术语	概念范畴	四种编码	中文文献	英文文献
the value of thoughtfulness in medical practice	—	医贵用意	中医学伦理	—	—	RIEDER P, LOUIS-COURVOISIER M, HUBER P. The end of medical confidentiality? Patients, physicians and the state in history[J]. Medical humanities, 2016, 42(3): 149 - 154.
theological dogma	—	神学律令	普通伦理学	—	张添翼. 神学人格的共同体旨归：重思康德、费希特到谢林的政治哲学线索[J]. 内蒙古社会科学，2016，37(6)：48 - 54.	KARASU T B. Of God and psychotherapy[J]. American journal of psychotherapy, 2015, 69(4): 357 - 360.
theological ethics	—	神学伦理学	伦理学学派	—	从连军. 托马斯·阿奎那神学伦理学三题[J]. 吉林师范大学学报（人文社会科学版），2011，39(2)：70 - 73.	JONSEN A R. Theological ethics, moral philosophy, and public moral discourse[J]. Kennedy institute of ethics journal, 1994, 4(1): 1 - 11.
theological virtues	—	神学德性	普通伦理学	—	肖训能. 从强力到德性：《法义》中克勒尼阿斯的立法观念及其转向[J]. 海南大学学报（人文社会科学版），2018，36(3)：37 - 43.	SCHNITKER S A, KING P E, HOULTBERG B. Religion, spirituality, and thriving: transcendent narrative, virtue, and telos[J]. Journal of research on adolescence, 2019, 29(2): 276 - 290.
theory of human nature	—	人性论	普通伦理学	—	周炽成. 荀韩人性论与社会历史哲学[M]. 广州：中山大学出版社，2009.	SPENCE C E, OSMAN M, McELLIGOTT A G. Theory of animal mind: human nature or experimental artefact? [J]. Trends in cognitive sciences, 2017, 21(5): 333 - 343.

续表 1－1

英文术语	缩略语	中文术语	概念范畴	四种编码	中文文献	英文文献
theory of justice	—	正义论	伦理学学派	—	齐亚红. 消费正义论［D］. 北京：首都师范大学，2008.	HÄYRY M. Doctrines and dimensions of justice：their historical backgrounds and ideological underpinnings［J］. Cambridge quarterly of healthcare ethics，2018，27(2)：188－216.
theory of life-value	—	生命价值论	医学伦理学概念	—	徐春林. 生命价值论［J］. 合肥师范学院学报，2015，33(5)：40－43，60.	HOOD K. The science of value：economic expertise and the valuation of human life in US federal regulatory agencies［J］. Social studies of science，2017，47(4)：441－465.
theory of quality of life	—	生命质量论	医学伦理学概念	—	李航. 有限生命质量论及其辩护［D］. 长沙：湖南师范大学，2009.	RADINA M E，DEER B L，HERRIMAN R A，et al. Elucidating emotional closeness within the theory of health-related family quality of life：evidence from breast cancer survivors［J］. Biomed central research notes，2019，12(1)：312.
theory of sanctity of life	—	生命神圣论	医学伦理学概念	—	程新宇. 试析生命神圣论［J］. 医学与社会，2003，16(2)：26－29.	WEIKART R. Upholding the sanctity of life in a culture of death［J］. Issues in law and medicine，2017，32(2)：269－276.
therapeutic physical exercises	—	导引之事	中医学伦理	—	—	—

续表 1－1

英文术语	缩略语	中文术语	概念范畴	四种编码	中文文献	英文文献
third order nursing	—	三级护理	医学伦理学概念	—	宫海燕，伍素华．实施三级护理质量管理的做法[J]．重庆医学，2006，35(8)：759.	FAHEY P F，STAGNER B B，MARTIN G K. Source of level dependent minima in rabbit distortion product otoacoustic emissions[J]. The journal of the Acoustical Society of America，2008，124(6)：3694－3707.
third party	—	第三者	性医学伦理	—	赵明昕．机动车第三者责任强制保险的利益衡平问题研究[J]．现代法学，2005，27(4)：153－165.	VIAL A C，BRESCOLL V L，DOVIDIO J F. Third-party prejudice accommodation increases gender discrimination[J]. Journal of personality and social psychology，2019，117(1)：73－98.
Thomas Percival	—	托马斯·帕茨瓦尔	医学道德人物	—	刘月树．托马斯·帕茨瓦尔的医学伦理思想[J]．医学与哲学，2013，34(19)：9－11，29.	OLSEN M，MITCHELL T A，PERCIVAL T J，et al. Interatrial bronchogenic cyst resection[J]. The annals of thoracic surgery，2015，100(2)：709－711.
three steps therapy for cancer pain	—	癌痛三阶梯止痛疗法	医学伦理学概念	—	陈淑贤，伍燕平，赖冠秀．三阶梯止痛疗法及个体化护理干预对癌痛患者生活质量的影响分析[J]．临床医学工程，2018，25(12)：1699－1700.	DERRY S，WIFFEN P J，MOORE R A，et al. Oral nonsteroidal anti-inflammatory drugs (NSAIDs) for cancer pain in adults[J]. The cochrane database of systematic reviews，2017，7(7)：CD012638.

续表 1 – 1

英文术语	缩略语	中文术语	概念范畴	四种编码	中文文献	英文文献
tissue transplantation	—	组织移植	器官移植伦理	—	王春林，梅予锋. 自体移植牙牙周牙髓组织再生机理的研究进展［J］. 口腔生物医学，2016，7(2)：101 – 103.	DELAERE P，VAN RAEMDONCK D，VRANCKX J. Tracheal transplantation［J］. Intensive care medicine，2019，45(3)：391 – 393.
To Cure All Diseases	—	《万病回春》	医学伦理学文献	—	徐春娟，何晓晖，陈荣，等. 龚廷贤《万病回春》学术思想的现代研究［J］. 时珍国医国药，2013，24(11)：2766 – 2768.	—
to see things from different perspectives	—	易地以观	中医学伦理	—	商绍东. 基于语言学的中医学常用词语浅论［D］. 成都：成都中医药大学，2013.	—
to set up one's own medical practice	—	悬壶	中医学伦理	—	门波，杨艳芳. 一生悬壶济苍生［J］. 中医学报，2014，29(5)：661 – 664.	—
to subsidize hospital by income from dispensary	—	以药养医	医院管理	—	宋小恒，廖晓明. 从多源流理论视角看以药养医政策的终结［J］. 中国卫生经济，2018，37(4)：8 – 10.	—

续表 1-1

英文术语	缩略语	中文术语	概念范畴	四种编码	中文文献	英文文献
tolerance	—	宽容	普通伦理学	{SNOMED} F01880	杨青，邓懿文，韦凤媛．谈谈零度宽容与人文关怀在护理管理中的作用[J]．中国医院管理，2002，22(6)：41-42.	XIANG Y，PARNG C，OLSON K，et al. Neutralizing antibody assay development with high drug and target tolerance to support clinical development of an anti-TFPI therapeutic monoclonal antibody [J]. American association of pharmaceutical scientists journal，2019，21(3)：46.
traditional medicine	—	传统医学	医学伦理学概念	{Tree number} E02. 190. 488；{Unique ID} D008519	刘建平．传统医学证据体的构成及证据分级的建议[J]．中国中西医结合杂志，2007，27(12)：1061-1065.	DE CAPITANI E M. Traditional medicine preparations and health risks：time to revisit their regulatory status[J]. Clinical toxicology，2017，55(2)：79-80.
transexual operation	—	变性手术	医学伦理学概念	—	—	KANZAKI M. Current status of robot-assisted thoracoscopic surgery for lung cancer[J]. Surgery today，2019，49(10)：795-802.
transference	—	移情	心理学伦理	{Tree number} F04. 754. 720. 864；{Unique ID} D014167	翁霞玲，杨玲，李凡．移情结合规范化管理对癌痛患者疼痛、生活质量的影响[J]．齐鲁护理杂志，2020，26(13)：9-12.	COHEN M. Working with religion：often neglected aspects of transference and countertransference[J]. American journal of psychoanalysis，2019，79(1)：103-113.

续表 1-1

英文术语	缩略语	中文术语	概念范畴	四种编码	中文文献	英文文献
transgenic animal	—	转基因动物	基因技术伦理	{Tree number} B01. 050. 050. 136；{Unique ID} D030801	周扬，张钦恺，潘庆杰. 转基因动物的相关研究进展[J]. 黑龙江动物繁殖，2013，21(6)：3-9.	BERTOLINI L R, MEADE H, LAZZAROTTO C R, et al. The transgenic animal platform for biopharmaceutical production [J]. Transgenic research, 2016, 25(3): 329-343.
transgenic food	—	转基因食品	基因技术伦理	—	李亚妮，贺晓云，许文涛，等. 小干扰 RNA 技术及其介导的转基因食品安全性评价[J]. 食品安全质量检测学报，2020，11(13)：4150-4157.	DELANEY B, GOODMAN R E, LADICS G S. Food and feed safety of genetically engineered food crops [J]. Toxicological sciences, 2018, 162(2): 361-371.
transplantation	—	移植（移植术）	器官移植伦理	{SNOMED} P1420	孙小玲，李敏，蔡美燕，等. 体外受精-胚胎移植患者移植术后即刻离床活动的循证实践[J]. 护理学报，2018，25(11)：31-34.	LOBRITTO S J. Transplantation's cooperative future [J]. Liver transplantation, 2018, 24(6): 729-730.
treatment	—	治疗	医学伦理学概念	{Tree number} E02；{Unique ID} D013812	戴闺柱. 慢性心力衰竭治疗的现代概念[J]. 中华心血管病杂志，2000，28(1)：75.	PEART O. Breast intervention and breast cancer treatment options [J]. Radiologic technology, 2015, 86(5): 535-562.
treatment based on differential diagnosis	—	辨证施治	中医学伦理	—	王今达，李志军，李银平. 从"三证三法"辨证论治脓毒症[J]. 中国危重病急救医学，2006，18(11)：643-644.	COOMBES B K, BISSET L, VICENZINO B. Management of lateral elbow tendinopathy: one size does not fit all [J]. The journal of orthopaedic and sports physical therapy, 2015, 45(11): 938-949.

续表 1-1

英文术语	缩略语	中文术语	概念范畴	四种编码	中文文献	英文文献
treatment of suicidal patients	—	自杀病人的救治	临床医学伦理	—	戴梅. 服毒自杀病人救治后心理分析及护理[J]. 中华护理杂志，1995，30(2)：107-108.	KLEIMAN E M，TURNER B J，FEDOR S，et al. Digital phenotyping of suicidal thoughts[J]. Depression and anxiety，2018，35(7)：601-608.
treatment refusal	—	拒绝治疗	临床医学伦理	—	黄清云，曾治平，丁梅. 对老年危重患者家属拒绝治疗原因的质性研究[J]. 护士进修杂志，2007，22(24)：2280-2282.	BERNARD M F. Refusal of care and respect of the body[J]. Soins，2018，63(822)：46-49.
triage	—	病人分类	临床医学伦理	—	孙红，蔡虻，郭红，等. 病人分类系统应用于护理人力配置的研究进展[J]. 中华护理杂志，2007，42(7)：600-602.	CHRISTIAN M D. Triage[J]. Critical care clinics，2019，35(4)：575-589.
truth telling	—	讲真话	临床医学伦理	—	许蛟婧. 医生应该对病人讲真话吗：疼痛中反安慰剂效应的机制[J]. 心理学进展，2019，9(3)：429-435.	LONGO C，PAMPENA R，PIANA S，et al. When follow-up is telling you the truth[J]. The British journal of dermatology，2019，180(6)：1559-1560.
U. S. Bill of Medicare and Medicaid	—	《美国医疗照顾和医疗救助社会保障法案》	卫生政策	—	—	MANCHIKANTI L，HELM I I S，BENYAMIN R M，et al. Evolution of US health care reform[J]. Pain physician，2017，20(3)：107-110.

续表 1－1

英文术语	缩略语	中文术语	概念范畴	四种编码	中文文献	英文文献
U. S. President's National Bioethics Advisory Committee	—	美国总统国家生命伦理学顾问委员会	医疗卫生组织	—	—	BRIAN J D, COOKDEEGAN R. What's the use? Disparate purposes of U. S. Federal Bioethics Commissions[J]. The hastings center report, 2017, 47(Suppl 1): S14－S16.
U. S. guidelines for ethics committee in health care institutions	—	《美国医疗保健机构道德委员会准则》	医学伦理学文献	—	—	Guidelines for ethics committees in health care institutions. Judicial council[J]. Journal of the American Medical Association, 1985, 253(18): 2698－2699.
Uniform Legislation on Tissue and Organ Donation in U. S. A.	—	《美国统一组织器官捐献法》	医学伦理学文献	—	—	SADLER B L, SADLER Jr A M. Organ transplantation and the uniform anatomical gift act: a fifty-year perspective [J]. The hastings center report, 2018, 48(2): 14－18.
uniform logo for health care organization	—	医疗卫生机构统一标志	医院管理	—	—	REINERT B, CARVER V, RANGE L M. School nurses' opinions about the prevention of tobacco use [J]. Journal of community health nursing, 2005, 22(4): 205－211.
United Nations Educational, Scientific and Cultural Organization Universal Declaration on the Human Genome and Human Rights	—	《联合国教科文组织关于人类基因组与人权宣言》	医学伦理学文献	—	—	MAYOR F. The Universal Declaration on the Human Genome and Human Rights [J]. Comptes rendus biologies, 2003, 326(10/11): 1121－1125.

续表 1 - 1

英文术语	缩略语	中文术语	概念范畴	四种编码	中文文献	英文文献
unprofitable treatment	—	无益治疗	临床医学伦理	—	—	SHERRI R, BERGQUIST S L, LAYTON T J. Computational health economics for identification of unprofitable health care enrollees [J]. Biostatistics, 2017, 18(4): 682 - 694.
unrelated live donor	—	非亲属活体供者	器官移植伦理	—	朱兰，曾凡军，刘斌，等. 亲属活体供肾者术后早期的安全性评估[J]. 中华器官移植杂志，2006，27(5)：268 - 270.	SIMFOROOSH N, BASIRI A, TABIBI A, et al. Living unrelated kidney transplantation: does it prevent deceased-donor kidney transplantation growth? [J]. Experimental and clinical transplantation, 2019, 17 (Suppl 1): 250 - 253.
uterus for rent	—	出租子宫	生殖医学伦理	—	孔德猛. 妊娠型代孕的伦理正当性研究[J]. 自然辩证法通讯，2016，38(6)：97 - 105.	PATERSON H J. Rupture of the uterus treated by suture of the rent per vaginam and drainage [J]. Proceedings of the royal society of medicine, 1910, 3 (Obstet Gynaecol Sect): 58 - 60.
utilitarianism	—	功利主义	伦理学学派	{Tree number} K01. 752. 566. 479. 118; {Unique ID} D028663	尹海燕. 中西方功利主义思想异同探析[J]. 河南社会科学，2020，28(6)：96 - 101.	NOVOA, JURADO A J. Ethical aspects of overdiagnosis: between the utilitarianism and the ethics of responsibility[J]. Atencion primaria, 2018, 50(Suppl 2): 13 - 19.

续表 1－1

英文术语	缩略语	中文术语	概念范畴	四种编码	中文文献	英文文献
utility	—	功利	普通伦理学	—	张周志．论功利主义的负面思想效应及其对于共同体文明的损益［J］．中国医学伦理学，2020，33(1)：1－7.	MARTINEZ D R，TERLECKI R，BRANT W O. The evolution and utility of the small-carrion prosthesis，its impact，and progression to the modern-day malleable penile prosthesis［J］. The journal of sexual medicine，2015，12(Suppl 7)：423－430.
values	—	价值	普通伦理学	—	肖建国．民事诉讼程序价值论［M］．北京：中国人民大学出版社，2000.	CORBETT J. Ensuring the values in value-based payments［J］. Health progress，2016，97(2)：44－49.
values of medicine	—	医学价值	医学伦理学概念	—	哈斯苏荣，阿木古楞，芒来．酸马奶及其医学价值［J］．中国中药杂志，2003，28(1)：11－14.	ÁLVAREZ MONTERO S. Core values in family medicine revisited［J］. Atencion primaria，2017，49(4)：248－252.
vanity	—	虚荣心	普通伦理学	—	廖晓娥．浅谈休谟情感论之虚荣心［J］．沈阳教育学院学报，2008，10(4)：89－92.	FERRY A P. Ophthalmology and vanity fair［J］. Ophthalmology，1993，100(3)：429－437.
vasectomy	—	输精管切除	优生学伦理	{Tree number} E04. 950. 599. 900；{Unique ID} D014659	胡中强．手术切除输精管结扎术后痛性结节效果观察［J］．检验医学与临床，2007，4(12)：1210－1211.	FAINBERG J，KASHANIAN J A. Vasectomy［J］. Journal of the American Medical Association，2018，319(23)：2450.

续表 1-1

英文术语	缩略语	中文术语	概念范畴	四种编码	中文文献	英文文献
vegetative state	—	植物状态	医学伦理学概念	{Tree number} C10. 228. 140. 140. 627; {Unique ID} D018458	杨树发，王喜臣，王伟祥，等. 持续性植物状态患者的临床康复[J]. 中国康复医学杂志，1998，13(2)：72-74.	HODELÍN-TABLADA R. Minimally conscious state: evolution of concept, diagnosis and treatment[J]. MEDICC review, 2016, 18(4): 43-46.
vegetative state, persistent vegetative state	—	植物(人)状态和持续性植物状态	器官移植伦理	—	吕英. 国内持续性植物状态研究现状[J]. 中国康复医学杂志，2004，19(10)：795-798.	WILLMOTT L, WHITE B. Persistent vegetative state and minimally conscious state: ethical, legal and practical dilemmas[J]. Journal of medical ethics, 2017, 43(7): 425-426.
Venezuelan Code of Medical Ethics	—	《委内瑞拉医学伦理规则》	医学伦理学文献	—	—	—
view of life	—	生命观	医学伦理学概念	—	罗婷，张代敏，陶亮桥. 医学新生生命价值观及心理健康水平对自杀意念的影响[J]. 重庆医学，2020，49(13)：2193-2196.	BOGGATZ T. Quality of life in old age: a concept analysis[J]. International journal of older people nursing, 2016, 11(1): 55-69.
views of fertility	—	生育观	优生学伦理	—	肖竹. 生育观与地方教育变革[J]. 中南民族大学学报(人文社会科学版)，2020，40(1)：84-87.	McLINDON L A, BECKMANN M, FLENADY V, et al. Women's views of a fertility awareness and hormonal support approach to subfertility[J]. Human fertility, 2013, 16(4): 252-257.

续表 1-1

英文术语	缩略语	中文术语	概念范畴	四种编码	中文文献	英文文献
virtue	—	美德	普通伦理学	{Tree number} F01. 829. 500. 840; {Unique ID} D028722	马爱菊. 德莫若让：为什么谦让是美德？[J]. 哲学分析，2020，11(4)：127-139.	NOWAK M A, SIGMUND K. How virtue was born[J]. Gerontology, 2018, 64(2): 201-204.
voluntary euthanasia	—	自愿安乐死	死亡伦理	—	巴德汉. 基督教伦理和自愿安乐死的合法性[J]. 医学与哲学，2002，23(8)：30-33.	BALL I M, SIBBALD R, TRUOG R D. Voluntary euthanasia: implications for organ donation [J]. The New England journal of medicine, 2018, 379(10): 909-911.
Wang Chong	—	王充	医学道德人物	—	颜莉. 王充人性思想及其启示[J]. 平顶山学院学报，2020，35(3)：14-18.	—
Wang Kentang	—	王肯堂	医学道德人物	—	傅平，樊效鸿. 王肯堂骨伤科学术思想探讨[J]. 北京中医药，2016，35(11)：1043-1046.	—
Wang Qingren	—	王清任	医学道德人物	—	杨杰. 王清任气血理论探骊[J]. 江苏中医药，2019，51(9)：8-10.	—
Wang Shouren	—	王守仁	医学道德人物	—	符丹丹. 论王守仁的儿童教育对自闭症儿童教育的启示[J]. 卷宗，2020，10(4)：319.	—

续表 1-1

英文术语	缩略语	中文术语	概念范畴	四种编码	中文文献	英文文献
Wang Shuhe	—	王叔和	医学道德人物	—	王旭东．王叔和及《脉经》史实再探［J］．中华中医药杂志，2017，32(10)：4364-4366.	—
Wang Weiyi	—	王惟一	医学道德人物	—	孟丹，张永臣，贾红玲．王惟一针灸学术特色及其学术成就探析［J］．中国针灸，2018，38(10)：1125-1128.	—
Wang Xi	—	王熙	医学道德人物	—	—	—
Wang Yangming	—	王阳明	医学道德人物	—	王胜军．王阳明六经“删述”说发微：兼论文化生态的净化［J］．湖北大学学报(哲学社会科学版)，2020，47(5)：85-93.	—
water burial	—	水葬	死亡伦理	—	汤伟丽．天高皇帝远：蹇先艾《水葬》新解［J］．贵阳学院学报(社会科学版)，2020，15(1)：102-105.	SOMERVILLE R A, FERNIE K, SMITH A, et al. BSE infectivity survives burial for five years with only limited spread[J]. Archives of virology, 2019, 164(4): 1135-1145.

续表 1－1

英文术语	缩略语	中文术语	概念范畴	四种编码	中文文献	英文文献
Wilhelm Conrad Rontgen	—	威廉·康拉德·伦琴	医学道德人物	—	陈小红. 伦琴发现 X 射线与学生科学素养的培养：纪念世界上第一位诺贝尔物理学奖获得者伦琴[J]. 中学物理(高中版)，2018，36(1)：64，后插1.	DEL REGATO J A. Wilhelm Conrad Rontgen [J]. International journal of radiation oncology，biology，physics，1975，1(1/2)：133－139.
William Harvey	—	威廉·哈维	医学道德人物	—	魏寒冰. 大卫·哈维的城市空间理论研究述论[J]. 中共宁波市委党校学报，2019，41(6)：61－67.	—
withdrawing treatment	—	放弃治疗	临床医学伦理	—	戴庆康. 病人及病人家属放弃治疗的法律问题[J]. 医学与哲学，2002，23(3)：58－60.	URSIN LØ. Withholding and withdrawing life-sustaining treatment：ethically equivalent? [J]. The American journal of bioethics，2019，19(3)：10－20.
World Health Organization	WHO	世界卫生组织	医疗卫生组织	—	方积乾. 世界卫生组织生存质量测定量表中文版介绍及其使用说明[J]. 中国组织工程研究，2000，4(8)：1127－1129.	LIDÉN J. The World Health Organization and Global Health Governance：post-1990 [J]. Public health，2014，128(2)：141－147.
wound	—	创伤	医学伦理学概念	{SNOMED} M14000；{Tree number} C26；{Unique ID} D014947	周东生. 骨盆创伤学[M]. 济南：山东科学技术出版社，2003.	CRISCITELLI T. The future of wound care[J]. Association of operating room nurses journal，2018，107(4)：427－429.

续表 1 – 1

英文术语	缩略语	中文术语	概念范畴	四种编码	中文文献	英文文献
Wu Jutong	—	吴鞠通	医学 道德 人物	—	吴鞠通. 吴鞠通医案[M]. 上海：上海浦江教育出版社，2013.	—
xenotransplantation, xenograft	—	异种移植	器官 移植 伦理	—	孙卫欣，薛婷，尹光浩. 乳腺癌患者来源肿瘤异种移植模型的临床应用与进展[J]. 癌症进展，2020，18(16)：1621 – 1624.	LEE N P, CHAN C M, TUNG L N, et al. Tumor xenograft animal models for esophageal squamous cell carcinoma [J]. Journal of biomedical science, 2018, 25(1): 66.
Xu Chunfu	—	徐春甫	医学 道德 人物	—	王秋婷. 浅谈新安医家徐春甫的养生观[J]. 医药前沿，2016，6(5)：341 – 342.	—
Xu Dachun	—	徐大椿	医学 道德 人物	—	徐大椿. 神农本草经百种录[M]. 北京：人民卫生出版社，1956.	—
Xunzi	—	荀子	医学 道德 人物	—	张欣. 荀子知性思想初探[J]. 邯郸学院学报，2020，30(2)：10 – 14，25.	—
Yandi	—	炎帝	医学 道德 人物	—	张硕. 论宋代炎帝国家祭祀与炎帝形象诗歌书写及其意义[J]. 信阳师范学院学报(哲学社会科学版)，2020，40(4)：90 – 98.	—

续表 1－1

英文术语	缩略语	中文术语	概念范畴	四种编码	中文文献	英文文献
Yang Quan	—	杨泉	医学道德人物	—	王伟. 杨泉自然哲学思想新探[D]. 上海：上海师范大学，2009.	—
Yang Zhu	—	杨朱	医学道德人物	—	葛志毅.《列子·杨朱》与杨朱思想研究[J]. 廊坊师范学院学报(社会科学版)，2020，36(1)：80－88.	—
Ye Tianshi	—	叶天士	医学道德人物	—	叶天士. 临证指南医案[M]. 北京：中国医药科技出版社，2011.	—
Zhang Congzheng	—	张从正	医学道德人物	—	张建斌，王玲玲. 张从正刺络放血的理论和实践[J]. 中国针灸，2001，21(4)：247－249.	—
Zhang Gao	—	张杲	医学道德人物	—	田野，崔为. 张杲与《医说·药名之异》研究[J]. 长春中医药大学学报，2020，36(3)：421－424.	—
Zhang Ji	—	张机	医学道德人物	—	张机. 海南休闲农业集群化发展思路及模式探讨[J]. 热带农业科学，2010，30(1)：57－61.	—

续表 1-1

英文术语	缩略语	中文术语	概念范畴	四种编码	中文文献	英文文献
Zhang Jiebin	—	张介宾	医学 道德 人物	—	张介宾. 景岳全书集要[M]. 沈阳：辽宁科学技术出版社，2007.	—
Zhang Jingyue	—	张景岳	医学 道德 人物	—	葛鑫，刘源香. 从《景岳全书》探析张景岳治眩思想[J]. 中医药导报，2020，26(1)：88-89.	—
Zhang Yuansu	—	张元素	医学 道德 人物	—	刘芸，孙相如，何清湖，等. 解析张元素的藏象观特点 及其文化背景[J]. 中医文献杂志，2020，38(4)：7-10，14.	—
Zhang Zhongjing	—	张仲景	医学 道德 人物	—	张仲景述. 金匮要略方论[M]. 北京：人民卫生出版社，1978.	—
Zhu Danxi	—	朱丹溪	医学 道德 人物	—	王文锐. 朱丹溪杂病治痰浅探[J]. 中医药临床杂志，2018，30(9)：1603-1604.	
Zhu Zhenheng	—	朱震亨	医学 道德 人物	—	倪诚. 朱震亨滋阴养生观：指导阴虚体质调养[J]. 中医健康养生，2019，5(4)：21-24.	—
Zhuangzi	—	庄子	医学 道德 人物	—	徐良. 庄子的休闲美学思想[J]. 南京林业大学学报(人文社会科学版)，2020，20(4)：94-103.	—

第二章　汉英部分

汉英部分的术语见表 2 - 1。

表 2 - 1　汉英部分的术语

中文术语	英文术语	缩略语	概念范畴	四种编码
《2000 年人人享有卫生保健的决定》	*Declaration of Health for All in 2000*	—	医学伦理学文献	—
DNA 指纹	DNA finger printing	—	基因技术伦理	—
《阿拉木图宣言》	*Declaration of Alma-Ata*	—	医学伦理学文献	—
《阿萨福誓词》（犹太）	*Oath of Asaph*（Jew）	—	医学伦理学文献	—
阿维森纳	Avicenna	—	医学道德人物	—
癌痛三阶梯止痛疗法	three steps therapy for cancer pain	—	医学伦理学概念	—
艾德林案	the Case of Edelin	—	医学伦理事件	—
艾滋病	acquired immune deficiency syndrome	AIDS	医学伦理学概念	{Tree number} C02. 782. 815. 616. 400. 040；{Unique ID} D000163
艾滋病防治道德	ethical prevention and treatment of AIDS	—	临床医学伦理	—
爱	love	—	普通伦理学	{Tree number} F01. 470. 734；{Unique ID} D008149
爱国卫生运动委员会	Committee of Patriotic Health Campaign	—	医疗卫生组织	—
爱国主义	Patriotism	—	伦理学学派	—
安乐师	practitioner of euthanasia	—	死亡伦理	—
安乐术	practice of euthanasia	—	死亡伦理	—
安乐死	euthanasia	—	死亡伦理	{SNOMED} FY2770；{Tree number} E02. 760. 905. 199；{Unique ID} D005065
安乐死运动	euthanasia movement	—	死亡伦理	—
安宁疗护	hospice or palliative care	—	医学伦理学概念	—

续表 2 - 1

中文术语	英文术语	缩略语	概念范畴	四种编码
安慰剂对照	placebo control	—	医学科研伦理	—
安慰性手术	placebo operation	—	医学科研伦理	—
暗示	suggestion	—	心理学伦理	{Tree number} E02. 190. 525. 217. 771; {Unique ID} D013404
《奥斯陆宣言》	*Declaration of Oslo*	—	社会医学文献	—
巴纳德	N. Christian Barnard	—	医学道德人物	—
巴斯德	Louis Pasteur	—	医学道德人物	—
白求恩	Henry Norman Bethune	—	医学道德人物	—
保密	confidentiality	—	临床医学伦理	{Tree number} F04. 096. 544. 335. 240; {Unique ID} D003219
报应	retribution	—	普通伦理学	—
杯水主义	easy sex	—	性医学伦理	—
卑鄙	ignobleness	—	普通伦理学	—
贝林	Emil Adoif von Behring	—	医学道德人物	—
被动安乐死	passive euthanasia	—	死亡伦理	—
避孕	contraception	—	优生学伦理	{SNOMED} F98600; {Tree number} E02. 875. 194; {Unique ID} D003267
边缘性行为	marginal sexual behavior	—	性医学伦理	—
扁鹊	Bianque	—	医学道德人物	—
变性手术	trans-sexual operation	—	医学伦理学概念	—
辨证施治	treatment based on differential diagnosis	—	中医学伦理	—
濒死状态	near death state	—	死亡伦理	—
病案	medical record	—	卫生法学	{Tree number} E05. 318. 308. 940. 968; {Unique ID} D008499
病理死亡	pathological death	—	死亡伦理	—
病人	patient	—	医患关系	{Tree number} M01. 643; {Unique ID} D010361
病人酬谢	gifts from patient	—	医患关系	—

续表 2-1

中文术语	英文术语	缩略语	概念范畴	四种编码
病人的隐私权	patient's right of privacy	—	医患关系	—
病人分类	triage	—	临床医学伦理	—
病人权利	patient rights	—	医患关系	{Tree number} I01. 880. 604. 473. 650; {Unique ID} D028701
病人权利运动	patient right movement	—	医患关系	—
病人义务	patient's obligations	—	医患关系	—
病人优次安排	prioritization of patients	—	医院管理	—
病胎淘汰	feticide	—	优生学伦理	—
病态	disease states	—	医患关系	—
补偿	compensation	—	普通伦理学	{SNOMED} F04430; {Tree number} I01. 880. 604. 583. 050; {Unique ID} D035881
补充医学	complementary medicine	—	医学伦理学概念	{Tree number} E02. 190; {Unique ID} D000529
不可逆性	irreversible	—	临床医学伦理	—
不伤害原则	principle of non-maleficence	—	临床医学伦理	—
布朗斯坦医患模式	Braunstein's physician-patient relationship model	—	医患关系	—
残疾	disability	—	医学伦理学概念	{SNOMED} F00250
残疾人保健	health care of the disabled	—	预防医学伦理	—
仓公	Canggong	—	医学道德人物	—
恻隐	commiseration	—	普通伦理学	—
产科道德	obstetrical ethics	—	临床医学伦理	—
产前诊断	prenatal diagnosis	—	优生学伦理	{Tree number} E01. 370. 378. 630; {Unique ID} D011296
忏悔	repentance	—	普通伦理学	—
撤除呼吸器的昆仑案	the Case of Quinlan	—	医学伦理事件	—

续表 2 - 1

中文术语	英文术语	缩略语	概念范畴	四种编码
陈实功	Chen Shigong	—	医学道德人物	—
成瘾	addiction	—	医学伦理学概念	{SNOMED} F90060
呈现症状和病因	presenting symptoms and etiological causes	—	中医学伦理	—
诚实	honesty	—	普通伦理学	—
承诺	promise	—	普通伦理学	—
惩罚	punishment	—	普通伦理学	{Tree number} F02. 463. 425. 770. 571；{Unique ID} D011678
痴呆	dementia	—	医学伦理学概念	{SNOMED} D8540；{Tree number} C10. 228. 140. 380；{Unique ID} D003704
《齿科医学伦理的国际原则》	*International Principle of Dental Ethics*	—	医学伦理学文献	—
斥责	rebuke	—	普通伦理学	—
赤脚医生	the barefoot doctor	—	医患关系	—
出生控制	birth control	—	优生学伦理	{Tree number} E02. 875. 194；{Unique ID} D003267
出生率	birth rate	—	优生学伦理	{Tree number} E05. 318. 308. 985. 775. 500；{Unique ID} D001723
出生缺陷	birth defect	—	优生学伦理	{Tree number} C16. 131；{Unique ID} D000013
出租子宫	uterus for rent	—	生殖医学伦理	—
初级卫生保健	primary health care	PHC	卫生政策	{Tree number} N04. 590. 233. 727；{Unique ID} D011320
处方药与非处方药	prescribed drug and non-prescribed drug	—	医院管理	—
传染病科道德	ethics of infectious disease	—	临床医学伦理	—
传染病控制	infectious disease control	—	预防医学伦理	—
传染性疾病	infectious disease	—	医学伦理学概念	{Tree number} C01. 539. 221；{Unique ID} D003141

续表 2-1

中文术语	英文术语	缩略语	概念范畴	四种编码
传统医学	traditional medicine	—	医学伦理学概念	{Tree number} E02. 190. 488；{Unique ID} D008519
创伤	wound	—	医学伦理学概念	{SNOMED} M14000；{Tree number} C26；{Unique ID} D014947
淳于意	Chunyu Yi	—	医学道德人物	—
粗守仁义	in general conformity to the rules of humanness and righteousness	—	中医学伦理	—
催眠疗法	hypnotherapy	—	心理学伦理	{SNOMED} P9180；{Tree number} E02. 190. 525. 217；{Unique ID} D006990
存活率	survival rate	—	优生学伦理	{Tree number} E05. 318. 308. 985. 550. 900；{Unique ID} D015996
达·芬奇	Leonardo da Vinci	—	医学道德人物	—
达尔文医学	Darwinian medicine	—	医学伦理学概念	—
大卫生观	macro-view of health care	—	预防医学伦理	—
《大医精诚》	*excellent physician with competence and integrity*	—	医学伦理学文献	—
《大医习业》	*the good medical practices of great physicians*	—	医学伦理学文献	—
代理决定	surrogate decision	—	临床医学伦理	—
代理母亲	surrogate mother	—	生殖医学伦理	{Tree number} F01. 829. 263. 500. 320. 892；{Unique ID} D013533
代理权	power of attorney	—	医患关系	—
代孕母婴儿M案	the Baby M Case of Surrogate Motherhood	—	医学伦理事件	—
单基因病	single gene disorder	—	基因技术伦理	—
淡漠	indifference	—	普通伦理学	{SNOMED} F90580
导引之事	therapeutic physical exercises	—	中医学伦理	—

续表 2－1

中文术语	英文术语	缩略语	概念范畴	四种编码
道德拜物教	moral fetishism	—	伦理学学派	—
道德冲突	moral conflict	—	普通伦理学	—
道德选择	moral choice	—	普通伦理学	—
道教	Daoism	—	宗教	—
道义论	deontology	—	普通伦理学	—
邓家栋	Deng Jiadong	—	医学道德人物	—
第三者	third party	—	性医学伦理	—
癫痫症	epilepsy	—	医学伦理学概念	｛SNOMED｝ F87000；｛Tree number｝ C10. 228. 140. 490；｛Unique ID｝ D004827
点名手术	naming specific surgeons	—	医院管理	—
电击疗法	electric shock therapy	—	医学伦理学概念	—
《东京宣言》	*Declaration of Tokyo*	—	医学伦理学文献	—
东正教	Orthodoxy	—	宗教	—
董奉	Dong Feng	—	医学道德人物	—
董仲舒	Dong Zhongshu	—	医学道德人物	—
动机论	motivationism	—	普通伦理学	—
动物的权利	animal's rights	—	医学科研伦理	—
动物实验	animal experimentation	—	医学科研伦理	—
独裁主义	dictatorship	—	临床医学伦理	—
对照组试验	experimental control	—	医学科研伦理	—
多基因病	polygenic disorder	—	基因技术伦理	—
多级健康保险	multiple-tier medical insurance	—	卫生政策	—
多莉羊	Dolly sheep	—	医学伦理事件	—
堕胎	abortion	—	优生学伦理	｛SNOMED｝ F31600；｛ICD-11｝ JA00
堕胎避孕药	abortive contraceptive	—	优生学伦理	—
恩格尔	George L. Engel	—	医学道德人物	—
儿科道德	pediatric ethics	—	临床医学伦理	—

续表 2－1

中文术语	英文术语	缩略语	概念范畴	四种编码
二级护理	second order nursing	—	医学伦理学概念	—
二级预防	secondary prevention	—	预防医学伦理	—
宫内发育迟缓	intrauterine growth retardation	IGR	优生学伦理	{SNOMED} F33710；{Tree number} C13. 703. 277. 370；{Unique ID} D005317
发育能力	capacity for growth	—	优生学伦理	—
《法国医学伦理学法规》	*Code of Medical Ethics in France*	—	医学伦理学文献	—
法律权利与道德权利	legal rights and moral rights	—	卫生法学	—
反应停事件	the Case of Thalidomide	—	医学伦理事件	—
泛性论	pan-sexualism	—	性医学伦理	—
防御性医疗	defensive medicine	—	医患关系	{Tree number} I01. 880. 604. 583. 524. 300；{Unique ID} D003675
放弃治疗	withdrawing treatment	—	临床医学伦理	—
放射诊疗道德	ethics of radiotherapy	—	临床医学伦理	—
非婚生子女	illegitimate child	—	优生学伦理	—
非理性主义	irrationalism	—	伦理学学派	—
非亲属活体供者	unrelated live donor	—	器官移植伦理	—
非人格化	depersonalization	—	心理学伦理	{Tree number} F01. 145. 126. 300；{Unique ID} D003861
非营利性医疗机构	non-profit hospital	—	医院管理	—
非自然生殖	artificial reproduction	—	生殖医学伦理	—
非自愿安乐死	involuntary euthanasia	—	死亡伦理	{Tree number} I01. 198. 240. 250；{Unique ID} D000078625
诽谤	libel	—	普通伦理学	{Tree number} I01. 198. 240. 240；{Unique ID} D000067448

续表 2-1

中文术语	英文术语	缩略语	概念范畴	四种编码
分娩	labor	—	优生学伦理	—
分子遗传学技术	molecular genetic technique	—	基因技术伦理	—
疯牛病	mad cow disease	—	医学伦理学概念	{Tree number} C10. 228. 228. 800. 260;{Unique ID} D016643
奉承	flatter	—	普通伦理学	—
佛教	Buddhism	—	宗教	{Tree number} K01. 844. 117;{Unique ID} D002016
夫精人工授精	artificial insemination homologous	AIH	生殖医学伦理	—
弗莱明	Alexander Fleming	—	医学道德人物	—
弗洛伊德道德理论	Freudian moral theory	—	伦理学学派	—
福音派新教会	Evangelical Protestant Church	—	宗教	—
辅助生殖技术伦理	ethics of assisted reproductive technology	—	生殖医学伦理	—
父权主义	paternalism	—	临床医学伦理	{Tree number} F01. 829. 547;{Unique ID} D026706
妇科道德	gynecological ethics	—	临床医学伦理	—
妇幼保健	health care for women and children	—	优生学伦理	—
妇幼保健伦理	ethics of health care for women and children	—	优生学伦理	—
复苏	resuscitation	—	医学伦理学概念	{Tree number} E02. 365. 647;{Unique ID} D012151
傅连暲	Fu Lianzhang	—	医学道德人物	—
富人医疗保险	medical insurance for the wealthy	—	卫生政策	—
伽马刀放射治疗	Gamma knife radiotherapy	—	医学伦理学概念	—
盖仑	Claudius Galen	—	医学道德人物	—
感情主义伦理学	emotionalism ethics	—	伦理学学派	—

续表 2－1

中文术语	英文术语	缩略语	概念范畴	四种编码
感谢	thanksgiving	—	普通伦理学	—
干细胞移植	stem cell transplantation	SCT	器官移植伦理	{Tree number} E02. 095. 147. 500. 500；{Unique ID} D033581
岗位责任制	system of responsibility in accordance to position	—	医院管理	—
高尔顿	Francis Galton	—	医学道德人物	—
高危人群	high risk population	—	预防医学伦理	—
割礼	circumcision	—	性医学伦理	{SNOMED} P1100
葛洪	Ge Hong	—	医学道德人物	—
个人利益	individual benefit	—	普通伦理学	—
个人责任	individual responsibility	—	预防医学伦理	—
个人主义	individualism	—	普通伦理学	—
公费医疗制度	publicly-funded health care system	—	卫生政策	—
公平	equity	—	普通伦理学	—
公正	justice	—	普通伦理学	{Tree number} I01. 880. 604. 473. 700；{Unique ID} D012935
公正原则	principle of justice	—	临床医学伦理	—
功利	utility	—	普通伦理学	—
功利主义	utilitarianism	—	伦理学学派	{Tree number} K01. 752. 566. 479. 118；{Unique ID} D028663
功能制护理	functional system nursing	—	医学伦理学概念	—
宫内手术	intra-uterine operation	—	优生学伦理	—
龚廷贤	Gong Tingxian	—	医学道德人物	—
共产主义道德	communist morality	—	伦理学学派	—
供体(供者)选择准则	Standard for Donor Selection	—	器官移植伦理	—
姑息疗法	palliative treatment	—	医学伦理学概念	{Tree number} E02. 760. 666；{Unique ID} D010166

续表 2－1

中文术语	英文术语	缩略语	概念范畴	四种编码
《古今医鉴》	*A Survey of Past and Contemporary Medical Treatments*	—	医学伦理学文献	—
规范伦理学	normative ethics	—	伦理学学派	—
国际法庭	international tribunals	—	卫生法学	—
国际红十字与红新月运动	International Red Cross and Red Crescent Movement	—	医疗卫生组织	—
国际人类基因组组委会伦理委员会	Ethics Committee of the International Human Genome Organization	—	医疗卫生组织	—
国际生命伦理学学会（世界生命伦理学联合会）	International Association of Bioethics	IAB	医疗卫生组织	—
《国际卫生法》	*International Health Law*	—	卫生法学	—
国民健康服务	national health care service	—	卫生政策	—
《哈佛大学医学院脑死亡标准》	*The Brain Death Criteria of Harvard University School of Medicine*	—	医学伦理学文献	—
哈斯廷斯中心	The Hastings Center	—	医疗卫生组织	—
哈维	William Harvey	—	医学道德人物	—
海斯－鲍蒂斯塔医患关系模式	Hayes-Bautista's physician-patient relationship model	—	医患关系	—
《汉穆拉比法典》（法国）	*Code of Hammurabi*, France	—	医学伦理学文献	—
航天医学	aeromedicine	—	医学伦理学概念	—
合理利己主义	rational egoism	—	伦理学学派	—
合作医疗	medical cooperation	—	卫生政策	—
荷兰安乐死立法	legalization of euthanasia in Netherlands	—	死亡伦理	—

续表 2－1

中文术语	英文术语	缩略语	概念范畴	四种编码
核移植技术	nucleus transplantation technology	—	生殖医学伦理	—
《赫尔辛基宣言》	*Declaration of Helsinki*	—	医学伦理学文献	—
红包	red pocket	—	医患关系	—
红十字国际委员会	International Committee of the Red Cross	ICRC	医疗卫生组织	—
红十字会	The Red Cross Society	—	医疗卫生组织	—
红十字会与红新月会联合会	International Federation of Red Cross and Red Crescent Societies	IFRCS	医疗卫生组织	—
《后希波克拉底誓词》(美国)	*Oath of Post-Hippocratēs*, U. S. A.	—	医学伦理学文献	—
后现代主义	post-modernism	—	伦理学学派	—
胡弗兰德	Christoph Wilhelm Hufeland	—	医学道德人物	—
《胡弗兰德医德十二箴》(德国)	*Hufeland's Twelve Advice on Medical Morality*, Germany	—	医学伦理学文献	—
护理	nursing	—	医患关系	{Tree number} H02. 478; {Unique ID} D009729
护理道德	ethics of nursing	—	临床医学伦理	—
护士	nurse	—	医患关系	{Tree number} M01. 526. 485. 650; {Unique ID} D009726
《护士伦理准则》	*Code for Nurses*	—	医学伦理学文献	—
华佗	Hua Tuo	—	医学道德人物	—
化学治疗	chemotherapy	—	医学伦理学概念	{SNOMED} P5110; {Tree number} E02. 319; {Unique ID} D004358
皇甫谧	Huangfu Mi	—	医学道德人物	—
黄帝	Huangdi	—	医学道德人物	—

续表 2－1

中文术语	英文术语	缩略语	概念范畴	四种编码
《黄帝内经》	*The Classical Internal Medicine of Yellow Emperor*	—	医学伦理学文献	—
黄家驷	Huang Jiasi	—	医学道德人物	—
谎言	lie	—	普通伦理学	—
昏迷状态	comatose state	—	医学伦理学概念	—
婚内强奸	rape within marriage	—	性医学伦理	—
婚前受孕	premarital conception	—	优生学伦理	—
婚前体检	premarital physical examination	—	优生学伦理	—
婚外恋	extra-marital affair	—	性医学伦理	—
《活体捐赠器官准则》	*Standard for Live Organ Donation*	—	器官移植伦理	—
活体配偶供者	live spouse donor	—	器官移植伦理	—
活体器官移植	live-donor organ transplantation	—	器官移植伦理	—
活体亲属供者	live relative donor	—	器官移植伦理	—
火葬	cremation	—	死亡伦理	{Tree number} I01. 076. 201. 450. 550. 175；{Unique ID} D055700
积极安乐死	positive euthanasia	—	死亡伦理	—
积极优生学	positive eugenics	—	优生学伦理	—
基本药物	basic medication	—	医学伦理学概念	—
基本医疗	basic medical care	—	预防医学伦理	—
基本医疗保险	basic health care insurance	—	卫生政策	—
基督教	Christianity	—	宗教	{Tree number} K01. 844. 188；{Unique ID} D002835
基督教医学伦理学	Christian medical ethics	—	医学伦理学概念	—
基因	gene	—	基因技术伦理	{Tree number} G05. 360. 340. 024. 340；{Unique ID} D005796

续表 2－1

中文术语	英文术语	缩略语	概念范畴	四种编码
基因表达	gene expression	—	基因技术伦理	{Tree number} G05. 297；{Unique ID} D015870
基因工程	gene engineering	—	基因技术伦理	—
基因技术专利	patent of gene technique	—	基因技术伦理	—
基因鉴定	gene identify	—	基因技术伦理	—
基因决定论	gene determinism	—	基因技术伦理	—
基因伦理	gene ethics	—	基因技术伦理	—
基因歧视	genetic discrimination	—	基因技术伦理	—
基因突变	gene mutation	—	基因技术伦理	—
基因图谱	gene map	—	基因技术伦理	—
基因文库	gene library	—	基因技术伦理	{Tree number} G05. 360. 325；{Unique ID} D015723
基因修饰	gene decoration	—	基因技术伦理	—
基因与行为	gene and behavior	—	基因技术伦理	—
基因与自由	gene and freedom	—	基因技术伦理	—
基因预防	genetic prevention	—	基因技术伦理	—
基因诊断	genetic diagnosis	—	基因技术伦理	—
基因治疗	gene therapy	—	基因技术伦理	{Tree number} E02. 095. 301；{Unique ID} D015316
基因重组	gene recombination	—	基因技术伦理	—
一级护理	first order nursing	—	医学伦理学概念	—
急症道德	ethics of emergency medicine	—	临床医学伦理	—
疾病	disease	—	医学伦理学概念	{Tree number} C23. 550. 288；{Unique ID} D004194
疾病谱	spectrum of disease	—	预防医学伦理	—
计划生育	planned parenthood	—	优生学伦理	—
纪律	discipline	—	普通伦理学	—
加拿大卫生保健服务	health care service of Canada	—	卫生政策	—
家庭暴力	family violence	—	性医学伦理	{Tree number} I01. 198. 240. 856. 350；{Unique ID} D017579

续表 2－1

中文术语	英文术语	缩略语	概念范畴	四种编码
家庭计划	family planning	—	优生学伦理	{Tree number} N02. 421. 143. 401；{Unique ID} D005193
家庭医生	family physician	—	医患关系	{Tree number} M01. 526. 485. 810. 770；{Unique ID} D010821
家庭医学	family medicine	—	预防医学伦理	—
家长主义	parentalism	—	临床医学伦理	—
假死	apparent death	—	医学伦理学概念	—
价值	values	—	普通伦理学	—
健康	health	—	预防医学伦理	{Tree number} N01. 400；{Unique ID} D006262
健康保险	health insurance	—	卫生政策	{Tree number} N03. 219. 521. 576. 343；{Unique ID} D007348
健康标准与健康评价	health standard and health assessment	—	预防医学伦理	—
健康促进	health promotion	—	预防医学伦理	—
健康道德	morality of health	—	预防医学伦理	—
健康行为与非健康行为	healthy behavior and unhealthy behavior	—	预防医学伦理	—
健康教育	health education	—	预防医学伦理	—
健康伦理学	health ethics	—	预防医学伦理	—
健康谱	health spectrum	—	预防医学伦理	—
健康权利	rights to health	—	预防医学伦理	—
健康生活方式	healthy life style	—	预防医学伦理	—
健康维持组织	health maintenance organization	HMO	卫生政策	—
健康需求	health needs	—	预防医学伦理	—
健康医学	health medicine	—	预防医学伦理	—
健康与疾病的心理因素	psychological factors in health and disease	—	心理学伦理	—
健康咨询	health information	—	预防医学伦理	—

续表 2-1

中文术语	英文术语	缩略语	概念范畴	四种编码
鉴真	Jianzhen	—	医学道德人物	—
江湖医生	quack	—	医患关系	—
讲真话	truth telling	—	临床医学伦理	—
焦虑	anxiety	—	心理学伦理	{SNOMED} F90840；{ICD-11} MB24. 3；{Tree number} F01. 470. 132；{Unique ID} D001007
角色期望	role expectation	—	医患关系	—
角色与角色冲突	role and role conflict	—	医患关系	—
节育	fertility control	—	优生学伦理	{Tree number} E02. 875. 194；{Unique ID} D003267
介入医学	interventional medicine	—	医学伦理学概念	—
戒	admonition	—	普通伦理学	—
进化伦理学	evolutionary ethics	—	伦理学学派	—
近亲结婚	consanguineous marriage	—	优生学伦理	{Tree number} G05. 090. 403. 180；{Unique ID} D003241
禁欲主义	asceticism	—	伦理学学派	—
经验医学	experience-based medicine	EBM	医学伦理学概念	—
精神病	mental disease	—	医学伦理学概念	—
精神病的药物治疗	drug therapy in mental disease	—	临床医学伦理	—
精神病患者的休克疗法	shock therapy for mental patients	—	临床医学伦理	—
精神病患者的约束护理	restraint nursing for mental patients	—	临床医学伦理	—
精神分析	psychoanalysis	—	心理学伦理	{SNOMED} P9165；{Tree number} F04. 096. 544. 779；{Unique ID} D011572

续表 2-1

中文术语	英文术语	缩略语	概念范畴	四种编码
精神科道德	psychiatric ethics	—	临床医学伦理	—
精神外科治疗	psychosurgical treatment	—	临床医学伦理	—
精神卫生	mental hygiene	—	心理学伦理	{Tree number} F02. 418；{Unique ID} D008603
精神文明与物质文明	intellectual civilization and material civilization	—	普通伦理学	—
精液商品化	semen commodification	—	生殖医学伦理	—
精子捐赠	sperm donation	—	生殖医学伦理	—
精子库	sperm bank	—	生殖医学伦理	{Tree number} N02. 278. 065. 700；{Unique ID} D013074
精子冷藏	sperm cryopreservation	—	生殖医学伦理	—
精子选择	sperm choice	—	生殖医学伦理	—
境遇伦理学	situation ethics	—	伦理学学派	—
橘井	the orange well	—	中医学伦理	—
举证责任	burden of proof	—	卫生法学	—
拒绝治疗	treatment refusal	—	临床医学伦理	—
决定论	determinism	—	伦理学学派	—
绝育	sterilization	—	优生学伦理	{Tree number} N06. 850. 780. 200. 450. 850；{Unique ID} D013242
开业医生	medical practitioner	—	医患关系	—
康复医学	rehabilitation medicine	—	医学伦理学概念	—
柯棣华	Kwarkanath Shantaram Kotnis	—	医学道德人物	—
科赫	Robert Koch	—	医学道德人物	—
克隆	clone，cloning	—	基因技术伦理	{Tree number} A11. 251. 353；{Unique ID} D002999
克隆技术伦理	ethics of cloning technique	—	基因技术伦理	—
克隆器官移植	cloned organ transplantation	—	器官移植伦理	—

续表 2-1

中文术语	英文术语	缩略语	概念范畴	四种编码
克隆人	human cloning	—	基因技术伦理	{Tree number} E05.393.240; {Unique ID} D019976
克制	restraint	—	普通伦理学	—
肯尼迪伦理学研究所	Kennedy Institute of Ethics	—	医疗卫生组织	—
孔子	Confucius	—	医学道德人物	—
控制人口	population control	—	优生学伦理	{Tree number} I01.240.600.650; {Unique ID} D011155
苦	bitter	—	普通伦理学	—
快乐主义	hedonism	—	伦理学学派	{Tree number} K01.752; {Unique ID} D010684
宽容	tolerance	—	普通伦理学	{SNOMED} F01880
老年保健伦理	ethics of health care for old people	—	预防医学伦理	—
老年病诊治道德	ethics of gerontology	—	临床医学伦理	—
老年性痴呆	senile dementia	—	医学伦理学概念	{SNOMED} D8542; {Tree number} C10.228.140.380.100; {Unique ID} D000544
老年医学	gerontology	—	医学伦理学概念	{Tree number} H02.403.355; {Unique ID} D005853
老年与衰老	old age and aging	—	医学伦理学概念	—
老子	Laozi	—	医学道德人物	—
乐施薄积	give much and hoard little	—	中医学伦理	—
礼	etiquette	—	普通伦理学	—
礼节	propriety	—	普通伦理学	—
李东垣	Li Dongyuan	—	医学道德人物	—
李杲	Li Gao	—	医学道德人物	—
李时珍	Li Shizhen	—	医学道德人物	—

续表 2-1

中文术语	英文术语	缩略语	概念范畴	四种编码
李中梓	Li Zhongzi	—	医学道德人物	—
利己主义	egoism	—	伦理学学派	{Tree number} K01. 752. 566. 479；{Unique ID} D004989
利他主义	altruism	—	伦理学学派	{Tree number} F01. 145. 813. 090；{Unique ID} D000533
利益	benefit	—	普通伦理学	—
连体婴儿	conjoined twins	—	优生学伦理	{SNOMED} M28900；{ICD-11} LD2G；{Tree number} C16. 131. 085. 806；{Unique ID} D014428
《联合国教科文组织关于人类基因组与人权宣言》	*United Nations Educational, Scientific and Cultural Organization Universal Declaration on the Human Genome and Human Rights*	—	医学伦理学文献	—
联合国教科文组织生命伦理学委员会	Bioethics Committee of United Nations Educational, Scientific and Cultural Organization	—	医疗卫生组织	—
良心	conscience	—	普通伦理学	{Tree number} F01. 829. 500. 359；{Unique ID} D003242
疗疾四难	the four problems of medical treatment	—	中医学伦理	—
林巧稚	Lin Qiaozhi	—	医学道德人物	—
临床评判	clinical judgement	—	临床医学伦理	—
临床试验	clinical trial	—	医学科研伦理	{Tree number} V03. 175. 250；{Unique ID} D016430
临床医学伦理学	clinical medical ethics	—	临床医学伦理	—
临终关怀	terminal care	—	死亡伦理	{Tree number} E02. 760. 905；{Unique ID} D013727

续表 2－1

中文术语	英文术语	缩略语	概念范畴	四种编码
另类医学	alternative medicine	—	医学伦理学概念	—
刘完素	Liu Wansu	—	医学道德人物	—
六不治	six incurable diseases	—	中医学伦理	—
《“六二六”指示》	*the June 26 instruction*	—	卫生政策	—
路易・布朗	Louise Brown	—	医学伦理事件	—
卵子捐赠	ovum donation	—	生殖医学伦理	{Tree number} E02. 875. 800. 968；{Unique ID} D018587
卵子库	ovum bank	—	生殖医学伦理	—
伦敦烟雾事件	Smog Event of London	—	医学伦理事件	—
伦理辩护	ethical defence	—	普通伦理学	—
伦理绝对主义	ethical absolutism	—	伦理学学派	—
伦理客观主义	ethical objectivism	—	伦理学学派	—
伦理相对主义	ethical relativism	—	伦理学学派	—
伦理学理论：义务论、后果论和美德论	ethical theories：deontology，consequentialism and virtue theory	—	医学伦理学概念	—
伦理主观主义	ethical subjectivism	—	伦理学学派	—
伦琴	Wilhelm Conrad Röntgen	—	医学道德人物	—
罗生特	Jacob Rosenfeld	—	医学道德人物	—
罗斯金	John Ruskin	—	医学道德人物	—
吕不韦	Lü Buwei	—	医学道德人物	—
吕士才	Lü Shicai	—	医学道德人物	—
麻醉	anesthesia	—	医学伦理学概念	{SNOMED} P1X00；{Tree number} E03. 155；{Unique ID} D000758
麻醉科道德	ethics of anesthesiology	—	临床医学伦理	—
麻醉意外	anesthetic accident	—	医学伦理学概念	—
马海德	George Hatem	—	医学道德人物	—
马克思主义伦理学	Marxist ethics	—	伦理学学派	—

续表 2-1

中文术语	英文术语	缩略语	概念范畴	四种编码
《迈蒙尼提斯祷文》(埃及)	*Prayer of Maimonides*, Egypt	—	医学伦理学文献	—
麦卡菲病例	the Case of Macafee	—	医学伦理事件	—
卖淫	prostitution	—	性医学伦理	{SNOMED} F98960; {Tree number} F01.145.802.790; {Unique ID} D011477
慢性非感染性疾病	chronic non-infectious disease	—	医学伦理学概念	—
盲法	blindness in research	—	医学科研伦理	—
没有表达意愿安乐死	euthanasia without consent	—	死亡伦理	—
美德	virtue	—	普通伦理学	{Tree number} F01.829.500.840; {Unique ID} D028722
美国的卫生保健改革	Health Care Reform of the United States	—	卫生政策	—
《美国国立卫生研究院关于使用人类多能干细胞研究工作指南》	*Guide for Human Multipotential Stem Cell Research of NIH, U.S.A.*	—	医学伦理学文献	—
《美国器官移植伦理准则》	*Ethical Criteria for Organ Transplantation in the U.S.A.*	—	医学伦理学文献	—
《美国人体试验准则》	*Criteria for Human Experimentation in the U.S.A.*	—	医学伦理学文献	—
《美国生育学会关于体外受精的道德声明》	*Moral Statement on In Vitro Fertilization of American Reproduction Association*	—	医学伦理学文献	—
《美国天主教医学伦理准则》	*American Catholic Code of Medical Ethics*	—	医学伦理学文献	—

续表 2－1

中文术语	英文术语	缩略语	概念范畴	四种编码
《美国统一组织器官捐献法》	*Uniform Legislation on Tissue and Organ Donation in the U. S. A.*	—	医学伦理学文献	—
《美国药师联合会医德守则》	*Code of Ethics of American Pharmaceutical Association*	—	医学伦理学文献	—
《美国医疗保健机构道德委员会准则》	*U. S. Guidelines for Ethics Committee in Health Care Institutions*	—	医学伦理学文献	—
《美国医疗照顾和医疗救助社会保障法案》	*U. S. Bill of Medicare and Medicaid*	—	卫生政策	—
美国医学会	American Medical Association	—	医疗卫生组织	—
美国医学会《关于人体人工授精的道德声明》	*Moral Statement on Artificial Insemination*, American Medical Association	—	医学伦理学文献	—
美国医学会《关于医生与临终病人的报告》	*Report on Physician and Dying Patient*, American Medical Association	—	医学伦理学文献	—
美国医学会《临床研究道德准则》	*Code of Ethics of Clinical Research*, American Medical Association	—	医学伦理学文献	—
美国医学会《医德原则》	*Principles of Medical Ethics*, American Medical Association	—	医学伦理学文献	—
美国医院协会《病人权利议案》	*A Patient's Bill of Rights*, American Hospital Association	—	医学伦理学文献	—
美国总统国家生命伦理学顾问委员会	U. S. President's National Bioethics Advisory Committee	—	医疗卫生组织	—

续表 2－1

中文术语	英文术语	缩略语	概念范畴	四种编码
《美国总统委员会关于脑死亡的标准》	*Brain Death Standard of U. S. President's Committee*	—	医学伦理学文献	—
美容医学道德	ethics of aesthetic medicine	—	临床医学伦理	—
孟子	Mencius	—	医学道德人物	—
免疫抑制治疗	immunosuppressive therapy	—	器官移植伦理	—
描述伦理学	descriptive ethics	—	伦理学学派	—
民间医学	folk medicine	—	医学伦理学概念	{Tree number} E02. 190. 488；{Unique ID} D008519
缪希雍	Miao Xiyong	—	医学道德人物	—
《摩奴法典》	*Manava Dharma Sastra*	—	医学伦理学文献	—
莫干尼	Morgagni G. B.	—	医学道德人物	—
墨子	Mozi	—	医学道德人物	—
目的和手段	end and means	—	普通伦理学	—
目的论	teleology	—	伦理学学派	—
牧师	priest	—	宗教	{Tree number} M01. 526. 799. 500；{Unique ID} D002977
男同性恋	male homosexuality	MH	性医学伦理	{Tree number} F01. 145. 802. 975. 500. 600；{Unique ID} D018451
南丁格尔	Florence Nightingale	—	医学道德人物	—
《南丁格尔誓词》	*The Oath of Nightingale*	—	医学伦理学文献	—
南希·克鲁赞案	the Case of Nancy Cruzan	—	医学伦理事件	—
难民	refugee	—	优生学伦理	{Tree number} M01. 755；{Unique ID} D012036
脑干损伤	brain-stem injury	—	器官移植伦理	—

续表 2-1

中文术语	英文术语	缩略语	概念范畴	四种编码
脑昏迷	coma	—	器官移植伦理	{SNOMED} F85640；{ICD-11} MB20. 1；{Tree number} C10. 597. 606. 358. 800. 200；{Unique ID} D003128
脑死亡	brain death	—	器官移植伦理	{ICD-11} MH10
脑卒中	cerebral apoplexy	—	医学伦理学概念	—
内疚	remorse	—	普通伦理学	—
《纽伦堡法典》	*The Nuremberg Code*	—	医学伦理学文献	—
虐待	abuse	—	临床医学伦理	{ICD-11} XE5J3
女权主义	feminism	—	伦理学学派	{Tree number} I01. 880. 604. 473. 374；{Unique ID} D019513
女同性恋	female homosexuality, lesbianism	FH	性医学伦理	{Tree number} F01. 145. 802. 975. 500. 400；{Unique ID} D018452
女性割礼	female circumcision	—	性医学伦理	{Tree number} E02. 218. 085. 165；{Unique ID} D019093
女性主义伦理学	feminist ethics	—	伦理学学派	—
帕茨瓦尔	Thomas Percival	—	医学道德人物	—
《帕茨瓦尔医院及医务人员行为准则》	*Percivalian Code for Hospitals and Medical Practitioners*	—	医学伦理学文献	—
帕金森病	Parkinson's disease	PD	医学伦理学概念	—
帕森斯病人角色概念	Parsons' concept of patient role	—	医患关系	—
排斥反应	rejection	—	器官移植伦理	{Tree number} F01. 145. 813. 565；{Unique ID} D012059
抛弃	abandonment	—	普通伦理学	{ICD-11} XE42R

续表 2-1

中文术语	英文术语	缩略语	概念范畴	四种编码
胚胎	embryo	—	生殖医学伦理	{SNOMED} T89010；{ICD-11} XA3NA0；{Tree number} A16；{Unique ID} D004628
胚胎操纵	embryo manipulation	—	生殖医学伦理	—
胚胎干细胞	embryonic stem cell	—	生殖医学伦理	{Tree number} A11. 872. 700. 250；{Unique ID} D053595
胚胎克隆	embryo cloning	—	基因技术伦理	{Tree number} E05. 393. 240；{Unique ID} D019976
胚胎试验	embryo experimentation	—	生殖医学伦理	{Tree number} E05. 313；{Unique ID} D033041
胚胎学	embryology	—	生殖医学伦理	{Tree number} H01. 158. 100. 529；{Unique ID} D004626
胚胎转移	embryo transfer	ET	生殖医学伦理	{SNOMED} P9546；E02. 875. 800. 500；{Unique ID} D004624
疲劳综合征	chronic fatigue syndrome	CFS	医学伦理学概念	{Tree number} C02. 330；{Unique ID} D015673
偏见	prejudice	—	普通伦理学	{Tree number} F01. 145. 813. 550；{Unique ID} D011287
平等	equality	—	普通伦理学	—
剖宫产	cesarean section or birth	—	优生学伦理	—
剖宫产道德	ethics of cesarean section	—	临床医学伦理	—
《普济方》	*Medical Prescriptions for Relief of Common Illnesses*	—	医学伦理学文献	—
普同一等	equal treatment for all	—	中医学伦理	—
欺骗	cheat	—	普通伦理学	—
歧视	discrimination	—	普通伦理学	{Tree number} F02. 463. 593. 257；{Unique ID} D004192
祈祷	prayer	—	宗教	{Tree number} K01. 844；{Unique ID} D012067

续表 2－1

中文术语	英文术语	缩略语	概念范畴	四种编码
气质	temperament	—	心理学伦理	{Tree number} F01.752.898; {Unique ID} D013694
弃婴	foundling	—	优生学伦理	—
契约	contract	—	普通伦理学	{Tree number} I01.880.604.583.090; {Unique ID} D032982
器官捐献	organ donation	—	器官移植伦理	{Tree number} N02.421.911; {Unique ID} D009927
器官捐献法	organ donation law	ODL	器官移植伦理	—
器官买卖	organ trading	—	器官移植伦理	—
器官收集	organ collection	—	器官移植伦理	—
器官移植	organ transplantation	—	器官移植伦理	{Tree number} E04.936.450; {Unique ID} D016377
器官移植伦理学	ethics of organ transplantation	—	器官移植伦理	—
谦恭	humble and respectful	—	普通伦理学	—
前胚胎	pre-embryo	—	生殖医学伦理	—
钱乙	Qian Yi	—	医学道德人物	—
潜水医学	diving medicine	—	医学伦理学概念	—
强奸	rape	—	性医学伦理	{SNOMED} F97040; {Tree number} I01.198.240.748.640; {Unique ID} D011902
强奸罪	the crime of rape	CR	性医学伦理	—
强迫性避孕	compulsory contraception	—	优生学伦理	—
强迫性神经官能症	obsessive-compulsive disorder	—	心理学伦理	{ICD-11} 6B20; {Tree number} F03.080.600; {Unique ID} D009771
强制治疗	compulsory treatment	—	医学伦理学概念	—
怯懦	cowardice	—	普通伦理学	—
亲子鉴定	blood relationship identification	—	基因技术伦理	—

续表 2－1

中文术语	英文术语	缩略语	概念范畴	四种编码
琴纳	Edward Jenner	—	医学道德人物	—
青春期	puberty	—	性医学伦理	{SNOMED} F96110； {Tree number} G08. 686. 760； {Unique ID} D011627
情操	sentiment	—	普通伦理学	—
情感	feeling	—	普通伦理学	{Tree number} F01. 470； {Unique ID} D004644
情绪	emotion	—	心理学伦理	{SNOMED} F90700； {Tree number} F01. 470； {Unique ID} D004644
区域卫生规划	regional health planning	—	预防医学伦理	—
祛邪扶正	eliminate pathogenic agents and restore health	—	中医学伦理	—
权利	rights	—	普通伦理学	—
全科医生	general practitioner	—	预防医学伦理	{Tree number} M01. 526. 485. 810. 485； {Unique ID} D058005
全科医学	general practice	—	预防医学伦理	{Tree number} H02. 403. 340； {Unique ID} D058006
缺陷新生儿伦理	ethics of defective neonates	—	临床医学伦理	—
染色体	chromosome	—	基因技术伦理	{SNOMED} TYX100； {Tree number} A11. 284. 187； {Unique ID} D002875
染色体病	chromosome disorder	—	基因技术伦理	{Tree number} C16. 131. 260； {Unique ID} D025063
染色体异常	chromosome mutation	—	基因技术伦理	—
人(位)格主义	personalism	—	伦理学学派	—
人、位格人与位格伦理	human being, human person and personhood ethics	—	医学伦理学概念	—
人畜细胞融合的伦理争论	the Ethical Debate of Human-animal Cell Fusion	—	医学伦理事件	—
人道功利主义	humanist utilitarianism	—	伦理学学派	—
人道主义	humanitarianism	—	伦理学学派	{Tree number} F01. 145. 813. 090； {Unique ID} D000533

续表 2-1

中文术语	英文术语	缩略语	概念范畴	四种编码
人格	personality	—	心理学伦理	{SNOMED} F93500；{Tree number} F01. 752；{Unique ID} D010551
人工器官植入术	artificial organ implantation	—	器官移植伦理	—
人工授精	artificial insemination	—	生殖医学伦理	{SNOMED} P1290；{Tree number} E02. 875. 800. 937；{Unique ID} D007315
人工子宫	artificial uterus	—	生殖医学伦理	—
人口	population	—	优生学伦理	{Tree number} N01. 600；{Unique ID} D011153
人口金字塔	population pyramid	—	优生学伦理	—
人口理论	population theory	—	优生学伦理	—
人口流动	population floation	—	优生学伦理	—
人口伦理学	population ethics	—	优生学伦理	—
人口税	population tax	—	优生学伦理	—
人口政策	population policy	—	优生学伦理	—
人类干细胞	human stem cell	—	基因技术伦理	—
人类基因组	human genome	—	基因技术伦理	{Tree number} G05. 360. 340. 350；{Unique ID} D015894
人类基因组计划	Human Genome Project	HGP	基因技术伦理	{Tree number} H01. 158. 273. 180. 350. 174；{Unique ID} D016045
《人类基因组组织关于基因研究正当行为的声明》	*The Human Genome Organization Statement Regarding the Proper Conduct of Genetic Research*	—	医学伦理学文献	—
《人类基因组组织伦理委员会关于 DNA 取样：控制和获得的声明》	*The Human Genome Organization Ethics Committee Statement Regarding DNA Sampling: Control and Access*	—	医学伦理学文献	—

续表 2-1

中文术语	英文术语	缩略语	概念范畴	四种编码
《人类基因组组织伦理委员会关于克隆的声明》	*The Human Genome Organization Ethics Committee Statement on Cloning*	—	医学伦理学文献	—
人伦	human relation	—	普通伦理学	—
人权	human rights	—	普通伦理学	{ICD-11} VA52；{Tree number} I01. 880. 604. 473；{Unique ID} D006806
人人享有卫生保健	health care for all	—	预防医学伦理	—
人身自由	personal liberty	—	普通伦理学	—
《人体器官移植法》	*Law of Human Organ Transplantation*	—	器官移植伦理	—
《人体器官移植指导原则》	*Guiding Principles of Human Organ Transplantation*	—	器官移植伦理	—
人体试验	human subject experimentation	—	医学科研伦理	—
人文社会医学	humanities, society and medicine	—	医学伦理学概念	—
人文学科	humanities	—	普通伦理学	{Tree number} K01；{Unique ID} D006809
人性	human nature	—	普通伦理学	{Tree number} F01. 510；{Unique ID} D040821
人性论	theory of human nature	—	普通伦理学	—
仁	humaneness	—	普通伦理学	—
仁爱	beneficence	—	普通伦理学	{Tree number} K01. 752. 566. 479. 830. 500；{Unique ID} D026686
仁爱之士	benevolent gentleman	—	中医学伦理	—
仁慈	benevolence	—	普通伦理学	{Tree number} K01. 752. 566. 479. 830. 500；{Unique ID} D026686
认知	cognition	—	心理学伦理	{Tree number} F02. 463. 188；{Unique ID} D003071

续表 2－1

中文术语	英文术语	缩略语	概念范畴	四种编码
《日本脑死亡标准》	*Japanese Brain Death Criteria*	—	医学伦理学文献	—
日本水俣事件	the Minamata City Incient Event of Japan	—	医学伦理事件	—
《日本医德纲要》	*An Outline of Japanese Medical Ethics*	—	医学伦理学文献	—
日本医学哲学·伦理学学会	Japanese Medical Philosophy-Ethics Association	—	医疗卫生组织	—
《日本脏器移植法》	*The Organ Transplantation Law of Japan*	—	医学伦理学文献	—
《日内瓦宣言》	*Declaration of Geneva*	—	医学伦理学文献	—
荣誉	honor	—	普通伦理学	—
瑞典卫生保健服务	Health Care Service of Sweden	—	卫生政策	—
萨奇曼疾病行为模式	Suchman's disease behavior model	—	医患关系	—
萨奇曼医患模式	Suchman's physician-patient relationship model	—	医患关系	—
萨斯－霍伦德医患模式	Szasz-Hollender's physician-patient relationship model	—	医患关系	—
三级护理	third order nursing	—	医学伦理学概念	—
三级预防	tertiary prevention	—	预防医学伦理	—
色情狂	erotomania	—	性医学伦理	{SNOMED} F91430
杀婴	infanticide	—	优生学伦理	{SNOMED} FY2690；{Tree number} I01. 198. 240. 470. 572；{Unique ID} D007237
善意谎言	beneficent lie	—	普通伦理学	—
善与恶	good and evil	—	普通伦理学	—
善终医学	palliative medicine	—	死亡伦理	{Tree number} H02. 403. 645；{Unique ID} D065126
伤害	harm	—	普通伦理学	—

续表 2－1

中文术语	英文术语	缩略语	概念范畴	四种编码
上工	most excellent physicians	—	中医学伦理	—
烧伤患者诊治道德	ethical diagnosis and treatment of burned patients	—	临床医学伦理	—
社会病态	sociopath	—	心理学伦理	—
社会公德	public morality	—	普通伦理学	—
社会行为	social behavior	—	社会医学	{Tree number} F01. 145. 813; {Unique ID} D012919
社会化医疗	socialized-medicine	—	卫生政策	—
社会救援	social aid	—	卫生政策	—
社会流行病学	social epidemiology	—	社会医学	—
社会生物进化论	sociobiological evolutionism	—	社会医学	—
社会统筹和个人账户相结合的医疗保险	medical insurance from combined social planning and personal contribution	—	卫生政策	—
社会医学	social medicine	—	社会医学	{Tree number} H02. 403. 800; {Unique ID} D012936
社会舆论	public opinion	—	普通伦理学	—
社会主义人道主义	socialist humanitarianism	—	伦理学学派	—
社会主义医德基本原则	basic principles of socialist medical ethics	—	医学伦理学概念	—
社区卫生保健	community health care	—	预防医学伦理	—
神农	Shennong	—	医学道德人物	—
神学德性	theological virtues	—	普通伦理学	—
神学伦理学	theological ethics	—	伦理学学派	—
神学律令	theological dogma	—	普通伦理学	—
沈括	Shen Kuo	—	医学道德人物	—
审慎	forethoughtfulness	—	普通伦理学	—
肾丢失案	the Case of a Missing Kidney	—	医学伦理事件	—
慎独	self-watchfulness	—	普通伦理学	—

续表 2－1

中文术语	英文术语	缩略语	概念范畴	四种编码
生病	illness	—	医患关系	{SNOMED} F00102
生活方式病	life-style disease	—	社会医学	—
生理死亡	physiological death	—	死亡伦理	—
生命	life	—	生殖医学伦理	{Tree number} K01. 752. 400；{Unique ID} D019369
生命观	view of life	—	医学伦理学概念	—
生命价值论	theory of life-value	—	医学伦理学概念	—
生命开始	beginning of life	—	生殖医学伦理	—
生命伦理学	bioethics	—	医学伦理学概念	{Tree number} K01. 752. 566. 479. 045；{Unique ID} D001675
生命神圣论	theory of sanctity of life	—	医学伦理学概念	—
生命维持疗法	life-sustaining treatment	—	医学伦理学概念	—
生命支持	life support	—	生殖医学伦理	—
生命质量及标准	quality of life and standard	—	预防医学伦理	—
生命质量论	theory of quality of life	—	医学伦理学概念	—
生前遗嘱	living will	—	死亡伦理	—
生态伦理学	ecological ethics	—	伦理学学派	—
生物－心理－社会医学模式	bio-psycho-social model of medicine	—	医学伦理学概念	—
生物医学	biomedicine	—	医学伦理学概念	—
生物医学工程学	biomedical engineering	—	医学伦理学概念	{Tree number} H02. 070；{Unique ID} D001698
生育观	views of fertility	—	优生学伦理	—
生育率	fertility rate	—	生殖医学伦理	{Tree number} E05. 318. 308. 985. 775. 500；{Unique ID} D001723
生育权利	procreative right	—	优生学伦理	—

续表 2－1

中文术语	英文术语	缩略语	概念范畴	四种编码
生殖	reproduction	—	生殖医学伦理	{Tree number} G08.686.784；{Unique ID} D012098
生殖能力	reproductive capacity	—	生殖医学伦理	—
生殖细胞基因工程	germ-line cell genetic engineering	—	基因技术伦理	—
《省心录·论医》	*Introspection：On Medicine*	—	医学伦理学文献	—
尸检伦理	autopsy ethics	—	医学科研伦理	—
尸体、尸体现象	cadaver，postmortem phenomena	—	医学伦理学概念	—
尸体器官移植	cadaver organ transplantation	—	器官移植伦理	—
失能调整生命年	disability-adjusted life years	DALYs	预防医学伦理	—
施舍	charity	—	普通伦理学	{Tree number} I01.880.787.190；{Unique ID} D002608
十弊	ten pitfalls	—	中医学伦理	—
实验医学	experimental medicine	—	医学伦理学概念	{Tree number} H01.770.644.145；{Unique ID} D035843
实用主义	pragmatism	—	伦理学学派	—
实用主义伦理学	pragmatic ethics	—	伦理学学派	—
使用胚胎作为治疗药物	embryonic therapy	—	生殖医学伦理	—
世界卫生组织	World Health Organization	WHO	医疗卫生组织	—
《世界医学会国际医德准则》	*International Code of Medical Ethics of World Medical Association*	—	医学伦理学文献	—
试管婴儿	test tube baby	—	生殖医学伦理	—
收养	adoption	—	优生学伦理	{Tree number} I01.880.853.150.140；{Unique ID} D000300

续表 2－1

中文术语	英文术语	缩略语	概念范畴	四种编码
手术道德	surgical ethics	—	临床医学伦理	—
手淫	masturbation	—	性医学伦理	{SNOMED} F97630；{Tree number} F01. 145. 802. 526；{Unique ID} D008418
受试者的知情同意	informed consent of experimental subject	—	医学科研伦理	—
受体(受者)选择准则	standard for recipient selection	—	器官移植伦理	—
兽性	bestiality	—	普通伦理学	{SNOMED} F99730
输精管切除	vasectomy	—	优生学伦理	{Tree number} E04. 950. 599. 900；{Unique ID} D014659
输卵管结扎	ligation of oviduct	—	优生学伦理	—
输血	blood transfusion	—	医学伦理学概念	{Tree number} E02. 095. 135；{Unique ID} D001803
输血感染肝炎案	the Case of Hepatitis Caused by Blood Transfusion	—	医学伦理事件	—
水葬	water burial	—	死亡伦理	—
顺势疗法	homeopathy	—	医学伦理学概念	{Tree number} E02. 190. 388；{Unique ID} D006705
私人医疗	private medical service	—	卫生政策	—
死亡	death	—	死亡伦理	{SNOMED} FY1800；{Tree number} C23. 550. 260；{Unique ID} D003643
死亡标准	criteria of death	—	死亡伦理	—
死亡观	perspectives of death	—	死亡伦理	—
死亡过程	dying process	—	死亡伦理	—
死亡教育	death education	—	死亡伦理	—
死亡控制	control of death	—	死亡伦理	—
死亡率	mortality rate	MR	死亡伦理	{Tree number} E05. 318. 308. 985. 550；{Unique ID} D009026
死亡权利	rights to die	—	死亡伦理	—

续表 2-1

中文术语	英文术语	缩略语	概念范畴	四种编码
死亡文明	civilization of death	—	死亡伦理	—
死亡宣布	declaration of death	—	死亡伦理	—
死亡哲学	philosophy of death	—	死亡伦理	—
死亡状态	state of death	—	死亡伦理	—
死刑犯器官供体	death-roll prisoner as organ donor	—	器官移植伦理	—
死因顺位	ranking of causes of death	—	死亡伦理	—
宋国宾	Song Guobin	—	医学道德人物	—
《苏联医师誓词》	*Physician's Oath of the Soviet Union*	—	医学伦理学文献	—
孙思邈	Sun Simiao	—	医学道德人物	—
孙中山	Sun Zhongshan (Sun Yat-sen)	—	医学道德人物	—
他律	heteronomy	—	普通伦理学	—
胎儿	fetus	—	生殖医学伦理	{SNOMED} T89000；{Tree number} A16. 378；{Unique ID} D005333
胎儿的权利	fetal rights	—	生殖医学伦理	—
胎儿发育	fetal development	—	生殖医学伦理	{Tree number} G07. 345. 500. 325. 235；{Unique ID} D047109
胎儿伦理	fetal ethics	—	生殖医学伦理	—
胎儿器官移植	fetal organ transplantation	—	器官移植伦理	—
胎儿是不是人	Is the fetus a person or not	—	生殖医学伦理	—
胎儿组织移植	fetal tissue transplantation	—	器官移植伦理	—
唐氏综合征	Down's syndrome	—	医学伦理学概念	—
糖尿病	diabetes mellitus	—	医学伦理学概念	{SNOMED} D2381；{Tree number} C18. 452. 394. 750；{Unique ID} D003920
陶弘景	Tao Hongjing	—	医学道德人物	—
疼痛	pain	—	医学伦理学概念	{SNOMED} F82600

续表 2-1

中文术语	英文术语	缩略语	概念范畴	四种编码
疼痛与痛苦	pain and suffering	—	医学伦理学概念	—
体检“夹带”人体试验	Performing Human Experimentation in the Course of a Physical Examination	—	医学伦理事件	—
体外受精	*in vitro* fertilization	IVF	生殖医学伦理	{Tree number} E02. 875. 800. 750；{Unique ID} D005307
体细胞基因工程	somatic cell genetic engineering	—	基因技术伦理	—
替代医学	substitutive medicine	—	医学伦理学概念	—
天葬	celestial burial	—	死亡伦理	{Tree number} E05. 481. 500. 311；{Unique ID} D060846
天主教	Catholicism	—	宗教	{Tree number} K01. 844. 188. 250；{Unique ID} D002410
同情	sympathy	—	普通伦理学	—
同性恋	homosexuality	—	性医学伦理	{SNOMED} F96310；{Tree number} F01. 145. 802. 975. 500；{Unique ID} D006716
同性恋的社会伦理评价	social ethical assessment of homosexuality	—	性医学伦理	—
同性恋基因研究的争论	Debate Concerning the Research of the Genetic Basis of Homosexuality	—	医学伦理事件	—
同源人工授精	homologous insemination	—	生殖医学伦理	—
痛苦	suffering	—	心理学伦理	{Tree number} F01. 145. 126. 990；{Unique ID} D013315
土葬	ground burial	—	死亡伦理	—
团结	solidarity	—	普通伦理学	—

续表 2－1

中文术语	英文术语	缩略语	概念范畴	四种编码
推定同意	presumed consent	—	临床医学伦理	{Tree number} I01. 880. 604. 583. 659；{Unique ID} D019724
晚期癌症病人救治道德	ethical diagnosis and treatment of end-stage cancer patients	—	临床医学伦理	—
《万病回春》	*To Cure All Diseases*	—	医学伦理学文献	—
王充	Wang Chong	—	医学道德人物	—
王肯堂	Wang Kentang	—	医学道德人物	—
王清任	Wang Qingren	—	医学道德人物	—
王守仁	Wang Shouren	—	医学道德人物	—
王叔和	Wang Shuhe	—	医学道德人物	—
王惟一	Wang Weiyi	—	医学道德人物	—
王熙	Wang Xi	—	医学道德人物	—
王阳明	Wang Yangming	—	医学道德人物	—
围生保健	perinatal care	—	优生学伦理	{Tree number} E02. 760. 703；{Unique ID} D018743
围生期死亡	perinatal mortality	—	优生学伦理	{Tree number} E05. 318. 308. 985. 550. 475. 500；{Unique ID} D054238
围生医学	perinatal medicine	—	优生学伦理	—
维持护理	sustaining nursing	—	医学伦理学概念	—
维萨里	Andreas Vesalius	—	医学道德人物	—
伪善	hypocrisy	—	普通伦理学	—
伪医学	pseudo-medicine	—	医学伦理学概念	—
伪证	perjury	—	普通伦理学	—
《委内瑞拉医学伦理规则》	*Venezuelan Code of Medical Ethics*	—	医学伦理学文献	—
猥亵行为	indecency	—	性医学伦理	—
卫生保健服务准入制度	health care provider registration	—	卫生政策	—

续表 2-1

中文术语	英文术语	缩略语	概念范畴	四种编码
卫生保健体制改革	health care reform	—	卫生政策	—
卫生保健政策	health care policy	—	卫生政策	—
卫生保健政策伦理	ethics of health care policy	—	卫生政策	—
卫生保健制度	health care system	—	卫生政策	—
卫生法学	health care law	—	卫生法学	—
卫生革命	health care revolution	—	卫生政策	—
卫生工作方针	guidelines for health care	—	卫生政策	—
卫生户口	health households registration	—	卫生政策	—
卫生监督	health care supervision	—	卫生政策	—
卫生经济伦理学	ethics of health care economics	—	卫生政策	—
卫生经济学	health care economics	—	卫生政策	—
卫生人口	health population	—	优生学伦理	—
卫生资源	health care resource	—	卫生政策	—
卫生资源配置	allocation of health care resources	—	卫生政策	—
未病	prevention of disease	—	中医学伦理	—
魏尔啸	Rudolf Virchow	—	医学道德人物	—
文明死亡	civilized death	—	死亡伦理	—
无脑儿	anencephalic neonate	—	优生学伦理	—
无脑儿供体移植	anencephalic donor for organ transplantation	—	器官移植伦理	—
无脑儿特里萨与器官捐献	the Anencephalus Theresa and Organ Donation	—	医学伦理事件	—
无生殖能力	loss of reproductive capacity	—	生殖医学伦理	—
无痛致死	painless death	—	死亡伦理	—
无痛致死术	practice of painless death	—	死亡伦理	—
无效治疗	futile treatment	—	临床医学伦理	{Tree number} E01. 789. 600；{Unique ID} D018447

续表 2－1

中文术语	英文术语	缩略语	概念范畴	四种编码
无性生殖	asexual reproduction	—	生殖医学伦理	{Tree number} G08. 686. 784. 830；{Unique ID} D012100
无益治疗	unprofitable treatment	—	临床医学伦理	—
吴鞠通	Wu Jutong	—	医学道德人物	—
五端	the five pre-requisites for doctors	—	中医学伦理	—
《五戒十要》	*Five Don'ts and Ten Do's*	—	医学伦理学文献	—
西格里斯	Henry Ernest Sigerist	—	医学道德人物	—
吸毒	addiction to controlled substances	—	预防医学伦理	—
希波克拉底	Hippocratēs	—	医学道德人物	—
《希波克拉底誓言》	*Oath of Hippocratēs*	—	医学伦理学文献	—
《悉尼宣言》	*Declaration of Sydney*	—	医学伦理学文献	—
细胞工程	cell engineering	—	基因技术伦理	{Tree number} E05. 481. 500. 311；{Unique ID} D060846
细胞移植	cell transplantation	—	器官移植伦理	{Tree number} E02. 095. 147. 500；{Unique ID} D017690
《夏威夷宣言》	*Declaration of Hawaii*	—	医学伦理学文献	—
先天性畸形	congenital malformation	—	优生学伦理	{SNOMED} M20000
现代功利主义	modern utilitarianism	—	伦理学学派	—
现代化医院	modern hospital	—	医院管理	—
现代医学	modern medicine	—	医学伦理学概念	{Tree number} K01. 400. 504；{Unique ID} D049711
献血	blood donation	—	医学伦理学概念	{Tree number} M01. 898. 313；{Unique ID} D001782
消极安乐死	negative euthanasia	—	死亡伦理	—
消极优生学	negative eugenics	—	优生学伦理	—

续表 2-1

中文术语	英文术语	缩略语	概念范畴	四种编码
效果论	consequentialism	—	普通伦理学	{Tree number} K01. 752. 566. 479. 118；{Unique ID} D028663
效率与公平	efficiency and justice	—	卫生政策	—
心肺复苏伦理	ethics of cardio-pulmonary resuscitation	—	临床医学伦理	—
心理治疗	psychotherapy	—	心理学伦理	{SNOMED} P9200；{ICD-11} QB95. 4；{Tree number} F04. 754；{Unique ID} D011613
心理咨询	psychological counseling	—	心理学伦理	—
心身疾病	psychosomatic disorder	—	心理学伦理	{SNOMED} F90150；{Tree number} C23. 888. 592. 700；{Unique ID} D011602
心身医学	psychosomatic medicine	—	医学伦理学概念	{Tree number} F04. 096. 544. 830；{Unique ID} D011611
新弗洛伊德道德理论	neo-Freudian moral theory	—	伦理学学派	—
《新加坡医疗保险制度》	*Medical Insurance System of Singapore*	—	卫生政策	—
新生儿安乐死	euthanasia of neonate	—	优生学伦理	—
新实证主义伦理学	neo-positivist ethics	—	伦理学学派	—
新西兰《病人权利与义务》	*Patient's Rights and Responsibility*, New Zealand	—	医学伦理学文献	—
信仰疗法	faith therapy	—	医学伦理学概念	—
行为科学	behavioral science	—	心理学伦理	{Tree number} F04. 096；{Unique ID} D001525
行为医学	behavioral medicine	—	心理学伦理	{Tree number} F04. 096. 080；{Unique ID} D001524
行为遗传学	behavioral genetics	—	心理学伦理	{Tree number} F04. 096. 276；{Unique ID} D005824
行为治疗	behavioral therapy	—	心理学伦理	{SNOMED} P9220
行为主义	behaviorism	—	心理学伦理	{Tree number} F02. 739. 138；{Unique ID} D001527

续表 2-1

中文术语	英文术语	缩略语	概念范畴	四种编码
杏林	the apricot forest	—	中医学伦理	—
幸福	happiness	—	普通伦理学	{Tree number} F01. 470. 516; {Unique ID} D006240
性	sex	—	性医学伦理	{Tree number} G08. 686. 810; {Unique ID} D012723
性暴力	sexual violence	—	性医学伦理	{Tree number} I01. 198. 240. 748; {Unique ID} D012742
性别监测	sex surveillance	—	优生学伦理	—
性别控制	sex control	—	生殖医学伦理	—
性别歧视	sex discrimination	—	优生学伦理	{Tree number} F01. 145. 813. 550. 750; {Unique ID} D063507
性病	sexually transmitted disease	—	性医学伦理	{Tree number} C01. 539. 778; {Unique ID} D012749
性病诊断道德	ethics of affair diagnosis of venereal disease	—	性医学伦理	—
性道德	morality of sex	—	性医学伦理	—
性妒忌	sexual envy	—	性医学伦理	—
性发育	sexual development	—	性医学伦理	{Tree number} G07. 345. 750; {Unique ID} D046468
性格	character	—	心理学伦理	{Tree number} F01. 752. 190; {Unique ID} D002605
性行为	sexual behavior	—	性医学伦理	{Tree number} F01. 145. 802; {Unique ID} D012725
性教育	sex education	—	性医学伦理	{Tree number} F04. 096. 837. 500; {Unique ID} D012736
性解放	sexual emancipation	—	性医学伦理	—
性虐待	sexual abuse	—	性医学伦理	{Tree number} I01. 198. 240. 748; {Unique ID} D012742
性偏见	sexual prejudice	—	性医学伦理	—

续表 2－1

中文术语	英文术语	缩略语	概念范畴	四种编码
性偏离	sexual deviation	—	性医学伦理	{SNOMED} F99100
性认同	sexual identity	—	性医学伦理	—
性羞耻	sexual shame	—	性医学伦理	—
性治疗	sex therapy	—	性医学伦理	—
性治疗中的伦理问题	ethical problems in sex therapy	—	性医学伦理	—
羞耻	shame	—	普通伦理学	{Tree number} F01. 470. 483. 666；{Unique ID} D012752
宿命论	fatalism	—	普通伦理学	—
虚荣心	vanity	—	普通伦理学	—
徐春甫	Xu Chunfu	—	医学道德人物	—
徐大椿	Xu Dachun	—	医学道德人物	—
酗酒	alcoholism	—	预防医学伦理	{Tree number} C25. 775. 100. 250；{Unique ID} D000437
悬壶	to set up one's own medical practice	—	中医学伦理	—
选择性流产	selective abortion	—	生殖医学伦理	{Tree number} E04. 520. 050. 050；{Unique ID} D000025
血液透析	hemodialysis	—	医学伦理学概念	{SNOMED} P6850；{Tree number} E02. 870. 300；{Unique ID} D006435
荀子	Xunzi	—	医学道德人物	—
循证医学	evidence-based medicine	EBM	医学伦理学概念	{Tree number} H02. 249. 750；{Unique ID} D019317
亚健康	sub-health	—	预防医学伦理	—
阉割	castration	—	优生学伦理	{Tree number} E04. 270. 282；{Unique ID} D002369
严重缺陷新生儿	serious defective newborn	—	优生学伦理	—
炎帝	Yandi	—	医学道德人物	—
眼球丢失案	the Case of Missing Eyeball	—	医学伦理事件	—

续表 2-1

中文术语	英文术语	缩略语	概念范畴	四种编码
阳痿	erectile dysfunction	—	性医学伦理	{Tree number} C12. 294. 644. 486；{Unique ID} D007172
杨泉	Yang Quan	—	医学道德人物	—
杨朱	Yang Zhu	—	医学道德人物	—
药品广告道德	ethics of drug advertisement	—	卫生政策	—
药品回扣	kick-back on drug sales	—	医院管理	—
药师道德	ethics of pharmacists	—	临床医学伦理	—
药物滥用	drug abuse	—	医学伦理学概念	{SNOMED} FY0250；{Tree number} C25. 775；{Unique ID} D019966
药物试验	drug experimentation	—	医学科研伦理	—
药源性疾病	drug-induced disease	—	医学伦理学概念	—
叶天士	Ye Tianshi	—	医学道德人物	—
一级预防	primary prevention	—	预防医学伦理	{Tree number} N02. 421. 726. 758；{Unique ID} D011322
一艺三善	one skill and three merits	—	中医学伦理	—
伊斯兰教	Islamism	—	宗教	—
医德情感	emotions in medical morality	—	医学伦理学概念	—
医贵用意	the value of thoughtfulness in medical practice	—	中医学伦理	—
医患关系	physician-patient relationship	PPR	医患关系	—
医患关系模式	physician-patient relationship model	PPR model	医患关系	—
医患契约关系	contractual relation between physician and patient	—	医患关系	—
医患信托关系	fiduciary relation between physician and patient	—	医患关系	—

续表 2－1

中文术语	英文术语	缩略语	概念范畴	四种编码
医疗	medical treatment	—	医患关系	—
医疗保险	medical insurance	—	卫生政策	—
医疗差错	medical mishap	—	医院管理	—
医疗成本	costs of medicine	—	医院管理	—
医疗储蓄保险	medical saving insurance	—	卫生政策	—
医疗过失	medical malpractice	—	卫生法学	—
医疗技术事故	malpractice due to technical incompetence	—	医院管理	—
医疗监护人	medical guardian	—	卫生法学	—
医疗纠纷	medical dispute	—	医患关系	—
医疗契约	medical contract	—	卫生法学	—
医疗事故	malpractice	—	医院管理	{Tree number} I01. 880. 604. 583. 524；{Unique ID} D008318
《医疗事故处理办法》	*Medical Malpractice Measure*	—	卫生法学	—
《医疗事故处理条例》	*Medical Malpractice Law*	—	卫生法学	—
医疗事故技术鉴定	determination of medical technique malpractice	—	医院管理	—
医疗事故赔偿	compensation for medical malpractice	—	医院管理	—
医疗疏忽	medical negligence	—	医院管理	—
医疗诉讼	medical litigation	—	卫生法学	—
医疗危机	health care crisis	—	卫生政策	—
医疗卫生机构统一标志	uniform logo for health care organization	—	医院管理	—
医疗限额配给	health care rationing	—	卫生政策	—
医疗消费	medical consumption	—	预防医学伦理	—
医疗意外	medical accidents	—	医院管理	—
医疗与市场	medical service and market	—	卫生政策	—
医疗责任事故	malpractice due to irresponsibility	—	医院管理	—

续表 2-1

中文术语	英文术语	缩略语	概念范畴	四种编码
医疗质量	quality of medical care	—	医院管理	—
《医门法律》	*Medical Jurisprudence*	—	医学伦理学文献	—
医乃仁术	medicine is the art of benevolence	—	中医学伦理	—
医生	doctor	—	医患关系	—
医生报酬	physician's remuneration	—	医患关系	—
医生的决定权	doctor's decision-making rights	—	医患关系	—
医生的权利	doctor's rights	—	医患关系	—
医生的义务	doctor's obligations	—	医患关系	—
医生的自律	doctor's self-discipline	—	医患关系	—
医生同道伦理	inter-professional ethics in medicine	—	医患关系	—
医生协助自杀案	the Case of Physician Assisted Suicide	—	医学伦理事件	—
《医师法》	*law for medical practitioners*	—	卫生法学	—
医师与执法	doctor and law-enforcement	—	卫生法学	—
医师执业	registration of medical doctor	—	卫生法学	—
医师执业规则	codes of medical practice	—	卫生法学	—
医师资格	qualification of medical doctor	—	卫生法学	—
医学	medicine	—	医学伦理学概念	{Tree number} H02. 403；{Unique ID} D008511
医学不法行为	illegal medical practice	—	卫生法学	—
医学道德	medical morality	—	医学伦理学概念	—
医学道德规范	norms of medical morality	—	医学伦理学概念	—
医学道德评价标准	criteria for assessing medical morality	—	医学伦理学概念	—

续表 2－1

中文术语	英文术语	缩略语	概念范畴	四种编码
医学的社会性	the sociality of medicine	—	社会医学	—
医学法典、誓言、宣言	medical code，oath and declaration	—	医学伦理学概念	—
医学法律与医学道德	medical law and medical ethics	—	卫生法学	—
医学高新技术的应用及伦理	the ethics and application of high-tech medicine	—	医学伦理学概念	—
医学技术的滥用	abuse of medical technology	—	医学伦理学概念	—
医学价值	values of medicine	—	医学伦理学概念	—
医学科研道德	ethics of scientific research	—	医学科研伦理	—
医学科研著作出版道德	ethics of medical research writing publication	—	医学科研伦理	—
医学伦理学	medical ethics	—	医学伦理学概念	—
医学伦理学基本原则	basic principles of medical ethics	—	医学伦理学概念	—
医学目的	goals of medicine	—	医学伦理学概念	—
医学人道主义	medical humanism	—	医学伦理学概念	—
《医学入门》	*Elementary Medicine*	—	医学伦理学文献	—
医学社会学	medical sociology	—	预防医学伦理	{Tree number} F04. 096. 879. 757. 400；{Unique ID} D012962
医学生活化	the medicalization of life	—	社会医学	—
医学心理学	medical psychology	—	心理学伦理	{Tree number} F04. 096. 628. 808；{Unique ID} D011591
医学隐私	privacy in medicine	—	医学伦理学概念	—
医学与法律	medicine and law	—	卫生法学	—

续表 2-1

中文术语	英文术语	缩略语	概念范畴	四种编码
医学与贫困	medicine and poverty	—	社会医学	—
医学与社会	medicine and society	—	社会医学	—
医学与宗教	medicine and religion	—	社会医学	—
医学职业道德	medical professional ethics	—	医学伦理学概念	—
医药分开	separation of hospital and dispensary	—	医院管理	—
医源性疾病	iatrogenic disease	—	医学伦理学概念	—
医院	hospital	—	医院管理	{ICD-11} XE28K；{Tree number} N02. 278. 421；{Unique ID} D006761
医院补偿机制	funding of hospital	—	医院管理	—
医院感染	nosocomial infection	—	临床医学伦理	{Tree number} C01. 539. 248；{Unique ID} D003428
医院工作以病人为中心	patient-centered hospital operation	—	医院管理	—
医院管理	hospital management	—	医院管理	—
医院行政管理伦理	ethics of hospital administration	—	医院管理	—
医院经营的经济效益	economic efficiency of hospital operation	—	医院管理	—
医院经营的社会效益	social efficiency of hospital operation	—	医院管理	—
医院经营激励机制	incentive operation program in hospital	—	医院管理	—
医院经营约束机制	self-policing mechanisms in hospital	—	医院管理	—
医院伦理委员会	ethical council of hospital	—	医院管理	—
医助自杀	physician-assisted suicide	—	死亡伦理	—
《医宗必读》	*Required Readings for Medical Practitioners*	—	医学伦理学文献	—

续表 2－1

中文术语	英文术语	缩略语	概念范畴	四种编码
移民	immigration	—	优生学伦理	{Tree number} I01. 240. 600. 525. 500；{Unique ID} D004641
移情	transference	—	心理学伦理	{Tree number} F04. 754. 720. 864；{Unique ID} D014167
移植(移植术)	transplantation	—	器官移植伦理	{SNOMED} P1420
遗传病	genetic disorder	—	基因技术伦理	{Tree number} C16. 320；{Unique ID} D030342
遗传计划	heredity project	—	优生学伦理	—
遗传普查	genetic screening	—	优生学伦理	{Tree number} E01. 370. 225. 562；{Unique ID} D005820
遗传缺陷	genetic defect	—	优生学伦理	—
遗传紊乱	genetic confusion	—	优生学伦理	—
遗传隐私	genetic privacy	—	优生学伦理	{Tree number} I01. 880. 604. 473. 352. 500. 320；{Unique ID} D030661
遗传咨询	genetic counseling	—	优生学伦理	{SNOMED} P0705；{Tree number} H01. 158. 273. 343. 385. 500. 384；{Unique ID} D005817
遗传咨询与保密	genetic counseling and confidentiality	—	优生学伦理	—
以药养医	to subsidize hospital by income from dispensary	—	医院管理	—
义利之辩	debate of righteousness and benefit	—	普通伦理学	—
义务	obligation	—	普通伦理学	—
异性恋	heterosexuality	—	性医学伦理	{Tree number} F01. 145. 802. 975. 400；{Unique ID} D020010
异源人工授精	hetero-insemination	—	生殖医学伦理	—
异种手术	heterogeneous operation	—	医学伦理学概念	—

续表 2-1

中文术语	英文术语	缩略语	概念范畴	四种编码
异种移植	xenotransplantation, xenograft	—	器官移植伦理	—
抑郁	depression	—	心理学伦理	{SNOMED} F90820; {Tree number} F01. 145. 126. 350; {Unique ID} D003863
易地以观	to see things from different perspectives	—	中医学伦理	—
意外死亡	accidental death	—	死亡伦理	{SNOMED} FY3100
引产	induced abortion	—	优生学伦理	{SNOMED} P1755; {ICD-11} JA00. 1; {Tree number} E04. 520. 050; {Unique ID} D000028
隐私	privacy	—	临床医学伦理	{Tree number} I01. 880. 604. 473. 352. 500; {Unique ID} D018907
印度教	Hinduism	—	宗教	{Tree number} K01. 844. 231; {Unique ID} D018596
《印度医生誓言》	*Physician's Oath of India*	—	医学伦理学文献	—
《印度医学会行医原则》	*Principles of Medical Practice of Indian Medical Association*	—	医学伦理学文献	—
英国疯牛病事件	Mad Cow Disease of England	—	医学伦理事件	—
《英国国民保健署医生的道德义务》	*Doctor's Moral Duty of British National Health Service*	—	医学伦理学文献	—
英国《基因工程研究工作的规定》	*Regulation of Genetic Engineering Research*, U. K.	—	医学伦理学文献	—
英国《人体实验研究的准则》	*Code of Experimentation on Human Subjects*, U. K.	—	医学伦理学文献	—
《英国卫生保健服务》	*Health Care Service of the United Kingdom*	—	卫生政策	—

续表 2－1

中文术语	英文术语	缩略语	概念范畴	四种编码
英国医学会《关于体外受精的道德准则》	*Code of Ethics of In Vitro Fertilization*, British Medical Association	—	医学伦理学文献	—
《英国医学会伦理准则》	*Code of Ethics of British Medical Association*	—	医学伦理学文献	—
《英国医学总委员会关于艾滋病的道德准则》	*Moral Code on AIDS of U. K. Central Medical Committee*	—	医学伦理学文献	—
婴儿出生遗传检查纠纷案	the Case for Genetic Test of Neonate	—	医学伦理事件	—
婴儿菲案	the Case of Baby Fae	—	医学伦理事件	—
营利性医疗机构	for-profit hospital	—	医院管理	—
应激	stress	—	心理学伦理	{SNOMED} F01400
应用伦理学	applied ethics	—	伦理学学派	—
庸医	empiricist	—	医患关系	—
用药道德规范	ethics of drug therapy	—	临床医学伦理	—
优生堕胎	eugenic abortion	—	优生学伦理	{Tree number} E04. 520. 050. 050；{Unique ID} D000025
优生法	eugenics law	—	优生学伦理	—
优生学	eugenics	—	优生学伦理	{Tree number} K01. 400. 307；{Unique ID} D005053
优生学的道德问题	moral problems of eugenics	—	优生学伦理	—
优质优价和优价优先	high price for high quality and high price for early treatment	—	医院管理	—
犹太教	Judaism	—	宗教	{Tree number} K01. 844. 385；{Unique ID} D007599
游医	itinerant medical practitioner	—	医患关系	—

续表 2-1

中文术语	英文术语	缩略语	概念范畴	四种编码
友谊	friendship	—	普通伦理学	{Tree number} M01. 252;{Unique ID} D033062
有利原则	principle of beneficence	—	临床医学伦理	—
语言分析伦理学	ethics of language analysis	—	伦理学学派	—
预防为主	prevention is primary	—	预防医学伦理	—
预防医学	preventive medicine	—	预防医学伦理	{Tree number} H02. 403. 720. 750;{Unique ID} D011315
预防医学道德	morality of preventive medicine	—	预防医学伦理	—
预后	prognosis	—	医学伦理学概念	{Tree number} E01. 789;{Unique ID} D011379
欲望	desire	—	普通伦理学	—
元伦理学	meta-ethics	—	伦理学学派	—
远程医学	telemedicine	—	医学伦理学概念	{Tree number} H02. 403. 840;{Unique ID} D017216
允许原则	principle of permission	—	临床医学伦理	—
再生	regeneration	—	医学伦理学概念	{SNOMED} M79900;{Tree number} G16. 762;{Unique ID} D012038
再造整形外科的道德	ethics of plastic surgery	—	临床医学伦理	—
早产儿	pre-term infant	—	优生学伦理	—
躁狂症	mania	—	心理学伦理	{Tree number} F03. 084. 500;{Unique ID} D001714
责任	responsibility	—	普通伦理学	—
责任制护理	responsibility-based nursing	—	医学伦理学概念	—
增强细胞基因工程	cellular enhancement genetic engineering	—	基因技术伦理	—
斋戒	fasting	—	宗教	{Tree number} F01. 145. 407. 400;{Unique ID} D005215

续表 2－1

中文术语	英文术语	缩略语	概念范畴	四种编码
张从正	Zhang Congzheng	—	医学道德人物	—
张杲	Zhang Gao	—	医学道德人物	—
张机	Zhang Ji	—	医学道德人物	—
张介宾	Zhang Jiebin	—	医学道德人物	—
张景岳	Zhang Jingyue	—	医学道德人物	—
张元素	Zhang Yuansu	—	医学道德人物	—
张仲景	Zhang Zhongjing	—	医学道德人物	—
整体护理	holistic nursing	—	医学伦理学概念	—
整体医学	holistic medicine	—	医学伦理学概念	—
正义论	theory of justice	—	伦理学学派	—
知常达变	know the regular patterns in order to understand the changes	—	中医学伦理	—
知情同意原则	principle of informed consent	—	临床医学伦理	—
职业道德	professional ethics	—	普通伦理学	{Tree number} K01. 752. 566. 479. 171；{Unique ID} D004995
植物(人)状态和持续性植物状态	vegetative state，persistent vegetative state	—	器官移植伦理	—
植物状态	vegetative state	—	医学伦理学概念	{Tree number} C10. 228. 140. 140. 627；{Unique ID} D018458
质量调整生命年	quality-adjusted life years	QALY	预防医学伦理	—
治病五难	five difficulties in medicine	—	中医学伦理	—
治疗	treatment	—	医学伦理学概念	{Tree number} E02；{Unique ID} D013812
致癌	carcinogenic	—	医学伦理学概念	—
致畸	teratogenesis	—	医学伦理学概念	{Tree number} C23. 550. 863；{Unique ID} D064793

续表 2-1

中文术语	英文术语	缩略语	概念范畴	四种编码
致死	cause of death	—	死亡伦理	{Tree number} E05. 318. 308. 985. 550. 250;{Unique ID} D002423
《智力迟钝者权利宣言》	*Declaration of Rights for the Mentally Retarded*	—	医学伦理学文献	—
智圆行方	agile in thoughts and firm in actions	—	中医学伦理	—
中毒	intoxication	—	医学伦理学概念	{SNOMED} F01220
中国红十字会	Chinese Red Cross	CRC	医疗卫生组织	—
中国借腹生子案	the Case of Surrogate Mother in China	—	医学伦理事件	—
《中华人民共和国食品卫生法》	*Food Hygiene Law of the People's Republic of China*	—	卫生法学	—
中华人民共和国卫生部《实施人类辅助生殖技术的伦理原则》	*Ethical Principles for the Practice of Human Assisted Reproductive Technology*, Ministry of Health, P. R. China	—	医学伦理学文献	—
中华人民共和国卫生部《医务人员医德规范及实施办法》	*Norms in Medical Ethics for Healthcare Providers and Their Implementation*, Ministry of Health, P. R. China	—	医学伦理学文献	—
《中华人民共和国药品管理法》	*Drug Administration Law of the People's Republic of China*	—	卫生法学	—
《中华人民共和国执业医师法》	*Law of the People's Republic of China for Medical Practitioner*	—	卫生法学	—
中华医学会	Medical Association of China	MAC	医疗卫生组织	—
中华医学会医学伦理学分会	Medical Ethics Branch of Chinese Medical Association	—	医疗卫生组织	—

续表 2－1

中文术语	英文术语	缩略语	概念范畴	四种编码
《中华医学会医学伦理学分会关于病人的权利与义务》	*Patient's Rights and Responsibilities, Medical Ethics Branch of Chinese Medical Association*	—	医学伦理学文献	—
《中华医学会医学伦理学分会关于慢性病患者生命末期治疗决策与伦理要求》	*End of Life Treatment Decisions and Ethical Requirements for Chronically Ⅲ Patients, Medical Ethics Branch of Chinese Medical Association*	—	医学伦理学文献	—
《中华医学会医学伦理学分会关于器官移植伦理原则》	*Ethical Principles for Organ Transplant, Medical Ethics Branch of Chinese Medical Association*	—	医学伦理学文献	—
《中华医学会医学伦理学分会宣言》	*Medical Ethics Branch of Chinese Medical Association Manifesto of the Medical Ethics*	—	医学伦理学文献	—
终止抢救	termination of life-saving treatment	—	临床医学伦理	—
终止妊娠	termination of pregnancy	—	优生学伦理	—
终止治疗	termination of treatment	—	临床医学伦理	—
重庆第三人民医院眼科爆炸案	the Case of Ophthalmological Explosion, the Third People's Hospital of Chongqing	—	医学伦理事件	—
重组 DNA 技术	recombinant DNA technique	—	基因技术伦理	—
朱丹溪	Zhu Danxi	—	医学道德人物	—
朱震亨	Zhu Zhenheng	—	医学道德人物	—
主动安乐死	active euthanasia	—	死亡伦理	—
注册护士	registered nurse	—	医患关系	—
注册医生	registered doctor	—	医患关系	—
专家门诊	specialist for outpatient clinic	—	医院管理	—

续表 2－1

中文术语	英文术语	缩略语	概念范畴	四种编码
转基因	gene transfer	—	基因技术伦理	—
转基因动物	transgenic animal	—	基因技术伦理	{Tree number} B01. 050. 050. 136；{Unique ID} D030801
转基因食品	transgenic food	—	基因技术伦理	—
庄子	Zhuangzi	—	医学道德人物	—
准自杀	para-suicide	—	死亡伦理	—
子宫切除术	hysterectomy	—	医学伦理学概念	{SNOMED} P1100；{Tree number} E04. 950. 300. 399；{Unique ID} D007044
自律	autonomy	—	普通伦理学	—
自然德性	natural virtue	—	普通伦理学	—
自然法	natural law	—	卫生法学	—
自然死	natural death	—	死亡伦理	{SNOMED} FY2400
自然主义	naturalism	—	伦理学学派	—
自杀	suicide	—	死亡伦理	{SNOMED} FY3300；{Tree number} F01. 145. 126. 980. 875；{Unique ID} D013405
自杀病人的救治	treatment of suicidal patients	—	临床医学伦理	—
自杀未遂	attempted suicide	—	死亡伦理	{Tree number} F01. 145. 126. 980. 875. 600；{Unique ID} D013406
自由	freedom	—	普通伦理学	{Tree number} I01. 880. 604. 473. 380；{Unique ID} D005610
自由主义	liberalism	—	伦理学学派	{Tree number} I01. 738；{Unique ID} D011057
自愿安乐死	voluntary euthanasia	—	死亡伦理	—
自主性	self-determination	—	普通伦理学	—
自主原则	principle of autonomy	—	临床医学伦理	—
宗教伦理学	religious ethics	—	伦理学学派	—

续表 2 - 1

中文术语	英文术语	缩略语	概念范畴	四种编码
纵欲主义	carnalism	—	伦理学学派	—
组织移植	tissue transplantation	—	器官移植伦理	—
最优化原则	principle of optimization	—	临床医学伦理	—
罪犯的医疗权	health care rights of criminal	—	卫生法学	—
尊严	dignity	—	普通伦理学	{Tree number} F01. 100. 907; {Unique ID} D000078682
尊严死	death with dignity	—	死亡伦理	—
尊重原则	principle of respect	—	临床医学伦理	—
做决定和做出决定的能力	decision-making and capacity of decision-making	—	医学伦理学概念	—

第三章　范畴索引

范畴索引术语见表 3-1。

表 3-1　范畴索引术语

概念范畴	中文术语	英文术语	缩略语	四种编码
基因技术伦理	DNA 指纹	DNA finger printing	—	—
基因技术伦理	单基因病	single gene disorder	—	—
基因技术伦理	多基因病	polygenic disorder	—	—
基因技术伦理	分子遗传学技术	molecular genetic technique	—	—
基因技术伦理	基因	gene	—	{Tree number} G05. 360. 340. 024. 340；{Unique ID} D005796
基因技术伦理	基因表达	gene expression	—	{Tree number} G05. 297；{Unique ID} D015870
基因技术伦理	基因工程	gene engineering	—	—
基因技术伦理	基因技术专利	patent of gene technique	—	—
基因技术伦理	基因鉴定	gene identify	—	—
基因技术伦理	基因决定论	gene determinism	—	—
基因技术伦理	基因伦理	gene ethics	—	—
基因技术伦理	基因歧视	genetic discrimination	—	—
基因技术伦理	基因突变	gene mutation	—	—
基因技术伦理	基因图谱	gene map	—	—
基因技术伦理	基因文库	gene library	—	{Tree number} G05. 360. 325；{Unique ID} D015723
基因技术伦理	基因修饰	gene decoration	—	—
基因技术伦理	基因与行为	gene and behavior	—	—
基因技术伦理	基因与自由	gene and freedom	—	—
基因技术伦理	基因预防	genetic prevention	—	—
基因技术伦理	基因诊断	genetic diagnosis	—	—
基因技术伦理	基因治疗	gene therapy	—	{Tree number} E02. 095. 301；{Unique ID} D015316
基因技术伦理	基因重组	gene recombination	—	—

续表 3－1

概念范畴	中文术语	英文术语	缩略语	四种编码
基因技术伦理	克隆	clone，cloning	—	{Tree number} A11. 251. 353；{Unique ID} D002999
基因技术伦理	克隆技术伦理	ethics of cloning technique	—	—
基因技术伦理	克隆人	human cloning	—	{Tree number} E05. 393. 240；{Unique ID} D019976
基因技术伦理	胚胎克隆	embryo cloning	—	{Tree number} E05. 393. 240；{Unique ID} D019976
基因技术伦理	亲子鉴定	blood relationship identification	—	—
基因技术伦理	染色体	chromosome	—	{SNOMED} TYX100；{Tree number} A11. 284. 187；{Unique ID} D002875
基因技术伦理	染色体病	chromosome disorder	—	{Tree number} C16. 131. 260；{Unique ID} D025063
基因技术伦理	染色体异常	chromosome mutation	—	—
基因技术伦理	人类干细胞	human stem cell	—	—
基因技术伦理	人类基因组	human genome	—	{Tree number} G05. 360. 340. 350；{Unique ID} D015894
基因技术伦理	人类基因组计划	Human Genome Project	HGP	{Tree number} H01. 158. 273. 180. 350. 174；{Unique ID} D016045
基因技术伦理	生殖细胞基因工程	germ-line cell genetic engineering	—	—
基因技术伦理	体细胞基因工程	somatic cell genetic engineering	—	—
基因技术伦理	细胞工程	cell engineering	—	{Tree number} E05. 481. 500. 311；{Unique ID} D060846
基因技术伦理	遗传病	genetic disorder	—	{Tree number} C16. 320；{Unique ID} D030342
基因技术伦理	增强细胞基因工程	cellular enhancement genetic engineering	—	—
基因技术伦理	重组 DNA 技术	recombinant DNA technique	—	—

续表 3-1

概念范畴	中文术语	英文术语	缩略语	四种编码
基因技术伦理	转基因	gene transfer	—	—
基因技术伦理	转基因动物	transgenic animal	—	{Tree number} B01. 050. 050. 136；{Unique ID} D030801
基因技术伦理	转基因食品	transgenic food	—	—
临床医学伦理	艾滋病防治道德	ethical prevention and treatment of AIDS	—	—
临床医学伦理	保密	confidentiality	—	{Tree number} F04. 096. 544. 335. 240；{Unique ID} D003219
临床医学伦理	病人分类	triage	—	—
临床医学伦理	不可逆性	irreversible	—	—
临床医学伦理	不伤害原则	principle of non-maleficence	—	—
临床医学伦理	产科道德	obstetrical ethics	—	—
临床医学伦理	传染病科道德	ethics of infectious disease	—	—
临床医学伦理	代理决定	surrogate decision	—	—
临床医学伦理	独裁主义	dictatorship	—	—
临床医学伦理	儿科道德	pediatric ethics	—	—
临床医学伦理	放弃治疗	withdrawing treatment	—	—
临床医学伦理	放射诊疗道德	ethics of radiotherapy	—	—
临床医学伦理	父权主义	paternalism	—	{Tree number} F01. 829. 547；{Unique ID} D026706
临床医学伦理	妇科道德	gynecological ethics	—	—
临床医学伦理	公正原则	principle of justice	—	—
临床医学伦理	护理道德	ethics of nursing	—	—
临床医学伦理	急症道德	ethics of emergency medicine	—	—
临床医学伦理	家长主义	parentalism	—	—
临床医学伦理	讲真话	truth telling	—	—
临床医学伦理	精神病的药物治疗	drug therapy in mental disease	—	—
临床医学伦理	精神病患者的休克疗法	shock therapy for mental patients	—	—

续表 3 - 1

概念范畴	中文术语	英文术语	缩略语	四种编码
临床医学伦理	精神病患者的约束护理	restraint nursing for mental patients	—	—
临床医学伦理	精神科道德	psychiatric ethics	—	—
临床医学伦理	精神外科治疗	psychosurgical treatment	—	—
临床医学伦理	拒绝治疗	treatment refusal	—	—
临床医学伦理	老年病诊治道德	ethics of gerontology	—	—
临床医学伦理	临床评判	clinical judgement	—	—
临床医学伦理	临床医学伦理学	clinical medical ethics	—	—
临床医学伦理	麻醉科道德	ethics of anesthesiology	—	—
临床医学伦理	美容医学道德	ethics of aesthetic medicine	—	—
临床医学伦理	虐待	abuse	—	{ICD-11} XE5J3
临床医学伦理	剖宫产道德	ethics of cesarean section	—	—
临床医学伦理	缺陷新生儿伦理	ethics of defective neonates	—	—
临床医学伦理	烧伤患者诊治道德	ethical diagnosis and treatment of burned patients	—	—
临床医学伦理	手术道德	surgical ethics	—	—
临床医学伦理	推定同意	presumed consent	—	{Tree number} I01. 880. 604. 583. 659; {Unique ID} D019724
临床医学伦理	晚期癌症病人救治道德	ethical diagnosis and treatment of end-stage cancer patients	—	—
临床医学伦理	无效治疗	futile treatment	—	{Tree number} E01. 789. 600; {Unique ID} D018447
临床医学伦理	无益治疗	unprofitable treatment	—	—
临床医学伦理	心肺复苏伦理	ethics of cardio-pulmonary resuscitation	—	—
临床医学伦理	药师道德	ethics of pharmacists	—	—

续表 3-1

概念范畴	中文术语	英文术语	缩略语	四种编码
临床医学伦理	医院感染	nosocomial infection	—	{Tree number} C01. 539. 248; {Unique ID} D003428
临床医学伦理	隐私	privacy	—	{Tree number} I01. 880. 604. 473. 352. 500; {Unique ID} D018907
临床医学伦理	用药道德规范	ethics of drug therapy	—	—
临床医学伦理	有利原则	principle of beneficence	—	—
临床医学伦理	允许原则	principle of permission	—	—
临床医学伦理	再造整形外科的道德	ethics of plastic surgery	—	—
临床医学伦理	知情同意原则	principle of informed consent	—	—
临床医学伦理	终止抢救	termination of life-saving treatment	—	—
临床医学伦理	终止治疗	termination of treatment	—	—
临床医学伦理	自杀病人的救治	treatment of suicidal patients	—	—
临床医学伦理	自主原则	principle of autonomy	—	—
临床医学伦理	最优化原则	principle of optimization	—	—
临床医学伦理	尊重原则	principle of respect	—	—
伦理学学派	爱国主义	patriotism	—	—
伦理学学派	道德拜物教	moral fetishism	—	—
伦理学学派	非理性主义	irrationalism	—	—
伦理学学派	弗洛伊德道德理论	Freudian moral theory	—	—
伦理学学派	感情主义伦理学	emotionalism ethics	—	—
伦理学学派	功利主义	utilitarianism	—	{Tree number} K01. 752. 566. 479. 118; {Unique ID} D028663
伦理学学派	共产主义道德	communist morality	—	—
伦理学学派	规范伦理学	normative ethics	—	—
伦理学学派	合理利己主义	rational egoism	—	—

续表 3－1

概念范畴	中文术语	英文术语	缩略语	四种编码
伦理学学派	后现代主义	post-modernism	—	—
伦理学学派	进化伦理学	evolutionary ethics	—	—
伦理学学派	禁欲主义	asceticism	—	—
伦理学学派	境遇伦理学	situation ethics	—	—
伦理学学派	决定论	determinism	—	—
伦理学学派	快乐主义	hedonism	—	{Tree number} K01. 752；{Unique ID} D010684
伦理学学派	利己主义	egoism	—	{Tree number} K01. 752. 566. 479；{Unique ID} D004989
伦理学学派	利他主义	altruism	—	{Tree number} F01. 145. 813. 090；{Unique ID} D000533
伦理学学派	伦理绝对主义	ethical absolutism	—	—
伦理学学派	伦理客观主义	ethical objectivism	—	—
伦理学学派	伦理相对主义	ethical relativism	—	—
伦理学学派	伦理主观主义	ethical subjectivism	—	—
伦理学学派	马克思主义伦理学	Marxist ethics	—	—
伦理学学派	描述伦理学	descriptive ethics	—	—
伦理学学派	目的论	teleology	—	—
伦理学学派	女权主义	feminism	—	{Tree number} I01. 880. 604. 473. 374；{Unique ID} D019513
伦理学学派	女性主义伦理学	feminist ethics	—	—
伦理学学派	人(位)格主义	personalism	—	—
伦理学学派	人道功利主义	humanist utilitarianism	—	—
伦理学学派	人道主义	humanitarianism	—	{Tree number} F01. 145. 813. 090；{Unique ID} D000533
伦理学学派	社会主义人道主义	socialist humanitarianism	—	—
伦理学学派	神学伦理学	theological ethics	—	—
伦理学学派	生态伦理学	ecological ethics	—	—

续表 3-1

概念范畴	中文术语	英文术语	缩略语	四种编码
伦理学学派	实用主义	pragmatism	—	—
伦理学学派	实用主义伦理学	pragmatic ethics	—	—
伦理学学派	现代功利主义	modern utilitarianism	—	—
伦理学学派	新弗洛伊德道德理论	neo-Freudian moral theory	—	—
伦理学学派	新实证主义伦理学	neo-positivist ethics	—	—
伦理学学派	应用伦理学	applied ethics	—	—
伦理学学派	语言分析伦理学	ethics of language analysis	—	—
伦理学学派	元伦理学	meta-ethics	—	—
伦理学学派	正义论	theory of justice	—	—
伦理学学派	自然主义	naturalism	—	—
伦理学学派	自由主义	liberalism	—	{Tree number} I01. 738; {Unique ID} D011057
伦理学学派	宗教伦理学	religious ethics	—	—
伦理学学派	纵欲主义	carnalism	—	—
普通伦理学	爱	love	—	{Tree number} F01. 470. 734; {Unique ID} D008149
普通伦理学	报应	retribution	—	—
普通伦理学	卑鄙	ignobleness	—	—
普通伦理学	补偿	compensation	—	{SNOMED} F04430; {Tree number} I01. 880. 604. 583. 050; {Unique ID} D035881
普通伦理学	恻隐	commiseration	—	—
普通伦理学	忏悔	repentance	—	—
普通伦理学	诚实	honesty	—	—
普通伦理学	承诺	promise	—	—
普通伦理学	惩罚	punishment	—	{Tree number} F02. 463. 425. 770. 571; {Unique ID} D011678
普通伦理学	斥责	rebuke	—	—
普通伦理学	淡漠	indifference	—	{SNOMED} F90580

续表 3－1

概念范畴	中文术语	英文术语	缩略语	四种编码
普通伦理学	道德冲突	moral conflict	—	—
普通伦理学	道德选择	moral choice	—	—
普通伦理学	道义论	deontology	—	—
普通伦理学	动机论	motivationism	—	—
普通伦理学	诽谤	libel	—	{Tree number} I01. 198. 240. 240； {Unique ID} D000067448
普通伦理学	奉承	flatter	—	—
普通伦理学	感谢	thanksgiving	—	—
普通伦理学	个人利益	individual benefit	—	—
普通伦理学	个人主义	individualism	—	—
普通伦理学	公平	equity	—	—
普通伦理学	公正	justice	—	{Tree number} I01. 880. 604. 473. 700； {Unique ID} D012935
普通伦理学	功利	utility	—	—
普通伦理学	谎言	lie	—	—
普通伦理学	纪律	discipline	—	—
普通伦理学	价值	values	—	—
普通伦理学	戒	admonition	—	—
普通伦理学	精神文明与物质文明	intellectual civilization and material civilization	—	—
普通伦理学	克制	restraint	—	—
普通伦理学	苦	bitter	—	—
普通伦理学	宽容	tolerance	—	{SNOMED} F01880
普通伦理学	礼	etiquette	—	—
普通伦理学	礼节	propriety	—	—
普通伦理学	利益	benefit	—	—
普通伦理学	良心	conscience	—	{Tree number} F01. 829. 500. 359； {Unique ID} D003242
普通伦理学	伦理辩护	ethical defence	—	—
普通伦理学	美德	virtue	—	{Tree number} F01. 829. 500. 840； {Unique ID} D028722

续表 3 - 1

概念范畴	中文术语	英文术语	缩略语	四种编码
普通伦理学	目的和手段	end and means	—	—
普通伦理学	内疚	remorse	—	—
普通伦理学	抛弃	abandonment	—	{ICD-11} XE42R
普通伦理学	偏见	prejudice	—	{Tree number} F01. 145. 813. 550；{Unique ID} D011287
普通伦理学	平等	equality	—	—
普通伦理学	欺骗	cheat	—	—
普通伦理学	歧视	discrimination	—	{Tree number} F02. 463. 593. 257；{Unique ID} D004192
普通伦理学	契约	contract	—	{Tree number} I01. 880. 604. 583. 090；{Unique ID} D032982
普通伦理学	谦恭	humble and respectful	—	—
普通伦理学	怯懦	cowardice	—	—
普通伦理学	情操	sentiment	—	—
普通伦理学	情感	feeling	—	{Tree number} F01. 470；{Unique ID} D004644
普通伦理学	权利	rights	—	—
普通伦理学	人伦	human relation	—	—
普通伦理学	人权	human rights	—	{ICD-11} VA52；{Tree number} I01. 880. 604. 473；{Unique ID} D006806
普通伦理学	人身自由	personal liberty	—	—
普通伦理学	人文学科	humanities	—	{Tree number} K01；{Unique ID} D006809
普通伦理学	人性	human nature	—	{Tree number} F01. 510；{Unique ID} D040821
普通伦理学	人性论	theory of human nature	—	—
普通伦理学	仁	humaneness	—	—
普通伦理学	仁爱	beneficence	—	{Tree number} K01. 752. 566. 479. 830. 500；{Unique ID} D026686

续表 3－1

概念范畴	中文术语	英文术语	缩略语	四种编码
普通伦理学	仁慈	benevolence	—	{Tree number} K01. 752. 566. 479. 830. 500；{Unique ID} D026686
普通伦理学	荣誉	honor	—	—
普通伦理学	善意谎言	beneficent lie	—	—
普通伦理学	善与恶	good and evil	—	—
普通伦理学	伤害	harm	—	—
普通伦理学	社会公德	public morality	—	—
普通伦理学	社会舆论	public opinion	—	—
普通伦理学	神学德性	theological virtues	—	—
普通伦理学	神学律令	theological dogma	—	—
普通伦理学	审慎	forethoughtfulness	—	—
普通伦理学	慎独	self-watchfulness	—	—
普通伦理学	施舍	charity	—	{Tree number} I01. 880. 787. 190；{Unique ID} D002608
普通伦理学	兽性	bestiality	—	{SNOMED} F99730
普通伦理学	他律	heteronomy	—	—
普通伦理学	同情	sympathy	—	—
普通伦理学	团结	solidarity	—	—
普通伦理学	伪善	hypocrisy	—	—
普通伦理学	伪证	perjury	—	—
普通伦理学	效果论	consequentialism	—	{Tree number} K01. 752. 566. 479. 118；{Unique ID} D028663
普通伦理学	幸福	happiness	—	{Tree number} F01. 470. 516；{Unique ID} D006240
普通伦理学	羞耻	shame	—	{Tree number} F01. 470. 483. 666；{Unique ID} D012752
普通伦理学	宿命论	fatalism	—	—
普通伦理学	虚荣心	vanity	—	—
普通伦理学	义利之辩	debate of righteousness and benefit	—	—

续表 3－1

概念范畴	中文术语	英文术语	缩略语	四种编码
普通伦理学	义务	obligation	—	—
普通伦理学	友谊	friendship	—	{Tree number} M01. 252；{Unique ID} D033062
普通伦理学	欲望	desire	—	—
普通伦理学	责任	responsibility	—	—
普通伦理学	职业道德	professional ethics	—	{Tree number} K01. 752. 566. 479. 171；{Unique ID} D004995
普通伦理学	自律	autonomy	—	—
普通伦理学	自然德性	natural virtue	—	—
普通伦理学	自由	freedom	—	{Tree number} I01. 880. 604. 473. 380；{Unique ID} D005610
普通伦理学	自主性	self-determination	—	—
普通伦理学	尊严	dignity	—	{Tree number} F01. 100. 907；{Unique ID} D000078682
器官移植伦理	非亲属活体供者	unrelated live donor	—	—
器官移植伦理	干细胞移植	stem cell transplantation	SCT	{Tree number} E02. 095. 147. 500. 500；{Unique ID} D033581
器官移植伦理	供体(供者)选择准则	standard for donor selection	—	—
器官移植伦理	活体捐赠器官准则	standard for live organ donation	—	—
器官移植伦理	活体配偶供者	live spouse donor	—	—
器官移植伦理	活体器官移植	live-donor organ transplantation	—	—
器官移植伦理	活体亲属供者	live relative donor	—	—
器官移植伦理	克隆器官移植	cloned organ transplantation	—	—
器官移植伦理	免疫抑制治疗	immunosuppressive therapy	—	—
器官移植伦理	脑干损伤	brain-stem injury	—	—

续表 3－1

概念范畴	中文术语	英文术语	缩略语	四种编码
器官移植伦理	脑昏迷	coma	—	{SNOMED} F85640；{ICD-11} MB20. 1；{Tree number} C10. 597. 606. 358. 800. 200；{Unique ID} D003128
器官移植伦理	脑死亡	brain death	—	{ICD-11} MH10
器官移植伦理	排斥反应	rejection	—	{Tree number} F01. 145. 813. 565；{Unique ID} D012059
器官移植伦理	器官捐献	organ donation	—	{Tree number} N02. 421. 911；{Unique ID} D009927
器官移植伦理	器官捐献法	organ donation law	ODL	—
器官移植伦理	器官买卖	organ trading	—	—
器官移植伦理	器官收集	organ collection	—	—
器官移植伦理	器官移植	organ transplantation	—	{Tree number} E04. 936. 450；{Unique ID} D016377
器官移植伦理	器官移植伦理学	ethics of organ transplantation	—	—
器官移植伦理	人工器官植入术	artificial organ implantation	—	—
器官移植伦理	人体器官移植法	law of human organ transplantation	—	—
器官移植伦理	人体器官移植指导原则	guiding principles of human organ transplantation	—	—
器官移植伦理	尸体器官移植	cadaver organ transplantation	—	—
器官移植伦理	受体（受者）选择准则	standard for recipient selection	—	—
器官移植伦理	死刑犯器官供体	death-roll prisoner as organ donor	—	—
器官移植伦理	胎儿器官移植	fetal organ transplantation	—	—
器官移植伦理	胎儿组织移植	fetal tissue transplantation	—	—

续表 3-1

概念范畴	中文术语	英文术语	缩略语	四种编码
器官移植伦理	无脑儿供体移植	anencephalic donor for organ transplantation	—	—
器官移植伦理	细胞移植	cell transplantation	—	{Tree number} E02. 095. 147. 500;{Unique ID} D017690
器官移植伦理	移植(移植术)	transplantation	—	{SNOMED} P1420
器官移植伦理	异种移植	xenotransplantation, xenograft	—	—
器官移植伦理	植物(人)状态和持续性植物状态	vegetative state, persistent vegetative state	—	—
器官移植伦理	组织移植	tissue transplantation	—	—
社会医学	《奥斯陆宣言》	*Declaration of Oslo*	—	—
社会医学	社会行为	social behavior	—	{Tree number} F01. 145. 813;{Unique ID} D012919
社会医学	社会流行病学	social epidemiology	—	—
社会医学	社会生物进化论	sociobiological evolutionism	—	—
社会医学	社会医学	social medicine	—	{Tree number} H02. 403. 800;{Unique ID} D012936
社会医学	生活方式病	life-style disease	—	—
社会医学	医学的社会性	the sociality of medicine	—	—
社会医学	医学生活化	the medicalization of life	—	—
社会医学	医学与贫困	medicine and poverty	—	—
社会医学	医学与社会	medicine and society	—	—
社会医学	医学与宗教	medicine and religion	—	—
生殖医学伦理	出租子宫	uterus for rent	—	—
生殖医学伦理	代理母亲	surrogate mother	—	{Tree number} F01. 829. 263. 500. 320. 892;{Unique ID} D013533
生殖医学伦理	非自然生殖	artificial reproduction	—	—

续表 3 – 1

概念范畴	中文术语	英文术语	缩略语	四种编码
生殖医学伦理	夫精人工授精	artificial insemination homologous	AIH	—
生殖医学伦理	辅助生殖技术伦理	ethics of assisted reproductive technology	—	—
生殖医学伦理	核移植技术	nucleus transplantation technology	—	—
生殖医学伦理	精液商品化	semen commodification	—	—
生殖医学伦理	精子捐赠	sperm donation	—	—
生殖医学伦理	精子库	sperm bank	—	{Tree number} N02. 278. 065. 700; {Unique ID} D013074
生殖医学伦理	精子冷藏	sperm cryopreservation	—	—
生殖医学伦理	精子选择	sperm choice	—	—
生殖医学伦理	卵子捐赠	ovum donation	—	{Tree number} E02. 875. 800. 968; {Unique ID} D018587
生殖医学伦理	卵子库	ovum bank	—	—
生殖医学伦理	胚胎	embryo	—	{SNOMED} T89010; {ICD-11} XA3NA0; {Tree number} A16; {Unique ID} D004628
生殖医学伦理	胚胎操纵	embryo manipulation	—	—
生殖医学伦理	胚胎干细胞	embryonic stem cell	—	{Tree number} A11. 872. 700. 250; {Unique ID} D053595
生殖医学伦理	胚胎试验	embryo experimentation	—	{Tree number} E05. 313; {Unique ID} D033041
生殖医学伦理	胚胎学	embryology	—	{Tree number} H01. 158. 100. 529; {Unique ID} D004626
生殖医学伦理	胚胎转移	embryo transfer	ET	{SNOMED} P9546; E02. 875. 800. 500; {Unique ID} D004624
生殖医学伦理	前胚胎	pre-embryo	—	—

续表 3 - 1

概念范畴	中文术语	英文术语	缩略语	四种编码
生殖医学伦理	人工授精	artificial insemination	—	{SNOMED} P1290；{Tree number} E02. 875. 800. 937；{Unique ID} D007315
生殖医学伦理	人工子宫	artificial uterus	—	—
生殖医学伦理	生命	life	—	{Tree number} K01. 752. 400；{Unique ID} D019369
生殖医学伦理	生命开始	beginning of life	—	—
生殖医学伦理	生命支持	life support	—	—
生殖医学伦理	生育率	fertility rate	—	{Tree number} E05. 318. 308. 985. 775. 500；{Unique ID} D001723
生殖医学伦理	生殖	reproduction	—	{Tree number} G08. 686. 784；{Unique ID} D012098
生殖医学伦理	生殖能力	reproductive capacity	—	—
生殖医学伦理	使用胚胎作为治疗药物	embryonic therapy	—	—
生殖医学伦理	试管婴儿	test tube baby	—	—
生殖医学伦理	胎儿	fetus	—	{SNOMED} T89000；{Tree number} A16. 378；{Unique ID} D005333
生殖医学伦理	胎儿的权利	fetal rights	—	—
生殖医学伦理	胎儿发育	fetal development	—	{Tree number} G07. 345. 500. 325. 235；{Unique ID} D047109
生殖医学伦理	胎儿伦理	fetal ethics	—	—
生殖医学伦理	胎儿是不是人	is the fetus a person or not	—	—
生殖医学伦理	体外受精	*in vitro* fertilization	IVF	{Tree number} E02. 875. 800. 750；{Unique ID} D005307
生殖医学伦理	同源人工授精	homologous insemination	—	—
生殖医学伦理	无生殖能力	loss of reproductive capacity	—	—
生殖医学伦理	无性生殖	asexual reproduction	—	{Tree number} G08. 686. 784. 830；{Unique ID} D012100

续表 3－1

概念范畴	中文术语	英文术语	缩略语	四种编码
生殖医学伦理	性别控制	sex control	—	—
生殖医学伦理	选择性流产	selective abortion	—	{Tree number} E04. 520. 050. 050；{Unique ID} D000025
生殖医学伦理	异源人工授精	hetero-insemination	—	—
死亡伦理	安乐师	practitioner of euthanasia	—	—
死亡伦理	安乐术	practice of euthanasia	—	—
死亡伦理	安乐死	euthanasia	—	{SNOMED} FY2770；{Tree number} E02. 760. 905. 199；{Unique ID} D005065
死亡伦理	安乐死运动	euthanasia movement	—	—
死亡伦理	被动安乐死	passive euthanasia	—	—
死亡伦理	濒死状态	near death state	—	—
死亡伦理	病理死亡	pathological death	—	—
死亡伦理	非自愿安乐死	involuntary euthanasia	—	{Tree number} I01. 198. 240. 250；{Unique ID} D000078625
死亡伦理	荷兰安乐死立法	legalization of euthanasia in the Netherlands	—	—
死亡伦理	火葬	cremation	—	{Tree number} I01. 076. 201. 450. 550. 175；{Unique ID} D055700
死亡伦理	积极安乐死	positive euthanasia	—	—
死亡伦理	临终关怀	terminal care	—	{Tree number} E02. 760. 905；{Unique ID} D013727
死亡伦理	没有表达意愿安乐死	euthanasia without consent	—	—
死亡伦理	善终医学	palliative medicine	—	{Tree number} H02. 403. 645；{Unique ID} D065126
死亡伦理	生理死亡	physiological death	—	—
死亡伦理	生前遗嘱	living will	—	—
死亡伦理	水葬	water burial	—	—
死亡伦理	死亡	death	—	{SNOMED} FY1800；{Tree number} C23. 550. 260；{Unique ID} D003643

续表 3－1

概念范畴	中文术语	英文术语	缩略语	四种编码
死亡伦理	死亡标准	criteria of death	—	—
死亡伦理	死亡观	perspectives of death	—	—
死亡伦理	死亡过程	dying process	—	—
死亡伦理	死亡教育	death education	—	—
死亡伦理	死亡控制	control of death	—	—
死亡伦理	死亡率	mortality rate	MR	{Tree number} E05. 318. 308. 985. 550; {Unique ID} D009026
死亡伦理	死亡权利	rights to die	—	—
死亡伦理	死亡文明	civilization of death	—	—
死亡伦理	死亡宣布	declaration of death	—	—
死亡伦理	死亡哲学	philosophy of death	—	—
死亡伦理	死亡状态	state of death	—	—
死亡伦理	死因顺位	ranking of causes of death	—	—
死亡伦理	天葬	celestial burial	—	{Tree number} E05. 481. 500. 311; {Unique ID} D060846
死亡伦理	土葬	ground burial	—	—
死亡伦理	文明死亡	civilized death	—	—
死亡伦理	无痛致死	painless death	—	—
死亡伦理	无痛致死术	practice of painless death	—	—
死亡伦理	消极安乐死	negative euthanasia	—	—
死亡伦理	医助自杀	physician-assisted suicide	—	—
死亡伦理	意外死亡	accidental death	—	{SNOMED} FY3100
死亡伦理	致死	cause of death	—	{Tree number} E05. 318. 308. 985. 550. 250; {Unique ID} D002423
死亡伦理	主动安乐死	active euthanasia	—	—
死亡伦理	准自杀	para-suicide	—	—
死亡伦理	自然死	natural death	—	{SNOMED} FY2400

续表 3 - 1

概念范畴	中文术语	英文术语	缩略语	四种编码
死亡伦理	自杀	suicide	—	{SNOMED} FY3300；{Tree number} F01. 145. 126. 980. 875；{Unique ID} D013405
死亡伦理	自杀未遂	attempted suicide	—	{Tree number} F01. 145. 126. 980. 875. 600；{Unique ID} D013406
死亡伦理	自愿安乐死	voluntary euthanasia	—	—
死亡伦理	尊严死	death with dignity	—	—
卫生法学	病案	medical record	—	{Tree number} E05. 318. 308. 940. 968；{Unique ID} D008499
卫生法学	法律权利与道德权利	legal rights and moral rights	—	—
卫生法学	国际法庭	international tribunals	—	—
卫生法学	国际卫生法	international health law	—	—
卫生法学	举证责任	burden of proof	—	—
卫生法学	卫生法学	health care law	—	—
卫生法学	医疗过失	medical malpractice	—	—
卫生法学	医疗监护人	medical guardian	—	—
卫生法学	医疗契约	medical contract	—	—
卫生法学	医疗事故处理办法	medical malpractice measure	—	—
卫生法学	《医疗事故处理条例》	*Medical Malpractice Law*	—	—
卫生法学	医疗诉讼	medical litigation	—	—
卫生法学	医师法	law for medical practitioners	—	—
卫生法学	医师与执法	doctor and law-enforcement	—	—
卫生法学	医师执业	registration of medical doctor	—	—
卫生法学	医师执业规则	codes of medical practice	—	—

续表 3-1

概念范畴	中文术语	英文术语	缩略语	四种编码
卫生法学	医师资格	qualification of medical doctor	—	—
卫生法学	医学不法行为	illegal medical practice	—	—
卫生法学	医学法律与医学道德	medical law and medical ethics	—	—
卫生法学	医学与法律	medicine and law	—	—
卫生法学	《中华人民共和国食品卫生法》	*Food Hygiene Law of the People's Republic of China*	—	—
卫生法学	《中华人民共和国药品管理法》	*Drug Administration Law of the People's Republic of China*	—	—
卫生法学	《中华人民共和国执业医师法》	*Law of the People's Republic of China for Medical Practitioner*	—	—
卫生法学	自然法	natural law	—	—
卫生法学	罪犯的医疗权	health care rights of criminal	—	—
卫生政策	初级卫生保健	primary health care	PHC	{Tree number} N04. 590. 233. 727；{Unique ID} D011320
卫生政策	多级健康保险	multiple-tier medical insurance	—	—
卫生政策	富人医疗保险	medical insurance for the wealthy	—	—
卫生政策	公费医疗制度	publicly-funded health care system	—	—
卫生政策	国民健康服务	national health care service	—	—
卫生政策	合作医疗	medical cooperation	—	—
卫生政策	基本医疗保险	basic health care insurance	—	—
卫生政策	加拿大卫生保健服务	health care service of Canada	—	—

续表 3-1

概念范畴	中文术语	英文术语	缩略语	四种编码
卫生政策	健康保险	health insurance	—	{Tree number} N03. 219. 521. 576. 343; {Unique ID} D007348
卫生政策	健康维持组织	Health Maintenance Organization	HMO	—
卫生政策	《“六二六”指示》	*the June 26 Instruction*	—	—
卫生政策	美国的卫生保健改革	health care reform of the United States	—	—
卫生政策	《美国医疗照顾和医疗救助社会保障法案》	*U. S. Bill of Medicare and Medicaid*	—	—
卫生政策	《瑞典卫生保健服务》	*Health Care Service of Sweden*	—	—
卫生政策	社会化医疗	socialized-medicine	—	—
卫生政策	社会救援	social aid	—	—
卫生政策	社会统筹和个人账户相结合的医疗保险	medical insurance from combined social planning and personal contribution	—	—
卫生政策	私人医疗	private medical service	—	—
卫生政策	卫生保健服务准入制度	health care provider registration	—	—
卫生政策	卫生保健体制改革	health care reform	—	—
卫生政策	卫生保健政策	health care policy	—	—
卫生政策	卫生保健政策伦理	ethics of health care policy	—	—
卫生政策	卫生保健制度	health care system	—	—
卫生政策	卫生革命	health care revolution	—	—
卫生政策	卫生工作方针	guidelines for health care	—	—
卫生政策	卫生户口	health households registration	—	—

续表 3－1

概念范畴	中文术语	英文术语	缩略语	四种编码
卫生政策	卫生监督	health care supervision	—	—
卫生政策	卫生经济伦理学	ethics of health care economics	—	—
卫生政策	卫生经济学	health care economics	—	—
卫生政策	卫生资源	health care resource	—	—
卫生政策	卫生资源配置	allocation of health care resources	—	—
卫生政策	效率与公平	efficiency and justice	—	—
卫生政策	新加坡医疗保险制度	medical insurance system of Singapore	—	—
卫生政策	药品广告道德	ethics of drug advertisement	—	—
卫生政策	医疗保险	medical insurance	—	—
卫生政策	医疗储蓄保险	medical saving insurance	—	—
卫生政策	医疗危机	health care crisis	—	—
卫生政策	医疗限额配给	health care rationing	—	—
卫生政策	医疗与市场	medical service and market	—	—
卫生政策	英国卫生保健服务	health care service of the United Kingdom	—	—
心理学伦理	暗示	suggestion	—	{Tree number} E02. 190. 525. 217. 771；{Unique ID} D013404
心理学伦理	催眠疗法	hypnotherapy	—	{SNOMED} P9180；{Tree number} E02. 190. 525. 217；{Unique ID} D006990
心理学伦理	非人格化	depersonalization	—	{Tree number} F01. 145. 126. 300；{Unique ID} D003861
心理学伦理	行为科学	behavioral science	—	{Tree number} F04. 096；{Unique ID} D001525
心理学伦理	行为医学	behavioral medicine	—	{Tree number} F04. 096. 080；{Unique ID} D001524

续表 3-1

概念范畴	中文术语	英文术语	缩略语	四种编码
心理学伦理	行为遗传学	behavioral genetics	—	{Tree number} F04.096.276; {Unique ID} D005824
心理学伦理	行为治疗	behavioral therapy	—	{SNOMED} P9220
心理学伦理	行为主义	behaviorism	—	{Tree number} F02.739.138; {Unique ID} D001527
心理学伦理	健康与疾病的心理因素	psychological factors in health and disease	—	—
心理学伦理	焦虑	anxiety	—	{SNOMED} F90840; {ICD-11} MB24.3; {Tree number} F01.470.132; {Unique ID} D001007
心理学伦理	精神分析	psychoanalysis	—	{SNOMED} P9165; {Tree number} F04.096.544.779; {Unique ID} D011572
心理学伦理	精神卫生	mental hygiene	—	{Tree number} F02.418; {Unique ID} D008603
心理学伦理	气质	temperament	—	{Tree number} F01.752.898; {Unique ID} D013694
心理学伦理	强迫性神经官能症	obsessive-compulsive disorder	—	{ICD-11} 6B20; {Tree number} F03.080.600; {Unique ID} D009771
心理学伦理	情绪	emotion	—	{SNOMED} F90700; {Tree number} F01.470; {Unique ID} D004644
心理学伦理	人格	personality	—	{SNOMED} F93500; {Tree number} F01.752; {Unique ID} D010551
心理学伦理	认知	cognition	—	{Tree number} F02.463.188; {Unique ID} D003071
心理学伦理	社会病态	sociopath	—	—
心理学伦理	痛苦	suffering	—	{Tree number} F01.145.126.990; {Unique ID} D013315
心理学伦理	心理治疗	psychotherapy	—	{SNOMED} P9200; {ICD-11} QB95.4; {Tree number} F04.754; {Unique ID} D011613

续表 3－1

概念范畴	中文术语	英文术语	缩略语	四种编码
心理学伦理	心理咨询	psychological counseling	—	—
心理学伦理	心身疾病	psychosomatic disorder	—	{SNOMED} F90150；{Tree number} C23.888.592.700；{Unique ID} D011602
心理学伦理	性格	character	—	{Tree number} F01.752.190；{Unique ID} D002605
心理学伦理	医学心理学	medical psychology	—	{Tree number} F04.096.628.808；{Unique ID} D011591
心理学伦理	移情	transference	—	{Tree number} F04.754.720.864；{Unique ID} D014167
心理学伦理	抑郁	depression	—	{SNOMED} F90820；{Tree number} F01.145.126.350；{Unique ID} D003863
心理学伦理	应激	stress	—	{SNOMED} F01400
心理学伦理	躁狂症	mania	—	{Tree number} F03.084.500；{Unique ID} D001714
性医学伦理	杯水主义	easy sex	—	—
性医学伦理	边缘性行为	marginal sexual behavior	—	—
性医学伦理	第三者	third party	—	—
性医学伦理	泛性论	pan-sexualism	—	—
性医学伦理	割礼	circumcision	—	{SNOMED} P1100
性医学伦理	婚内强奸	rape within marriage	—	—
性医学伦理	婚外恋	extra-marital affair	—	—
性医学伦理	家庭暴力	family violence	—	{Tree number} I01.198.240.856.350；{Unique ID} D017579
性医学伦理	卖淫	prostitution	—	{SNOMED} F98960；{Tree number} F01.145.802.790；{Unique ID} D011477
性医学伦理	男同性恋	male homosexuality	MH	{Tree number} F01.145.802.975.500.600；{Unique ID} D018451

续表 3－1

概念范畴	中文术语	英文术语	缩略语	四种编码
性医学伦理	女同性恋	female homosexuality，lesbianism	FH	{Tree number} F01. 145. 802. 975. 500. 400；{Unique ID} D018452
性医学伦理	女性割礼	female circumcision	—	{Tree number} E02. 218. 085. 165；{Unique ID} D019093
性医学伦理	强奸	rape	—	{SNOMED} F97040；{Tree number} I01. 198. 240. 748. 640；{Unique ID} D011902
性医学伦理	强奸罪	the crime of rape	CR	—
性医学伦理	青春期	puberty	—	{SNOMED} F96110；{Tree number} G08. 686. 760；{Unique ID} D011627
性医学伦理	色情狂	erotomania	—	{SNOMED} F91430
性医学伦理	手淫	masturbation	—	{SNOMED} F97630；{Tree number} F01. 145. 802. 526；{Unique ID} D008418
性医学伦理	同性恋	homosexuality	—	{SNOMED} F96310；{Tree number} F01. 145. 802. 975. 500；{Unique ID} D006716
性医学伦理	同性恋的社会伦理评价	social ethical assessment of homosexuality	—	—
性医学伦理	猥亵行为	indecency	—	—
性医学伦理	性	sex	—	{Tree number} G08. 686. 810；{Unique ID} D012723
性医学伦理	性暴力	sexual violence	—	{Tree number} I01. 198. 240. 748；{Unique ID} D012742
性医学伦理	性病	sexually transmitted disease	—	{Tree number} C01. 539. 778；{Unique ID} D012749
性医学伦理	性病诊断道德	ethics of affair diagnosis of venereal disease	—	—
性医学伦理	性道德	morality of sex	—	—
性医学伦理	性妒忌	sexual envy	—	—

续表 3-1

概念范畴	中文术语	英文术语	缩略语	四种编码
性医学伦理	性发育	sexual development	—	{Tree number} G07.345.750;{Unique ID} D046468
性医学伦理	性行为	sexual behavior	—	{Tree number} F01.145.802;{Unique ID} D012725
性医学伦理	性教育	sex education	—	{Tree number} F04.096.837.500;{Unique ID} D012736
性医学伦理	性解放	sexual emancipation	—	—
性医学伦理	性虐待	sexual abuse	—	{Tree number} I01.198.240.748;{Unique ID} D012742
性医学伦理	性偏见	sexual prejudice	—	—
性医学伦理	性偏离	sexual deviation	—	{SNOMED} F99100
性医学伦理	性认同	sexual identity	—	—
性医学伦理	性羞耻	sexual shame	—	—
性医学伦理	性治疗	sex therapy	—	—
性医学伦理	性治疗中的伦理问题	ethical problems in sex therapy	—	—
性医学伦理	阳痿	erectile dysfunction	—	{Tree number} C12.294.644.486;{Unique ID} D007172
性医学伦理	异性恋	heterosexuality	—	{Tree number} F01.145.802.975.400;{Unique ID} D020010
医患关系	病人	patient	—	{Tree number} M01.643;{Unique ID} D010361
医患关系	病人酬谢	gifts from patient	—	—
医患关系	病人的隐私权	patient's right of privacy	—	—
医患关系	病人权利	patient rights	—	{Tree number} I01.880.604.473.650;{Unique ID} D028701
医患关系	病人权利运动	patient right movement	—	—
医患关系	病人义务	patient's obligations	—	—
医患关系	病态	disease states	—	—

续表 3－1

概念范畴	中文术语	英文术语	缩略语	四种编码
医患关系	布朗斯坦医患模式	Braunstein's physician-patient relationship model	—	—
医患关系	赤脚医生	the barefoot doctor	—	—
医患关系	代理权	power of attorney	—	—
医患关系	防御性医疗	defensive medicine	—	{Tree number} I01. 880. 604. 583. 524. 300；{Unique ID} D003675
医患关系	海斯－鲍蒂斯塔医患关系模式	Hayes-Bautista's physician-patient relationship model	—	—
医患关系	红包	red pocket	—	—
医患关系	护理	nursing	—	{Tree number} H02. 478；{Unique ID} D009729
医患关系	护士	nurse	—	{Tree number} M01. 526. 485. 650；{Unique ID} D009726
医患关系	家庭医生	family physician	—	{Tree number} M01. 526. 485. 810. 770；{Unique ID} D010821
医患关系	江湖医生	quack	—	—
医患关系	角色期望	role expectation	—	—
医患关系	角色与角色冲突	role and role conflict	—	—
医患关系	开业医生	medical practitioner	—	—
医患关系	帕森斯病人角色概念	Parsons' concept of patient role	—	—
医患关系	萨奇曼疾病行为模式	Suchman's disease behavior model	—	—
医患关系	萨奇曼医患模式	Suchman's physician-patient relationship model	—	—
医患关系	萨斯－霍伦德医患模式	Szasz-Hollender's physician-patient relationship model	—	—
医患关系	生病	illness	—	{SNOMED} F00102

续表 3-1

概念范畴	中文术语	英文术语	缩略语	四种编码
医患关系	医患关系	physician-patient relationship	PPR	—
医患关系	医患关系模式	physician-patient relationship model	PPR model	—
医患关系	医患契约关系	contractual relation between physician and patient	—	—
医患关系	医患信托关系	fiduciary relation between physician and patient	—	—
医患关系	医疗	medical treatment	—	—
医患关系	医疗纠纷	medical dispute	—	—
医患关系	医生	doctor	—	—
医患关系	医生报酬	physician's remuneration	—	—
医患关系	医生的决定权	doctor's decision-making rights	—	—
医患关系	医生的权利	doctor's rights	—	—
医患关系	医生的义务	doctor's obligations	—	—
医患关系	医生的自律	doctor's self-discipline	—	—
医患关系	医生同道伦理	inter-professional ethics in medicine	—	—
医患关系	庸医	empiricist	—	—
医患关系	游医	itinerant medical practitioner	—	—
医患关系	注册护士	registered nurse	—	—
医患关系	注册医生	registered doctor	—	—
医疗卫生组织	爱国卫生运动委员会	Committee of Patriotic Health Campaign	—	—
医疗卫生组织	国际红十字与红新月运动	International Red Cross and Red Crescent Movement	—	—

续表 3－1

概念范畴	中文术语	英文术语	缩略语	四种编码
医疗卫生组织	国际人类基因组组委会伦理委员会	Ethics Committee of the International Human Genome Organization	—	—
医疗卫生组织	国际生命伦理学学会（世界生命伦理学联合会）	International Association of Bioethics	IAB	—
医疗卫生组织	哈斯廷斯中心	The Hastings Center	—	—
医疗卫生组织	红十字国际委员会	International Committee of the Red Cross	ICRC	—
医疗卫生组织	红十字会	The Red Cross Society	—	—
医疗卫生组织	红十字会与红新月会联合会	International Federation of Red Cross and Red Crescent Societies	IF-RCS	—
医疗卫生组织	肯尼迪伦理学研究所	Kennedy Institute of Ethics	—	—
医疗卫生组织	联合国教科文组织生命伦理学委员会	Bioethics Committee of the United Nations Educational，Scientific and Cultural Organization	—	—
医疗卫生组织	美国医学会	American Medical Association	—	—
医疗卫生组织	美国总统国家生命伦理学顾问委员会	U. S. President's National Bioethics Advisory Committee	—	—
医疗卫生组织	日本医学哲学·伦理学学会	Japanese Medical Philosophy-Ethics Association	—	—
医疗卫生组织	世界卫生组织	World Health Organization	WHO	—
医疗卫生组织	中国红十字会	Chinese Red Cross	CRC	—

续表 3-1

概念范畴	中文术语	英文术语	缩略语	四种编码
医疗卫生组织	中华医学会	Medical Association of China	MAC	—
医疗卫生组织	中华医学会医学伦理学分会	Medical Ethics Branch of Chinese Medical Association	—	—
医学道德人物	阿维森纳	Avicenna	—	—
医学道德人物	巴纳德	N. Christian Barnard	—	—
医学道德人物	巴斯德	Louis Pasteur	—	—
医学道德人物	白求恩	Henry Norman Bethune	—	—
医学道德人物	贝林	Emil Adoif von Behring	—	—
医学道德人物	扁鹊	Bianque	—	—
医学道德人物	仓公	Canggong	—	—
医学道德人物	陈实功	Chen Shigong	—	—
医学道德人物	淳于意	Chunyu Yi	—	—
医学道德人物	达·芬奇	Leonardo da Vinci	—	—
医学道德人物	邓家栋	Deng Jiadong	—	—
医学道德人物	董奉	Dong Feng	—	—
医学道德人物	董仲舒	Dong Zhongshu	—	—
医学道德人物	恩格尔	George L. Engel	—	—
医学道德人物	弗莱明	Alexander Fleming	—	—
医学道德人物	傅连暲	Fu Lianzhang	—	—
医学道德人物	盖仑	Claudius Galen	—	—
医学道德人物	高尔顿	Francis Galton	—	—
医学道德人物	葛洪	Ge Hong	—	—
医学道德人物	龚廷贤	Gong Tingxian	—	—
医学道德人物	哈维	William Harvey	—	—
医学道德人物	胡弗兰德	Christoph Wilhelm Hufeland	—	—
医学道德人物	华佗	Hua Tuo	—	—
医学道德人物	皇甫谧	Huangfu Mi	—	—
医学道德人物	黄帝	Huangdi	—	—

续表 3 - 1

概念范畴	中文术语	英文术语	缩略语	四种编码
医学道德人物	黄家驷	Huang Jiasi	—	—
医学道德人物	鉴真	Jianzhen	—	—
医学道德人物	柯棣华	Kwarkanath Shantaram Kotnis	—	—
医学道德人物	科赫	Robert Koch	—	—
医学道德人物	孔子	Confucius	—	—
医学道德人物	老子	Laozi	—	—
医学道德人物	李东垣	Li Dongyuan	—	—
医学道德人物	李杲	Li Gao	—	—
医学道德人物	李时珍	Li Shizhen	—	—
医学道德人物	李中梓	Li Zhongzi	—	—
医学道德人物	林巧稚	Lin Qiaozhi	—	—
医学道德人物	刘完素	Liu Wansu	—	—
医学道德人物	伦琴	Wilhelm Conrad Rontgen	—	—
医学道德人物	罗生特	Jacob Rosenfeld	—	—
医学道德人物	罗斯金	John Ruskin	—	—
医学道德人物	吕不韦	Lü Buwei	—	—
医学道德人物	吕士才	Lü Shicai	—	—
医学道德人物	马海德	George Hatem	—	—
医学道德人物	孟子	Mencius	—	—
医学道德人物	缪希雍	Miao Xiyong	—	—
医学道德人物	莫干尼	G. B. Morgagni	—	—
医学道德人物	墨子	Mozi	—	—
医学道德人物	南丁格尔	Florence Nightingale	—	—
医学道德人物	帕茨瓦尔	Thomas Percival	—	—
医学道德人物	钱乙	Qian Yi	—	—
医学道德人物	琴纳	Edward Jenner	—	—
医学道德人物	神农	Shennong	—	—
医学道德人物	沈括	Shen Kuo	—	—
医学道德人物	宋国宾	Song Guobin	—	—
医学道德人物	孙思邈	Sun Simiao	—	—

续表 3-1

概念范畴	中文术语	英文术语	缩略语	四种编码
医学道德人物	孙中山	Sun Zhongshan（Sun Yat-sen）	—	—
医学道德人物	陶弘景	Tao Hongjing	—	—
医学道德人物	王充	Wang Chong	—	—
医学道德人物	王肯堂	Wang Kentang	—	—
医学道德人物	王清任	Wang Qingren	—	—
医学道德人物	王守仁	Wang Shouren	—	—
医学道德人物	王叔和	Wang Shuhe	—	—
医学道德人物	王惟一	Wang Weiyi	—	—
医学道德人物	王熙	Wang Xi	—	—
医学道德人物	王阳明	Wang Yangming	—	—
医学道德人物	维萨里	Andreas Vesalius	—	—
医学道德人物	魏尔啸	Rudolf Virchow	—	—
医学道德人物	吴鞠通	Wu Jutong	—	—
医学道德人物	西格里斯	Henry Ernest Sigerist	—	—
医学道德人物	希波克拉底	Hippocrates	—	—
医学道德人物	徐春甫	Xu Chunfu	—	—
医学道德人物	徐大椿	Xu Dachun	—	—
医学道德人物	荀子	Xunzi	—	—
医学道德人物	炎帝	Yandi	—	—
医学道德人物	杨泉	Yang Quan	—	—
医学道德人物	杨朱	Yang Zhu	—	—
医学道德人物	叶天士	Ye Tianshi	—	—
医学道德人物	张从正	Zhang Congzheng	—	—
医学道德人物	张杲	Zhang Gao	—	—
医学道德人物	张机	Zhang Ji	—	—
医学道德人物	张介宾	Zhang Jiebin	—	—
医学道德人物	张景岳	Zhang Jingyue	—	—
医学道德人物	张元素	Zhang Yuansu	—	—
医学道德人物	张仲景	Zhang Zhongjing	—	—
医学道德人物	朱丹溪	Zhu Danxi	—	—
医学道德人物	朱震亨	Zhu Zhenheng	—	—

续表 3-1

概念范畴	中文术语	英文术语	缩略语	四种编码
医学道德人物	庄子	Zhuangzi	—	—
医学科研伦理	安慰剂对照	placebo control	—	—
医学科研伦理	安慰性手术	placebo operation	—	—
医学科研伦理	动物的权利	animal's rights	—	—
医学科研伦理	动物实验	animal experimentation	—	—
医学科研伦理	对照组试验	experimental control	—	—
医学科研伦理	临床试验	clinical trial	—	{Tree number} V03.175.250；{Unique ID} D016430
医学科研伦理	盲法	blindness in research	—	—
医学科研伦理	人体试验	human subject experimentation	—	—
医学科研伦理	尸检伦理	autopsy ethics	—	—
医学科研伦理	受试者的知情同意	informed consent of experimental subject	—	—
医学科研伦理	药物试验	drug experimentation	—	—
医学科研伦理	医学科研道德	ethics of scientific research	—	—
医学科研伦理	医学科研著作出版道德	ethics of medical research writing publication	—	—
医学伦理事件	艾德林案	the Case of Edelin	—	—
医学伦理事件	撤除呼吸器的昆仑案	the Case of Quinlan	—	—
医学伦理事件	代孕母婴儿 M 案	the Baby M Case of Surrogate Motherhood	—	—
医学伦理事件	多莉羊	Dolly sheep	—	—
医学伦理事件	反应停事件	the Case of Thalidomide	—	—
医学伦理事件	路易丝·布朗	Louise Brown	—	—
医学伦理事件	伦敦烟雾事件	Smog Event of London	—	—
医学伦理事件	麦卡菲病例	the Case of Macafee	—	—

续表 3 - 1

概念范畴	中文术语	英文术语	缩略语	四种编码
医学伦理事件	南希·克鲁赞案	the Case of Nancy Cruzan	—	—
医学伦理事件	人畜细胞融合的伦理争论	the Ethical Debate of Human-animal Cell Fusion	—	—
医学伦理事件	日本水俣病事件	the Minamata City Incient Event of Japan	—	—
医学伦理事件	肾丢失案	the Case of a Missing Kidney	—	—
医学伦理事件	输血感染肝炎案	the Case of Hepatitis Caused by Blood Transfusion	—	—
医学伦理事件	体检“夹带”人体试验	Performing Human Experimentation in the Course of a Physical Examination	—	—
医学伦理事件	同性恋基因研究的争论	Debate Concerning the Research of the Genetic Basis of Homosexuality	—	—
医学伦理事件	无脑儿特里萨与器官捐献	the Anencephalus Theresa and Organ Donation	—	—
医学伦理事件	眼球丢失案	the Case of Missing Eyeball	—	—
医学伦理事件	医生协助自杀案	the Case of Physician Assisted Suicide	—	—
医学伦理事件	英国疯牛病事件	Mad Cow Disease of England	—	—
医学伦理事件	婴儿出生遗传检查纠纷案	the Case for Genetic Test of Neonate	—	—
医学伦理事件	婴儿菲案	the Case of Baby Fae	—	—
医学伦理事件	中国借腹生子案	the Case of Surrogate Mother in China	—	—

续表 3－1

概念范畴	中文术语	英文术语	缩略语	四种编码
医学伦理事件	重庆第三人民医院眼科爆炸案	the Case of Ophthalmological Explosion, the Third People's Hospital of Chongqing	—	—
医学伦理学概念	癌痛三阶梯止痛疗法	three steps therapy for cancer pain	—	—
医学伦理学概念	艾滋病	acquired immune deficiency syndrome	AIDS	{Tree number} C02. 782. 815. 616. 400. 040；{Unique ID} D000163
医学伦理学概念	安宁疗护	hospice or palliative care	—	—
医学伦理学概念	变性手术	trans-sexual operation	—	—
医学伦理学概念	补充医学	complementary medicine	—	{Tree number} E02. 190；{Unique ID} D000529
医学伦理学概念	残疾	disability	—	{SNOMED} F00250
医学伦理学概念	成瘾	addiction	—	{SNOMED} F90060
医学伦理学概念	痴呆	dementia	—	{SNOMED} D8540；{Tree number} C10. 228. 140. 380；{Unique ID} D003704
医学伦理学概念	传染性疾病	infectious disease	—	{Tree number} C01. 539. 221；{Unique ID} D003141
医学伦理学概念	传统医学	traditional medicine	—	{Tree number} E02. 190. 488；{Unique ID} D008519
医学伦理学概念	创伤	wound	—	{SNOMED} M14000；{Tree number} C26；{Unique ID} D014947
医学伦理学概念	达尔文医学	Darwinian medicine	—	—
医学伦理学概念	癫痫症	epilepsy	—	{SNOMED} F87000；{Tree number} C10. 228. 140. 490；{Unique ID} D004827
医学伦理学概念	电击疗法	electric shock therapy	—	—

续表 3－1

概念范畴	中文术语	英文术语	缩略语	四种编码
医学伦理学概念	二级护理	second order nursing	—	—
医学伦理学概念	疯牛病	mad cow disease	—	{Tree number} C10. 228. 228. 800. 260；{Unique ID} D016643
医学伦理学概念	复苏	resuscitation	—	{Tree number} E02. 365. 647；{Unique ID} D012151
医学伦理学概念	伽马刀放射治疗	gamma knife radiotherapy	—	—
医学伦理学概念	功能制护理	functional system nursing	—	—
医学伦理学概念	姑息疗法	palliative treatment	—	{Tree number} E02. 760. 666；{Unique ID} D010166
医学伦理学概念	航天医学	aeromedicine	—	—
医学伦理学概念	化学治疗	chemotherapy	—	{SNOMED} P5110；{Tree number} E02. 319；{Unique ID} D004358
医学伦理学概念	昏迷状态	comatose state	—	—
医学伦理学概念	基本药物	basic medication	—	—
医学伦理学概念	基督教医学伦理学	Christian medical ethics	—	—
医学伦理学概念	一级护理	first order nursing	—	—
医学伦理学概念	疾病	disease	—	{Tree number} C23. 550. 288；{Unique ID} D004194
医学伦理学概念	假死	apparent death	—	—
医学伦理学概念	介入医学	interventional medicine	—	—
医学伦理学概念	经验医学	experience-based medicine	EBM	—
医学伦理学概念	精神病	mental disease	—	—

续表 3－1

概念范畴	中文术语	英文术语	缩略语	四种编码
医学伦理学概念	康复医学	rehabilitation medicine	—	—
医学伦理学概念	老年性痴呆	senile dementia	—	{SNOMED} D8542；{Tree number} C10. 228. 140. 380. 100；{Unique ID} D000544
医学伦理学概念	老年医学	gerontology	—	{Tree number} H02. 403. 355；{Unique ID} D005853
医学伦理学概念	老年与衰老	old age and aging	—	—
医学伦理学概念	另类医学	alternative medicine	—	—
医学伦理学概念	伦理学理论：义务论、后果论和美德论	ethical theories：deontology，consequentialism and virtue theory	—	—
医学伦理学概念	麻醉	anesthesia	—	{SNOMED} P1X00；{Tree number} E03. 155；{Unique ID} D000758
医学伦理学概念	麻醉意外	anesthetic accident	—	—
医学伦理学概念	慢性非感染性疾病	chronic non-infectious disease	—	—
医学伦理学概念	民间医学	folk medicine	—	{Tree number} E02. 190. 488；{Unique ID} D008519
医学伦理学概念	脑卒中	cerebral apoplexy	—	—
医学伦理学概念	帕金森病	Parkinson's disease	PD	—
医学伦理学概念	慢性疲劳综合征	chronic fatigue syndrome	CFS	{Tree number} C02. 330；{Unique ID} D015673
医学伦理学概念	潜水医学	diving medicine	—	—
医学伦理学概念	强制治疗	compulsory treatment	—	—
医学伦理学概念	人、位格人与位格伦理	human being，human person and personhood ethics	—	—

续表 3 - 1

概念范畴	中文术语	英文术语	缩略语	四种编码
医学伦理学概念	人文社会医学	humanities, society and medicine	—	—
医学伦理学概念	三级护理	third order nursing	—	—
医学伦理学概念	社会主义医德基本原则	basic principles of socialist medical ethics	—	—
医学伦理学概念	生命观	view of life	—	—
医学伦理学概念	生命价值论	theory of lifevalue	—	—
医学伦理学概念	生命伦理学	bioethics	—	{Tree number} K01. 752. 566. 479. 045;{Unique ID} D001675
医学伦理学概念	生命神圣论	theory of sanctity of life	—	—
医学伦理学概念	生命维持疗法	life-sustaining treatment	—	—
医学伦理学概念	生命质量论	theory of quality of life	—	—
医学伦理学概念	生物 - 心理 - 社会医学模式	bio-psycho-social model of medicine	—	—
医学伦理学概念	生物医学	biomedicine	—	—
医学伦理学概念	生物医学工程学	biomedical engineering	—	{Tree number} H02. 070;{Unique ID} D001698
医学伦理学概念	尸体、尸体现象	cadaver, postmortem phenomena	—	—
医学伦理学概念	实验医学	experimental medicine	—	{Tree number} H01. 770. 644. 145;{Unique ID} D035843
医学伦理学概念	输血	blood transfusion	—	{Tree number} E02. 095. 135;{Unique ID} D001803
医学伦理学概念	顺势疗法	homeopathy	—	{Tree number} E02. 190. 388;{Unique ID} D006705
医学伦理学概念	唐氏综合征	Down's syndrome	—	—

续表 3 - 1

概念范畴	中文术语	英文术语	缩略语	四种编码
医学伦理学概念	糖尿病	diabetes mellitus	—	{SNOMED} D2381; {Tree number} C18. 452. 394. 750; {Unique ID} D003920
医学伦理学概念	疼痛	pain	—	{SNOMED} F82600
医学伦理学概念	疼痛与痛苦	pain and suffering	—	—
医学伦理学概念	替代医学	substitutive medicine	—	—
医学伦理学概念	维持护理	sustaining nursing	—	—
医学伦理学概念	伪医学	pseudo-medicine	—	—
医学伦理学概念	现代医学	modern medicine	—	{Tree number} K01. 400. 504; {Unique ID} D049711
医学伦理学概念	献血	blood donation	—	{Tree number} M01. 898. 313; {Unique ID} D001782
医学伦理学概念	心身医学	psychosomatic medicine	—	{Tree number} F04. 096. 544. 830; {Unique ID} D011611
医学伦理学概念	信仰疗法	faith therapy	—	—
医学伦理学概念	血液透析	hemodialysis	—	{SNOMED} P6850; {Tree number} E02. 870. 300; {Unique ID} D006435
医学伦理学概念	循证医学	evidence-based medicine	EBM	{Tree number} H02. 249. 750; {Unique ID} D019317
医学伦理学概念	药物滥用	drug abuse	—	{SNOMED} FY0250; {Tree number} C25. 775; {Unique ID} D019966
医学伦理学概念	药源性疾病	drug-induced disease	—	—
医学伦理学概念	医德情感	emotions in medical morality	—	—
医学伦理学概念	医学	medicine	—	{Tree number} H02. 403; {Unique ID} D008511

续表 3－1

概念范畴	中文术语	英文术语	缩略语	四种编码
医学伦理学概念	医学道德	medical morality	—	—
医学伦理学概念	医学道德规范	norms of medical morality	—	—
医学伦理学概念	医学道德评价标准	criteria for assessing medical morality	—	—
医学伦理学概念	医学法典、誓言、宣言	medical code, oath and declaration	—	—
医学伦理学概念	医学高新技术的应用及伦理	the ethics and application of high-tech medicine	—	—
医学伦理学概念	医学技术的滥用	abuse of medical technology	—	—
医学伦理学概念	医学价值	values of medicine	—	—
医学伦理学概念	医学伦理学	medical ethics	—	—
医学伦理学概念	医学伦理学基本原则	basic principles of medical ethics	—	—
医学伦理学概念	医学目的	goals of medicine	—	—
医学伦理学概念	医学人道主义	medical humanism	—	—
医学伦理学概念	医学隐私	privacy in medicine	—	—
医学伦理学概念	医学职业道德	medical professional ethics	—	—
医学伦理学概念	医源性疾病	iatrogenic disease	—	—
医学伦理学概念	异种手术	heterogeneous operation	—	—
医学伦理学概念	预后	prognosis	—	{Tree number} E01. 789; {Unique ID} D011379
医学伦理学概念	远程医学	telemedicine	—	{Tree number} H02. 403. 840; {Unique ID} D017216
医学伦理学概念	再生	regeneration	—	{SNOMED} M79900; {Tree number} G16. 762; {Unique ID} D012038

续表 3－1

概念范畴	中文术语	英文术语	缩略语	四种编码
医学伦理学概念	责任制护理	responsibility-based nursing	—	—
医学伦理学概念	整体护理	holistic nursing	—	—
医学伦理学概念	整体医学	holistic medicine	—	—
医学伦理学概念	植物状态	vegetative state	—	{Tree number} C10. 228. 140. 140. 627；{Unique ID} D018458
医学伦理学概念	治疗	treatment	—	{Tree number} E02；{Unique ID} D013812
医学伦理学概念	致癌	carcinogenic	—	—
医学伦理学概念	致畸	teratogenesis	—	{Tree number} C23. 550. 863；{Unique ID} D064793
医学伦理学概念	中毒	intoxication	—	{SNOMED} F01220
医学伦理学概念	子宫切除术	hysterectomy	—	{SNOMED} P1100；{Tree number} E04. 950. 300. 399；{Unique ID} D007044
医学伦理学概念	做决定和做出决定的能力	decision-making and capacity of decision-making	—	—
医学伦理学文献	《2000 年人人享有卫生保健的决定》	*Declaration of Health for All in 2000*	—	—
医学伦理学文献	《阿拉木图宣言》	*Declaration of Alma-Ata*	—	—
医学伦理学文献	《阿萨福誓词》(犹太)	*Oath of Asaph*, Jew	—	—
医学伦理学文献	《齿科医学伦理的国际原则》	*International Principle of Dental Ethics*	—	—
医学伦理学文献	《大医精诚》	*Excellent Physician with Competence and Integrity*	—	—
医学伦理学文献	《大医习业》	*The Good Medical Practices of Great Physicians*	—	—

续表 3-1

概念范畴	中文术语	英文术语	缩略语	四种编码
医学伦理学文献	《东京宣言》	*Declaration of Tokyo*	—	—
医学伦理学文献	《法国医学伦理学法规》	*Code of Medical Ethics in France*	—	—
医学伦理学文献	《古今医鉴》	*A Survey of Past and Contemporary Medical Treatments*	—	—
医学伦理学文献	《哈佛大学医学院脑死亡标准》	*The Brain Death Criteria of Harvard University School of Medicine*	—	—
医学伦理学文献	《汉穆拉比法典》(法国)	*Code of Hammurabi*, France	—	—
医学伦理学文献	《赫尔辛基宣言》	*Declaration of Helsinki*	—	—
医学伦理学文献	《后希波克拉底誓词》(美国)	*Oath of Post-Hippocratēs*, U. S. A.	—	—
医学伦理学文献	《胡弗兰德医德十二箴》(德国)	*Hufeland's Twelve Advice on Medical Morality*, Germany	—	—
医学伦理学文献	《护士伦理准则》	*Code for Nurses*	—	—
医学伦理学文献	《黄帝内经》	*The Classical Internal Medicine of Yellow Emperor*	—	—
医学伦理学文献	《联合国教科文组织关于人类基因组与人权宣言》	*United Nations Educational, Scientific and Cultural Organization Universal Declaration on the Human Genome and Human Rights*	—	—
医学伦理学文献	《迈蒙尼提斯祷文》(埃及)	*Prayer of Maimonides*, Egypt	—	—
医学伦理学文献	《美国国立卫生研究院关于使用人类多能干细胞研究工作指南》	*Guide for Human Multi-Potential Stem Cell Research of NIH*, U. S. A.	—	—

续表 3－1

概念范畴	中文术语	英文术语	缩略语	四种编码
医学伦理学文献	《美国器官移植伦理准则》	*Ethical Criteria for Organ Transplantation in the U. S. A.*	—	—
医学伦理学文献	《美国人体试验准则》	*Criteria for Human Experimentation in the U. S. A.*	—	—
医学伦理学文献	《美国生育学会关于体外受精的道德声明》	*Moral Statement on in vitro Fertilization of American Reproduction Association*	—	—
医学伦理学文献	《美国天主教医学伦理准则》	*American Catholic Code of Medical Ethics*	—	—
医学伦理学文献	《美国统一组织器官捐献法》	*Uniform Legislation on Tissue and Organ Donation in the U. S. A.*	—	—
医学伦理学文献	《美国药师联合会医德守则》	*Code of Ethics of American Pharmaceutical Association*	—	—
医学伦理学文献	《美国医疗保健机构道德委员会准则》	*U. S. Guidelines for Ethics Committee in Health Care Institutions*	—	—
医学伦理学文献	美国医学会《关于人体人工授精的道德声明》	*Moral Statement on Artificial Insemination*, American Medical Association	—	—
医学伦理学文献	美国医学会《关于医生与临终病人的报告》	*Report on Physician and Dying Patient*, American Medical Association	—	—
医学伦理学文献	美国医学会《临床研究道德准则》	*Code of Ethics of Clinical Research*, American Medical Association	—	—
医学伦理学文献	美国医学会《医德原则》	*Principles of Medical Ethics*, American Medical Association	—	—

续表 3－1

概念范畴	中文术语	英文术语	缩略语	四种编码
医学伦理学文献	美国医院协会《病人权利议案》	*A Patient's Bill of Rights*, American Hospital Association	—	—
医学伦理学文献	《美国总统委员会关于脑死亡的标准》	*Brain Death Standard of U. S. President's Committee*	—	—
医学伦理学文献	《摩奴法典》	*Manava-Dharma-Sastra*	—	—
医学伦理学文献	《南丁格尔誓词》	*The Oath of Nightingale*	—	—
医学伦理学文献	《纽伦堡法典》	*The Nuremberg Code*	—	—
医学伦理学文献	《帕茨瓦尔医院及医务人员行为准则》	*Percivalian Code for Hospitals and Medical Practitioners*	—	—
医学伦理学文献	《普济方》	*Medical Prescriptions for Relief of Common Illnesses*	—	—
医学伦理学文献	《人类基因组组织关于基因研究正当行为的声明》	*The Human Genome Organization Statement Regarding the Proper Conduct of Genetic Research*	—	—
医学伦理学文献	《人类基因组组织伦理委员会关于 DNA 取样：控制和获得的声明》	*The Human Genome Organization Ethics Committee Statement Regarding DNA Sampling*：*Control and Access*	—	—
医学伦理学文献	《人类基因组组织伦理委员会关于克隆的声明》	*The Human Genome Organization Ethics Committee Statement on Cloning*	—	—
医学伦理学文献	《日本脑死亡标准》	*Japanese Brain Death Criteria*	—	—

续表 3－1

概念范畴	中文术语	英文术语	缩略语	四种编码
医学伦理学文献	《日本医德纲要》	*An Outline of Japanese Medical Ethics*	—	—
医学伦理学文献	《日本脏器移植法》	*the Organ Transplantation Law of Japan*	—	—
医学伦理学文献	《日内瓦宣言》	*Declaration of Geneva*	—	—
医学伦理学文献	《省心录·论医》	*Introspection: On Medicine*	—	—
医学伦理学文献	《世界医学会国际医德准则》	*International Code of Medical Ethics of World Medical Association*	—	—
医学伦理学文献	《苏联医师誓词》	*Physician's Oath of the Soviet Union*	—	—
医学伦理学文献	《万病回春》	*To Cure All Diseases*	—	—
医学伦理学文献	《委内瑞拉医学伦理规则》	*Venezuelan Code of Medical Ethics*	—	—
医学伦理学文献	《五戒十要》	*Five Don'ts and Ten Do's*	—	—
医学伦理学文献	《希波克拉底誓言》	*Oath of Hippocratēs*	—	—
医学伦理学文献	《悉尼宣言》	*Declaration of Sydney*	—	—
医学伦理学文献	《夏威夷宣言》	*Declaration of Hawaii*	—	—
医学伦理学文献	《病人权利与义务》(新西兰)	*Patient's Rights and Responsibility, New Zealand*	—	—
医学伦理学文献	《医门法律》	*Medical Jurisprudence*	—	—
医学伦理学文献	《医学入门》	*Elementary Medicine*	—	—
医学伦理学文献	《医宗必读》	*Required Readings for Medical Practitioners*	—	—
医学伦理学文献	《印度医生誓言》	*Physician's Oath of India*	—	—

续表 3－1

概念范畴	中文术语	英文术语	缩略语	四种编码
医学伦理学文献	《印度医学会行医原则》	*Principles of Medical Practice of Indian Medical Association*	—	—
医学伦理学文献	《英国国民保健署医生的道德义务》	*Doctor's Moral Duty of British National Health Service*	—	—
医学伦理学文献	《英国基因工程研究工作的规定》	*Regulation of Genetic Engineering Research*, *U. K.*	—	—
医学伦理学文献	《人体实验研究的准则》(英国)	*Code of Experimentation on Human Subjects*, U. K.	—	—
医学伦理学文献	英国医学会《关于体外受精的道德准则》	*Code of Ethics of In Vitro Fertilization*, British Medical Association	—	—
医学伦理学文献	《英国医学会伦理准则》	*Code of Ethics of British Medical Association*	—	—
医学伦理学文献	《英国医学总委员会关于艾滋病的道德准则》	*Moral Code on AIDS of U. K. Central Medical Committee*	—	—
医学伦理学文献	《智力迟钝者权利宣言》	*Declaration of Rights for the Mentally Retarded*	—	—
医学伦理学文献	中华人民共和国卫生部《实施人类辅助生殖技术的伦理原则》	*Ethical Principles for the Practice of Human Assisted Reproductive Technology*, Ministry of Health, P. R. China	—	—
医学伦理学文献	中华人民共和国卫生部《医务人员医德规范及实施办法》	*Norms in Medical Ethics for Healthcare Providers and Their Implementation*, Ministry of Health, P. R. China	—	—

续表 3－1

概念范畴	中文术语	英文术语	缩略语	四种编码
医学伦理学文献	《中华医学会医学伦理学分会关于病人的权利与义务》	*Patient's Rights and Responsibilities*, Medical Ethics Branch of Chinese Medical Association	—	—
医学伦理学文献	中华医学会医学伦理学分会《关于慢性病患者生命末期治疗决策与伦理要求》	*End of Life Treatment Decisions and Ethical Requirements for Chronically Ⅲ Patients*, Medical Ethics Branch of Chinese Medical Association	—	—
医学伦理学文献	中华医学会医学伦理学分会《关于器官移植伦理原则》	*Ethical Principles for Organ Transplant*, Medical Ethics Branch of Chinese Medical Association	—	—
医学伦理学文献	《中华医学会医学伦理学分会宣言》	*Medical Ethics Branch of Chinese Medical Association Manifesto of the Medical Ethics*	—	—
医院管理	病人优次安排	prioritization of patients	—	—
医院管理	处方药与非处方药	prescribed drug and non-prescribed drug	—	—
医院管理	点名手术	naming specific surgeons	—	—
医院管理	非营利性医疗机构	non-profit hospital	—	—
医院管理	岗位责任制	system of responsibility in accordance to position	—	—
医院管理	现代化医院	modern hospital	—	—
医院管理	药品回扣	kick-back on drug sales	—	—
医院管理	医疗差错	medical mishap	—	—

续表 3－1

概念范畴	中文术语	英文术语	缩略语	四种编码
医院管理	医疗成本	costs of medicine	—	—
医院管理	医疗技术事故	malpractice due to technical incompetence	—	—
医院管理	医疗事故	malpractice	—	{Tree number} I01. 880. 604. 583. 524；{Unique ID} D008318
医院管理	医疗事故技术鉴定	determination of medical technique malpractice	—	—
医院管理	医疗事故赔偿	compensation for medical malpractice	—	—
医院管理	医疗疏忽	medical negligence	—	—
医院管理	医疗卫生机构统一标志	uniform logo for health care organization	—	—
医院管理	医疗意外	medical accidents	—	—
医院管理	医疗责任事故	malpractice due to irresponsibility	—	—
医院管理	医疗质量	quality of medical care	—	—
医院管理	医药分开	separation of hospital and dispensary	—	—
医院管理	医院	hospital	—	{ICD-11} XE28K；{Tree number} N02. 278. 421；{Unique ID} D006761
医院管理	医院补偿机制	funding of hospital	—	—
医院管理	医院工作以病人为中心	patient-centered hospital operation	—	—
医院管理	医院管理	hospital management	—	—
医院管理	医院行政管理伦理	ethics of hospital administration	—	—
医院管理	医院经营的经济效益	economic efficiency of hospital operation	—	—
医院管理	医院经营的社会效益	social efficiency of hospital operation	—	—

续表 3－1

概念范畴	中文术语	英文术语	缩略语	四种编码
医院管理	医院经营激励机制	incentive operation program in hospital	—	—
医院管理	医院经营约束机制	self-policing mechanisms in hospital	—	—
医院管理	医院伦理委员会	ethical council of hospital	—	—
医院管理	以药养医	to subsidize hospital by income from dispensary	—	—
医院管理	营利性医疗机构	for-profit hospital	—	—
医院管理	优质优价和优价优先	high price for high quality and high price for early treatment	—	—
医院管理	专家门诊	specialist for outpatient clinic	—	—
优生学伦理	避孕	contraception	—	{SNOMED} F98600；{Tree number} E02. 875. 194；{Unique ID} D003267
优生学伦理	病胎淘汰	feticide	—	—
优生学伦理	产前诊断	prenatal diagnosis	—	{Tree number} E01. 370. 378. 630；{Unique ID} D011296
优生学伦理	出生控制	birth control	—	{Tree number} E02. 875. 194；{Unique ID} D003267
优生学伦理	出生率	birth rate	—	{Tree number} E05. 318. 308. 985. 775. 500；{Unique ID} D001723
优生学伦理	出生缺陷	birth defect	—	{Tree number} C16. 131；{Unique ID} D000013
优生学伦理	存活率	survival rate	—	{Tree number} E05. 318. 308. 985. 550. 900；{Unique ID} D015996
优生学伦理	堕胎	abortion	—	{SNOMED} F31600；{ICD-11} JA00
优生学伦理	堕胎避孕药	abortive contraceptive	—	—

续表 3-1

概念范畴	中文术语	英文术语	缩略语	四种编码
优生学伦理	宫内发育迟缓	intra-uterine growth retardation	IGR	{SNOMED} F33710; {Tree number} C13.703.277.370; {Unique ID} D005317
优生学伦理	发育能力	capacity for growth	—	—
优生学伦理	非婚生子女	illegitimate child	—	—
优生学伦理	分娩	labor	—	—
优生学伦理	妇幼保健	health care for women and children	—	—
优生学伦理	妇幼保健伦理	ethics of health care for women and children	—	—
优生学伦理	宫内手术	intra-uterine operation	—	—
优生学伦理	婚前受孕	premarital conception	—	—
优生学伦理	婚前体检	premarital physical examination	—	—
优生学伦理	积极优生学	positive eugenics	—	—
优生学伦理	计划生育	planned parenthood	—	—
优生学伦理	家庭计划	family planning	—	{Tree number} N02.421.143.401; {Unique ID} D005193
优生学伦理	节育	fertility control	—	{Tree number} E02.875.194; {Unique ID} D003267
优生学伦理	近亲结婚	consanguineous marriage	—	{Tree number} G05.090.403.180; {Unique ID} D003241
优生学伦理	绝育	sterilization	—	{Tree number} N06.850.780.200.450.850; {Unique ID} D013242
优生学伦理	控制人口	population control	—	{Tree number} I01.240.600.650; {Unique ID} D011155
优生学伦理	连体婴儿	conjoined twins	—	{SNOMED} M28900; {ICD-11} LD2G; {Tree number} C16.131.085.806; {Unique ID} D014428
优生学伦理	难民	refugee	—	{Tree number} M01.755; {Unique ID} D012036

续表 3－1

概念范畴	中文术语	英文术语	缩略语	四种编码
优生学伦理	剖宫产	cesarean section or birth	—	—
优生学伦理	弃婴	foundling	—	—
优生学伦理	强迫性避孕	compulsory contraception	—	—
优生学伦理	人口	population	—	{Tree number} N01. 600；{Unique ID} D011153
优生学伦理	人口金字塔	population pyramid	—	—
优生学伦理	人口理论	population theory	—	—
优生学伦理	人口流动	population floation	—	—
优生学伦理	人口伦理学	population ethics	—	—
优生学伦理	人口税	population tax	—	—
优生学伦理	人口政策	population policy	—	—
优生学伦理	杀婴	infanticide	—	{SNOMED} FY2690；{Tree number} I01. 198. 240. 470. 572；{Unique ID} D007237
优生学伦理	生育观	views of fertility	—	—
优生学伦理	生育权利	procreative right	—	—
优生学伦理	收养	adoption	—	{Tree number} I01. 880. 853. 150. 140；{Unique ID} D000300
优生学伦理	输精管切除	vasectomy	—	{Tree number} E04. 950. 599. 900；{Unique ID} D014659
优生学伦理	输卵管结扎	ligation of oviduct	—	—
优生学伦理	围生保健	perinatal care	—	{Tree number} E02. 760. 703；{Unique ID} D018743
优生学伦理	围生期死亡	perinatal mortality	—	{Tree number} E05. 318. 308. 985. 550. 475. 500；{Unique ID} D054238
优生学伦理	围生医学	perinatal medicine	—	—
优生学伦理	卫生人口	health population	—	—
优生学伦理	无脑儿	anencephalic neonate	—	—
优生学伦理	先天性畸形	congenital malformation	—	{SNOMED} M20000

续表 3-1

概念范畴	中文术语	英文术语	缩略语	四种编码
优生学伦理	消极优生学	negative eugenics	—	—
优生学伦理	新生儿安乐死	euthanasia of neonate	—	—
优生学伦理	性别监测	sex surveillance	—	—
优生学伦理	性别歧视	sex discrimination	—	{Tree number} F01. 145. 813. 550. 750; {Unique ID} D063507
优生学伦理	阉割	castration	—	{Tree number} E04. 270. 282; {Unique ID} D002369
优生学伦理	严重缺陷新生儿	serious defective newborn	—	—
优生学伦理	移民	immigration	—	{Tree number} I01. 240. 600. 525. 500; {Unique ID} D004641
优生学伦理	遗传计划	heredity project	—	—
优生学伦理	遗传普查	genetic screening	—	{Tree number} E01. 370. 225. 562; {Unique ID} D005820
优生学伦理	遗传缺陷	genetic defect	—	—
优生学伦理	遗传紊乱	genetic confusion	—	—
优生学伦理	遗传隐私	genetic privacy	—	{Tree number} I01. 880. 604. 473. 352. 500. 320; {Unique ID} D030661
优生学伦理	遗传咨询	genetic counseling	—	{SNOMED} P0705; {Tree number} H01. 158. 273. 343. 385. 500. 384; {Unique ID} D005817
优生学伦理	遗传咨询与保密	genetic counseling and confidentiality	—	—
优生学伦理	引产	induced abortion	—	{SNOMED} P1755; {ICD-11} JA00. 1; {Tree number} E04. 520. 050; {Unique ID} D000028
优生学伦理	优生堕胎	eugenic abortion	—	{Tree number} E04. 520. 050. 050; {Unique ID} D000025
优生学伦理	优生法	eugenics law	—	—

续表 3－1

概念范畴	中文术语	英文术语	缩略语	四种编码
优生学伦理	优生学	eugenics	—	{Tree number} K01. 400. 307；{Unique ID} D005053
优生学伦理	优生学的道德问题	moral problems of eugenics	—	—
优生学伦理	早产儿	pre-term infant	—	—
优生学伦理	终止妊娠	termination of pregnancy	—	—
预防医学伦理	残疾人保健	health care of the disabled	—	—
预防医学伦理	传染病控制	infectious disease control	—	—
预防医学伦理	大卫生观	macro-view of health care	—	—
预防医学伦理	二级预防	secondary prevention	—	—
预防医学伦理	高危人群	high risk population	—	—
预防医学伦理	个人责任	individual responsibility	—	—
预防医学伦理	基本医疗	basic medical care	—	—
预防医学伦理	疾病谱	spectrum of disease	—	—
预防医学伦理	家庭医学	family medicine	—	—
预防医学伦理	健康	health	—	{Tree number} N01. 400；{Unique ID} D006262
预防医学伦理	健康标准与健康评价	health standard and health assessment	—	—
预防医学伦理	健康促进	health promotion	—	—
预防医学伦理	健康道德	morality of health	—	—
预防医学伦理	健康行为与非健康行为	healthy behavior，unhealthy behavior	—	—
预防医学伦理	健康教育	health education	—	—
预防医学伦理	健康伦理学	health ethics	—	—
预防医学伦理	健康谱	health spectrum	—	—
预防医学伦理	健康权利	rights to health	—	—
预防医学伦理	健康生活方式	healthy life style	—	—
预防医学伦理	健康需求	health needs	—	—

续表 3-1

概念范畴	中文术语	英文术语	缩略语	四种编码
预防医学伦理	健康医学	health medicine	—	—
预防医学伦理	健康咨询	health information	—	—
预防医学伦理	老年保健伦理	ethics of health care for old people	—	—
预防医学伦理	区域卫生规划	regional health planning	—	—
预防医学伦理	全科医生	general practitioner	—	{Tree number} M01. 526. 485. 810. 485; {Unique ID} D058005
预防医学伦理	全科医学	general practice	—	{Tree number} H02. 403. 340; {Unique ID} D058006
预防医学伦理	人人享有卫生保健	health care for all	—	—
预防医学伦理	三级预防	tertiary prevention	—	—
预防医学伦理	社区卫生保健	community health care	—	—
预防医学伦理	生命质量及标准	quality of life and standard	—	—
预防医学伦理	失能调整生命年	disability-adjusted life years	DALYs	—
预防医学伦理	吸毒	addiction to controlled substances	—	—
预防医学伦理	酗酒	alcoholism	—	{Tree number} C25. 775. 100. 250; {Unique ID} D000437
预防医学伦理	亚健康	sub-health	—	—
预防医学伦理	一级预防	primary prevention	—	{Tree number} N02. 421. 726. 758; {Unique ID} D011322
预防医学伦理	医疗消费	medical consumption	—	—
预防医学伦理	医学社会学	medical sociology	—	{Tree number} F04. 096. 879. 757. 400; {Unique ID} D012962
预防医学伦理	预防为主	prevention is primary	—	—
预防医学伦理	预防医学	preventive medicine	—	{Tree number} H02. 403. 720. 750; {Unique ID} D011315

续表 3－1

概念范畴	中文术语	英文术语	缩略语	四种编码
预防医学伦理	预防医学道德	morality of preventive medicine	—	—
预防医学伦理	质量调整生命年	quality-adjusted life years	QA-LY	—
中医学伦理	辨证施治	treatment based on differential diagnosis	—	—
中医学伦理	呈现症状和病因	presenting symptoms and etiological causes	—	—
中医学伦理	粗守仁义	in general conformity to the rules of humanness and righteousness	—	—
中医学伦理	导引之事	therapeutic physical exercises	—	—
中医学伦理	橘井	the orange well	—	—
中医学伦理	乐施薄积	give much and hoard little	—	—
中医学伦理	疗疾四难	the four problems of medical treatment	—	—
中医学伦理	六不治	six incurable diseases	—	—
中医学伦理	普同一等	equal treatment for all	—	—
中医学伦理	祛邪扶正	eliminate pathogenic agents and restore health	—	—
中医学伦理	仁爱之士	benevolent gentleman	—	—
中医学伦理	上工	most excellent physicians	—	—
中医学伦理	十弊	ten pitfalls	—	—
中医学伦理	未病	prevention of disease	—	—
中医学伦理	五端	the five pre-requisites for doctors	—	—
中医学伦理	杏林	the apricot forest	—	—
中医学伦理	悬壶	to set up one's own medical practice	—	—
中医学伦理	一艺三善	one skill and three merits	—	—

续表 3-1

概念范畴	中文术语	英文术语	缩略语	四种编码
中医学伦理	医贵用意	the value of thoughtfulness in medical practice	—	—
中医学伦理	医乃仁术	medicine is the art of benevolence	—	—
中医学伦理	易地以观	to see things from different perspectives	—	—
中医学伦理	知常达变	know the regular patterns in order to understand the changes	—	—
中医学伦理	治病五难	five difficulties in medicine	—	—
中医学伦理	智圆行方	agile in thoughts and firm in actions	—	—
宗教	道教	Daoism	—	—
宗教	东正教	Orthodoxy	—	—
宗教	佛教	Buddhism	—	{Tree number} K01. 844. 117; {Unique ID} D002016
宗教	福音派新教会	Evangelical Protestant Church	—	—
宗教	基督教	Christianity	—	{Tree number} K01. 844. 188; {Unique ID} D002835
宗教	牧师	priest	—	{Tree number} M01. 526. 799. 500; {Unique ID} D002977
宗教	祈祷	prayer	—	{Tree number} K01. 844; {Unique ID} D012067
宗教	天主教	Catholicism	—	{Tree number} K01. 844. 188. 250; {Unique ID} D002410
宗教	伊斯兰教	Islamism	—	—
宗教	印度教	Hinduism	—	{Tree number} K01. 844. 231; {Unique ID} D018596
宗教	犹太教	Judaism	—	{Tree number} K01. 844. 385; {Unique ID} D007599; {Unique ID} D007599
宗教	斋戒	fasting	—	{Tree number} F01. 145. 407. 400; {Unique ID} D005215

第四章　缩略语

缩略语见表 4 - 1。

表 4 - 1　缩略语

缩略语	英文术语	中文术语	概念范畴	四种编码
AIDS	acquired immune deficiency syndrome	艾滋病	医学伦理学概念	{Tree number} C02. 782. 815. 616. 400. 040；{Unique ID} D000163
AIH	artificial insemination homologous	夫精人工授精	生殖医学伦理	—
CFS	chronic fatigue syndrome	慢性疲劳综合征	医学伦理学概念	{Tree number} C02. 330；{Unique ID} D015673
CR	the crime of rape	强奸罪	性医学伦理	—
CRC	Chinese Red Cross	中国红十字会	医疗卫生组织	—
DALYs	disability-adjusted life years	失能调整生命年	预防医学伦理	—
EBM	evidence-based medicine	循证医学	医学伦理学概念	{Tree number} H02. 249. 750；{Unique ID} D019317
EBM	experience-based medicine	经验医学	医学伦理学概念	—
ET	embryo transfer	胚胎转移	生殖医学伦理	{SNOMED} P9546；E02. 875. 800. 500；{Unique ID} D004624
FH	female homosexuality, lesbianism	女同性恋	性医学伦理	{Tree number} F01. 145. 802. 975. 500. 400；{Unique ID} D018452
HGP	Human Genome Project	人类基因组计划	基因技术伦理	{Tree number} H01. 158. 273. 180. 350. 174；{Unique ID} D016045
HMO	Health Maintenance Organization	健康维持组织	卫生政策	—

续表 4－1

缩略语	英文术语	中文术语	概念范畴	四种编码
IAB	International Association of Bioethics	国际生命伦理学学会(世界生命伦理学联合会)	医疗卫生组织	—
ICRC	International Committee of the Red Cross	红十字国际委员会	医疗卫生组织	—
IFRCS	International Federation of Red Cross and Red Crescent Societies	红十字会与红新月会联合会	医疗卫生组织	—
IGR	intra-uterine growth retardation	宫内发育迟缓	优生学伦理	{SNOMED} F33710；{Tree number} C13. 703. 277. 370；{Unique ID} D005317
IVF	in vitro fertilization	体外受精	生殖医学伦理	{Tree number} E02. 875. 800. 750；{Unique ID} D005307
MAC	Medical Association of China	中华医学会	医疗卫生组织	—
MH	male homosexuality	男同性恋	性医学伦理	{Tree number} F01. 145. 802. 975. 500. 600；{Unique ID} D018451
MR	mortality rate	死亡率	死亡伦理	{Tree number} E05. 318. 308. 985. 550；{Unique ID} D009026
ODL	organ donation law	器官捐献法	器官移植伦理	—
PD	Parkinson's disease	帕金森病	医学伦理学概念	—
PHC	primary health care	初级卫生保健	卫生政策	{Tree number} N04. 590. 233. 727；{Unique ID} D011320
PPR	physician-patient relationship	医患关系	医患关系	—

续表 4 - 1

缩略语	英文术语	中文术语	概念范畴	四种编码
PPR model	physician-patient relationship model	医患关系模式	医患关系	—
QALY	quality-adjusted life years	质量调整生命年	预防医学伦理	—
SCT	stem cell transplantation	干细胞移植	器官移植伦理	{Tree number} E02. 095. 147. 500. 500； {Unique ID} D033581
WHO	World Health Organization	世界卫生组织	医疗卫生组织	—

第五章 中国卫生部门相关文件

(1)中华人民共和国国家卫生健康委员会,《医疗技术临床应用管理办法》,2018 年 8 月 13 日。

(2)中华人民共和国卫生部,《人类辅助生殖技术管理办法》,2001 年 2 月 20 日。

(3)中华人民共和国卫生部,《人体器官移植技术临床应用管理暂行规定》,2006 年 3 月 27 日。

(4)中华人民共和国卫生部,《人类精子库管理办法》,2001 年 2 月 20 日。

(5)中华人民共和国卫生部,《脐带血造血干细胞库管理办法》,1999 年 5 月 26 日。

(6) 中华人民共和国国家卫生健康委员会,《关于印发医疗质量安全核心制度要点的通知》,2018 年 4 月 21 日。

(7)中华人民共和国国家卫生健康委员会,《关于提升社会办医疗机构管理能力和医疗质量安全水平的通知》,2019 年 10 月 9 日。

(8)中华人民共和国国家卫生健康委员会,《关于提升社会办医疗机构管理能力和医疗质量安全水平的通知》,2019 年 10 月 9 日。

(9)中华人民共和国国家卫生健康委员会,《关于印发血站技术操作规程(2019 版)的通知》,2019 年 4 月 28 日。

(10)中华人民共和国国家卫生健康委员会,《落实进一步改善医疗服务行动计划重点工作方案》,2019 年 3 月 8 日。

(11)中华人民共和国国家卫生健康委员会,《关于加强医疗护理员培训和规范管理工作的通知》,2019 年 8 月 26 日。

(12)中华人民共和国国家卫生健康委员会,《关于印发临床用血质量控制指标(2019 年版)的通知》,2019 年 7 月 19 日。

(13)中华人民共和国国家卫生健康委员会,《关于生物医学新技术临床应用管理条例(征求意见稿)公开征求意见的公告》,2019 年 2 月 26 日。

(14)中华人民共和国国家卫生健康委员会,《关于加强公安民警紧急医疗救治工作的通知》,2018 年 11 月 28 日。

(15)中华人民共和国国家卫生健康委员会,《关于成立手术机器人临床应用管理专家委员会的通知》,2019 年 1 月 30 日。

(16)中华人民共和国国家卫生健康委员会,《关于优化医疗机构和医护人员准入服务的通知》,2018 年 11 月 9 日。

(17)中华人民共和国国家卫生健康委员会,《关于做好医疗纠纷预防和处理条例贯彻实施工作的通知》,2018 年 9 月 17 日。

(18)中华人民共和国国家卫生健康委员会,《关于进一步推进以电子病历为核心的医疗机构信息化建设工作的通知》,2018 年 8 月 28 日。

(19)中华人民共和国国家卫生健康委员会，《关于进一步做好分级诊疗制度建设有关重点工作的通知》，2018 年 8 月 10 日。

(20)中华人民共和国国家卫生健康委员会，《关于印发医疗机构处方审核规范的通知》，2018 年 7 月 10 日。